Anaesthesiology and Resuscitation
Anaesthesiologie und Wiederbelebung
Anesthésiologie et Réanimation

23

Editores

Prof. Dr. R. Frey, Mainz · Dr. F. Kern, St. Gallen
Prof. Dr. O. Mayrhofer, Wien

Thomas E. Keys

Die Geschichte der chirurgischen Anaesthesie

Mit einer Einführung von
CHAUNCEY D. LEAKE *und einem Schlußkapitel „Die Zukunft der Anaesthesie"*
von NOEL A. GILLESPIE *sowie einem Anhang von* JOHN F. FULTON

Mit 48 Abbildungen

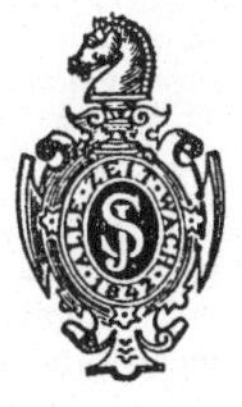

Springer-Verlag Berlin Heidelberg GmbH 1968

Titel der englischen Originalausgabe: The History of Surgical Anesthesia
Dover Publication, Inc. New York, U.S.A.

Deutsche Übersetzung von Dr. med. FRIEDERIKE LEHNER, München,
Dr. med. HEINRICH TEUTEBERG, Mainz, und Dr. med.
SIGRID SCHRAMM, Würzburg

THOMAS E. KEYS, A.B., M.A.

Librarian of the Mayo Clinic
Rochester, Minnesota

Associate Professor of History of Medicine, Mayo Foundation,
Graduate School, University of Minnesota

Honorary Member American Society of Anesthesiologists

Diese neue Dover-Ausgabe, erstmals 1963 herausgegeben, stellt eine überarbeitete
und erweiterte Fassung der beim Schuman-Verlag 1945 erschienenen Erstausgabe dar.

Library of Congress Catalog Card Number 68-15280.
ISBN 978-3-540-04040-8   ISBN 978-3-662-11494-0 (eBook)
DOI 10.1007/978-3-662-11494-0
Titel Nr. 7493

JOHN SILAS LUNDY
gewidmet,
dessen Rat und Ansporn dieses Buch
seine Entstehung verdankt

Vorwort zur deutschen Erstausgabe

Es erfüllt einen Autor mit großer Befriedigung zu erfahren, daß sein Werk so anerkannt ist, daß man die Mühe, es ins Deutsche zu übertragen, nicht gescheut hat. Erfreulicherweise entwickelt sich die Geschichte der Anaesthesie zu einem Gegenstand zunehmenden Interesses bei Ärzten und Kollegen verwandter Fachgebiete in der ganzen Welt.

Im Rahmen des damals von Privatdozent Dr. KAI REHDER geleiteten Ausbildungsprogramms der Anaesthesieabteilung der Universitätsklinik Würzburg fanden allwöchentlich Zusammenkünfte statt, bei denen die verschiedensten anaesthesiologischen Themen erörtert wurden. Dr. SIGRID SCHRAMM wählte das Thema: „Geschichte der chirurgischen Anaesthesie" und referierte über mein Buch. Dr. FRIEDERIKE LEHNER, von derselben Abteilung, wurde wegen ihrer Vertrautheit mit der englischen Sprache um Hilfe gebeten. Nach ihrer Rückkehr an die Universität München führte Dr. LEHNER die Übersetzungsarbeit fort. Die Übertragung und die kritische Sichtung der neueren Nomenklatur technischer Begriffe übernahm Dr. HEINRICH TEUTEBERG am Institut für Anaesthesiologie der Universität Mainz. Dr. REHDER erfuhr durch Dr. SCHRAMM von der Übersetzung und zeigte sich sehr aufgeschlossen. Nach Rücksprache mit Professor Dr. WACHSMUTH, dem Direktor der Chirurgischen Klinik der Universität Würzburg, der das Vorhaben ebenfalls billigte, entschloß man sich, den Springer-Verlag für die Publikation meines Werkes zu interessieren.

Dr. RUDOLF FREY, Professor der Anaesthesiologie an der Universität Mainz, hörte von dem Plan und unterstützte ihn sogleich. Dr. FREY hatte bereits vor Jahren einen Artikel von mir in der Zeitschrift ‚*Der Anaesthesist*', deren Herausgeber er ist, abgedruckt. (KEYS, T. E.: „*An Epitome of the History of Surgical Anesthesia*" *(Ein Abriß der Geschichte der chirurgischen Anaesthesie)*, *Anaesthesist* **3**, 273–283 (1954).

Unsere Bekanntschaft datiert viele Jahre zurück in eine Zeit, als er ebenfalls eine Spezialausbildung an der Mayo Clinic absolvierte. Anläßlich einer Europareise im Herbst 1962 kam es zu einem sehr erfreulichen Wiedersehen mit den Drs. FREY, die zu dieser Zeit in Heidelberg lebten.

Die Entwicklung der Anaesthesie ist das Ergebnis mühevoller Anstrengungen führender Wissenschaftler der westlichen Welt. Den Vereinigten Staaten von Nordamerika kommt bei der Einführung der Anaesthesie ein großes Verdienst zu. Viele der bedeutendsten Forscher sind jedoch Deutsche gewesen.

Die Entwicklung der Anaesthesie in den letzten Jahren konnte leider nur im chronologischen Abriß gestreift werden. Diese Zusammenstellung wurde durch Ereignisse bis zum Jahre 1960 ergänzt. Ein Anspruch auf Vollständigkeit wird indessen keineswegs erhoben. Bis zum Erscheinen einer ausführlichen Darstellung der Anaesthesie wird der Leser auf das Werk: ‚*Foundations of Anesthesiology*‘, Springfield, Illinois, verlegt bei Charles C. Thomas 1965, 2 Bände, verwiesen. Es wurde von ALBERT FAULCONER jr. und THOMAS E. KEYS zusammengestellt und herausgegeben. Dieses Buch berichtet über Anaesthesiologen, denen bedeutende Entdeckungen zugeschrieben werden und verfolgt die historische Entwicklung bis 1960.

Meine Verbundenheit erstreckt sich auf alle, die an der erfolgreichen Vollendung dieser Übersetzung beteiligt waren.

Mein besonderer Dank geht an Herrn EMIL FREY, Associate Librarian der Mayo Clinic, der nach sorgfältiger Prüfung die deutsche Übersetzung als sehr gut beurteite.

Rochester (Minn.), Juni 1968   THOMAS E. KEYS

Vorwort zur Dover-Ausgabe

Die Erstausgabe dieses Werkes erschien kurz vor dem Ende des 2. Weltkrieges. Seit dieser Zeit ist mein Interesse für die Geschichte der Anaesthesie niemals erloschen. Im Jahre 1954 bat mich Dr. RUDOLF FREY, der Herausgeber der Zeitschrift *„Der Anaesthesist"*, einen Artikel über den historischen Entwicklungsgang der Anaesthesie zu schreiben. Das gab mir Gelegenheit, mein Buch durchzusehen, das Thema zu umreißen und das Gebiet erneut zu bearbeiten. Dabei wurden einige geringfügige Ungenauigkeiten korrigiert. Außerdem wurden der historische Abriß und die dazugehörigen Quellenangaben bis zum Jahre 1953 erweitert und dem Text, den Referenzen und den Literaturhinweisen kurze Zusätze beigefügt. Einige der Porträts sind durch bessere oder solche jüngeren Datums ersetzt worden.

Im Herbst des Jahres 1961 wurde ich aufgefordert, in Tokio anläßlich des Jahrestreffens der „Japanischen Pharmazeutischen Bibliotheks-Vereinigung" einen Vortrag über die historische Entwicklung der Anaesthesie [2] zu halten. Bei der Ausarbeitung fand ich den Beweis, daß ein japanischer Chirurg namens SEISHU HANAOKA [3] bereits vor 1835 Operationen in Narkose ausführte. Durch das Studium älterer Bücher und Handschriften sind inzwischen sicher weitere Tatsachen im Zusammenhang mit der Geschichte der Anaesthesie bekannt geworden und werden noch entdeckt. In einer kürzlich veröffentlichten Arbeit von N. H. KESWANI [4] wird angenommen, daß sich in der alten Hindu-Literatur zahlreiche Hinweise auf schmerzlindernde Pflanzen finden und daß Absude aus derartigen Pflanzen vor schmerzlos verlaufenen chirurgischen Maßnahmen verabreicht worden sind.

In der Originalausgabe meines Buches (Seite 21—22) berichtete ich, daß WILLIAM CLARKE im Januar 1842 einem Patienten vor der von Dr. ELIJAH POPE ausgeführten Zahnextraktion Äther verabreichte. Ich bemerke dazu, *„daß dies anscheinend die erste Anwendung der Äthernarkose darstellt, über die wir schriftliche Aufzeichnungen besitzen."* Ich stützte mich dabei auf ein Buch von LYMAN [23]. In der Zwischenzeit fand ich einen weiteren Beweis für diese Behauptung in einem Buch von HUBBELL [5]. Dieser Autor glaubt zu wissen, warum CLARKE danach Äther nicht mehr als Anaesthetikum verwandte:

„Nach Prof. LYMAN hatte Dr. W. E. CLARKE aus Chicago, Illinois, ebenfalls den Anspruch erhoben, Schwefeläther frühzeitig für Narkosezwecke gebraucht zu haben, während er als Student in Dr. E. M. Moores Praxis in Rochester, N. Y., im Winter des Jahres 1842 einer jungen Frau vor der Entfernung eines schadhaften Zahnes Äther zu inhalieren gegeben hatte, so daß die Patientin bewußtlos wurde. Dr. Moore nahm jedoch an, daß die Bewußtlosigkeit durch Hysterie ausgelöst worden sei und gab seinem Schüler den Rat, keinen Versuch mehr in dieser Richtung zu wagen – eine Aufforderung, der dieser unglücklicherweise nachgekommen war."

Wie meine Leser bemerkt haben werden, vertrat ich auf Grund des Beweismaterials immer die Überzeugung, daß Mortons Beitrag die größte Bedeutung zukam, und erst vor kurzem stieß ich beim Durchstöbern der Literatur auf einen Brief Oliver Wendell Holmes [6] an E. L. Snell, der diese Annahme unterstreicht:

Boston, den 2. April 1893

Mein sehr geehrter Herr!

Es gibt nur sehr wenige Leute, die mehr Grund haben oder hätten als ich, den Anspruch Mortons, die künstliche Anaesthesie in die chirurgische Praxis eingeführt zu haben, zu unterstützen. Die Entdeckung wurde der wissenschaftlichen Welt offiziell in einer Arbeit mitgeteilt, die Henry J. Bigelow, einer der besten, wenn nicht der beste der amerikanischen Chirurgen, der Amerikanischen Akademie der Künste und Wissenschaften vortrug. Am Vorabend des Tages, an dem er die Arbeit über diese Entdeckung verlesen wollte, besuchte mich Dr. Bigelow in meiner Praxis, um mir daraus vorzulesen und schickte einige Worte voraus, die mir unvergessen geblieben sind.

Er sagte mir, daß eine große Entdeckung gelungen sei, deren Genialität im Massachussetts General Hospital, an dem er selbst als Chirurg tätig war, demonstriert worden sei. Sie bestand darin, daß durch die Inhalation eines gewissen Dampfes (wie sich später herausstellte, handelte es sich um Schwefeläther) während chirurgischer Eingriffe eine Unempfindlichkeit gegenüber Schmerzen erzeugt wurde. Diese Entdeckung werde sich *in kurzer Zeit*, so meinte er, über Europa ausbreiten. Er hatte an der erwähnten Sache großes Interesse gezeigt und war bei dem ersten großen Eingriff, welcher damit ausgeführt worden war, anwesend. Von Anbeginn gehörte er auch zu den Beratern und Helfern Dr. W. T. G. Mortons, der die Chirurgen des Krankenhauses bewogen hatte, einen Versuch damit zu wagen – in der Annahme, daß es sich als neues Wundermittel erweisen würde. Die Entdeckung verbreitete sich wie ein Lauffeuer über die ganze Welt.

Es blieb nur die Frage offen, ob Morton von dem Chemiker Dr. Charles T. Jackson beraten wurde. Das hätte zur Folge, daß dieser Herr einen gewissen Anteil an dem Entdeckerruhm hätte.

Später wurde auch in die Debatte geworfen, ob Morton nicht den ersten Hinweis einem Dr. Horace Wells aus Hartford verdanke, was aber über jeden Disput erhaben ist. Beide Herren verdienen eine lobende Erwähnung im Zusammenhang mit der Entdeckung, doch habe ich niemals auch nur einen Augenblick gezögert, das eigentliche Verdienst dieser großen Errungenschaft Dr. Morton zuzuerkennen.

Dieses unschätzbare Geschenk an die Menschheit begann seinen Siegeszug vom Operationssaal des Massachussetts General Hospital aus und der Mann, dem die Welt dies verdankt, ist Dr. William Thomas Green Morton. Außer Schwefeläther wurden auch noch andere Substanzen experimentell zur Erzeugung von Anästhesie erprobt, wovon Chloroform, dessen Anwendung auf Sir James

Y. Simpson zurückgeht, das bei weitem bedeutungsvollste ist. Dafür und für die Anwendung der Anästhetika in der Geburtshilfe überhaupt, gebührt ihm entsprechende Hochachtung. Aber sein Versuch, den Ruhm, die große und unsterbliche Entdeckung gemacht zu haben, in Anspruch zu nehmen, wie aus seinem Beitrag zur 8. Ausgabe der ‚Encyclopaedia Britannica' hervorgeht, ist eines Mannes in seiner hochangesehenen Position unwürdig. In der 9. Ausgabe desselben Werkes ist sein Kapitel „Chloroform" weggelassen worden und stattdessen ist ein den Tatsachen entsprechender Beitrag über die Entdeckung unter der Überschrift „Anaesthesia" wiedergegeben.

Ihr sehr ergebener
O. W. Holmes

Einen Einblick in Mortons [7] hohes Berufsethos in bezug auf die Anaesthesie gewähren seine ‚*Remarks on the Proper Mode of Administering Sulphuric Ether by Inhalation*' (Bemerkungen über die richtige Anwendungsweise des Schwefeläthers durch Inhalation). In dieser bemerkenswerten Schrift beschreibt Morton 1. die Anwendungsart, 2. die Wirkungsweise, 3. die Symptome der Gefühllosigkeit, 4. die Schwierigkeiten und Gefahren und 5. die besten Methoden, diesen vorzubeugen und sie auszuschalten.

Wie schon im ursprünglichen Text erwähnt wurde, fand die frühzeitige Anwendung der Anaesthesie in Europa rasche Verbreitung. Am 15. Dezember 1846 wurde der Äther klinisch in Paris erprobt. Dr. Jobert hatte den jungen amerikanischen Chirurgen F. Willis Fisher [8] eingeladen, die Anaesthesie bei einem seiner Patienten zu übernehmen. Fisher hatte durch einen Brief eines befreundeten Bostoner Arztes von der Einführung der Anästhesie am Massachussetts General Hospital erfahren. Die Demonstration in Paris verlief jedoch ergebnislos. Es wurden in dieser Richtung auch keine weiteren Versuche mehr unternommen. Die Veröffentlichung der Briefe von Dr. Ware und Dr. Warren aus Boston in französischen medizinischen Zeitschriften belebte erneut das Interesse an der Äthernarkose. Am 12. Januar 1847 konnte Dr. Malgaine vor der Französischen Medizinischen Akademie über vier erfolgreich verlaufene Operationen in Äthernarkose an Patienten des Hôpital St. Louis berichten. Darüber entspann sich eine lebhafte Diskussion und man maß allgemein dieser neuen Entdeckung eine große Bedeutung bei. Nach vielen weiteren Versuchen und Experimenten, etlichen Mißerfolgen und Erfolgen, gewann die Inhalationsnarkose auch in Frankreich Schritt für Schritt an Boden. Inzwischen hatte auch der Engländer Dr. Francis Boott [9] durch einen Brief vom 28. November 1846 von seinem amerikanischen Kollegen Dr. Jacob Bigelow aus Boston von der Äthernarkose gehört. Dr. Bigelows Sohn, Dr. Henry Jacob Bigelow, hatte am 9. November 1846 vor der *Boston Society of Medical Improvement* über die erste öffentliche Vorführung der Anaesthesie berichtet. Es ist bemerkenswert, daß er bereits am 3. November 1846 einen Auszug dieser Arbeit vor der „*American Academy of Arts and Sciences*" verlesen hatte.

Dr. BOOTT veranstaltete eine Demonstration, um die Anwendung der Anaesthesie in London voranzutreiben. Am 19. Dezember 1846 bereitete er in seiner Praxis alles für eine Zahnextraktion in Narkose vor. Die Patientin war ein Fräulein DONDALE, als Anaesthesist fungierte ein Herr ROBINSON. Der Eingriff ging ohne die geringste Schmerzempfindung vonstatten, verlief also äußerst erfolgreich.

Wie ich schon in der Erstausgabe meines Buches erwähnte, kam die moderne rektale Narkose kurz nach der Einführung des Schwefeläthers als Anaesthetikum auf. Es ist jedoch interessant, aus einem kürzlich erschienenen Artikel von HORINE [10] zu erfahren, daß bereits DIOSCORIDES im 1. Jahrhundert nach Christus, die narkotische Wirkung der Mandragora in Form von Suppositorien oder rektalen Injektionen beschreibt. Der Einlauf mit sedierender Wirkung findet auch Erwähnung in J. GERARDS [11] „Herball", veröffentlicht im Jahre 1633.

Die Entwicklung von Trichloräthylen als Anaesthetikum bedarf noch der Erörterung. Seine Bedeutung als Anaesthetikum für kurzdauernde Eingriffe wurde 1935 von CECIL STRIKER [12], SAMUEL GOLDBLATT, I. S. WARM und D. E. JACKSON anhand von 300 Fällen dokumentiert. Dieses Mittel scheint bis 1939 völlig der Vergessenheit anheimgefallen zu sein. In diesem Jahr wurde es von C. LANGTON HEWER [13, 16], Anaesthesist am St. Bartholomäuskrankenhaus, genau untersucht. Danach war gereinigtes Trichloräthylen ein ausgezeichnetes Inhalationsnarkotikum zur Erzeugung einer allgemeinen Analgesie. Auch in Kombination mit Lachgas und Sauerstoff erwies es sich als günstig, besonders, wenn mit elektrischen Geräten gearbeitet wurde. Für tiefe Narkosen sollte es allerdings nicht benutzt werden. Ebenso verbot sich seine Anwendung im geschlossenen System mit Kohlendioxyd-Absorber.

Der englische Anaesthesist JOSEPH T. CLOVER [17] beschäftigte sich 1868 mit der Lachgasnarkose und entdeckte, daß der Chloroformapparat sich auch für die Verwendung von Lachgas eignete. In einigen Fällen war das Resultat jedoch unbefriedigend. Er führte dies darauf zurück, daß das Gas während forcierter Atemexkursionen nicht schnell genug durch den Schlauch strömte. So entwickelte er einen zusätzlichen Atembeutel, der die Rückatmung eines Teiles des Gases gestattete.

Bahnbrechend in der Entwicklung der Lachgasnarkose war auch ein anderer Brite, der Kieferchirurg ALFRED COLEMAN [18] (1828–1902). Allem Anschein nach gab er als erster einen Kohlendioxydabsorber für den klinischen Gebrauch an. Das ausgeatmete Gas strich dabei über gelöschten Kalk, der sich in einem Gasschlauch befand, ehe es wieder in den Beutel zurückströmte.

Seit dem Erscheinen der Erstausgabe verstarben zwei meiner Mitarbeiter, Dr. NOEL GILLESPIE (1904–1955), der das Schlußkapitel schrieb, sowie Dr. JOHN F. FULTON (1899–1960), der den Anhang bearbeitete.

Viele der in diesem Buch erwähnten Persönlichkeiten sind ebenfalls gestorben: Dr. RICHARD C. ADAMS (1906–1956), Dr. WALTER M. BOOTHBY (1880–1953), Dr. HOWARD DITTRICK (1877–1954), Dr. ARTHUR E. GUEDEL (1883–1956), Dr. ARNO B. LUCKHARDT (1885–1957), Dr. RUDOLF MATAS (1860–1957), Dr. ALBERT H. MILLER (1872–1959), Dr. EMERY A. ROVENSTINE (1895–1960), Dr. HENRY S. RUTH (1899–1956), Dr. BRIAN C. SWORD (1899–1956) und Dr. EDWARD B. TUOHY (1908–1959). Ich möchte annehmen, daß diese Liste nicht einmal vollständig ist.

Ich betrachte es als großen Glücksfall, daß dieses Buch nun auch als „Taschenbuch-Ausgabe" erschienen ist und möchte dafür dem Präsidenten der Dover Publications, Herrn HAYWARD CIRKER, meinen Dank aussprechen.

Rochester, (Minn.), November 1962   THOMAS E. KEYS

Literaturverzeichnis zum Vorwort der Dover-Ausgabe

[1] KEYS, T. E.: An Epitome of the History of Surgical Anesthesia. Anaesthesist 3, 273–283 (1954).

[2] — „An Epitome of the History of Western Surgical Anesthesia". (vorgetragen bei dem Treffen der Japanischen Pharmazeutischen Bibliotheks-Vereinigung in Tokio, Japan, am 11. Nov. 1961) 25 Seiten Mimeo., einschließlich der Übersetzung ins Japanische.

[3] HANAOKA, S.: zitiert nach FUJIKAWA, YU: Japanese Medicine. S. 57–58. New York: Paul B. Hoeber, Inc., 1934.

[4] KESWANI, H. H.: Anaesthesia and Analgesia among the Ancients. Part I, J. Anaesth. 9, 231–242 (1961).

[5] HUBBELL, A. A.: The Development of Ophthalmology in America, 1800 to 1870 . . . S. 132. Chicago: W. T. Keener and Co., 1907.

[6] HOLMES, O. W.: Schreiben an Mr. E. L. SNELL, vom 2. April 1893, wiedergegeben im Practitioner 57, 340–341 (1896).

[7] MORTON, W. T. G.: Remarks on the Proper Mode of Administering Sulphuric Ether by Inhalation. 44 S. Boston: Dalton & Wentwort, Printers 1847.

[8] FISHER, F. W.: The Ether Inhalation in Paris. Boston. J. med. surg. 36, 109–113 (1847).

[9] BOOTT, F.: Surgical Operations Performed during Insensibility. Lancet 1, 5–8 (1847).

[10] HORINE, E. F.: Episodes in the History of Anesthesia. J. Hist. Med. 1, 521–526 (1946).

[11] GERARD, J.: The Herball, or General History of Plants (herausgegeben von THOMAS JOHNSON). London: Adam Islip, Joyce Norton und Richard Whitakers 1633.

[12] STRIKER, C. und andere: Clinical Experiences with the Use of Trichlorethylene in the Production of over 300 Analgesias and Anaesthesias. Anesth. Analg. 14, 68–71 (1935).

[13] HEWER, C. L.: Trichlorethylene as an Inhalation Agent. Brit. med. J. 1, 924–927 (1941).

[14] — Trichlorethylene as a General Analgesic and Anaesthetic. Proc. roy. Soc. Med. (Section on Anaesthetics). 35, 463–468 (1942).

[15] — Further Observations on Trichlorethylene. Proc. roy. Soc. Med. (Section on Anaesthetics) 36, 463–465 (1943).

[16] — Trichlorethylene as an Anaesthetic Agent. Brit. med. Bull. 4, 2, 108–110 (1946).

[17] CLOVER, J. T.: In DUNCUM, B.: The Development of Inhalation Anaesthesia. S. 286–287. London: Oxford University Press 1947.

[18] COLEMAN, A.: Economical Processes of Preparing and Administering Nitrous Oxide. Brit. med. J. 2, 1056 (1881).

Vorwort

Dieses Buch verdankt seine Entstehung einer zufälligen Unterhaltung mit Dr. John S. Lundy, dem Leiter der Anaesthesieabteilung der Mayo Clinic. Meine Frage, ob er in seinem neuen Buch auch historisches Material verwenden wolle, bejahte er und bat mich um Rat. Nach Erwägung verschiedener Entwürfe kamen wir überein, eine chronologische Tafel auszuarbeiten. Dies geschah und diese Aufstellung erschien in Lundys *Clinica Anesthesia* (Saunders, 1942) als Kapitel 29, Seite 705–717.

Bei der Zusammenstellung dieses chronologischen Abrisses hatte ich eine große Anzahl Notizen gesammelt. Auf Einladung von Dr. Henry Ruth, dem Herausgeber der Zeitschrift „*Anesthesiology*", verfaßte ich aus dem gesamten Material fünf Aufsätze, die unter dem Titel „Die Entwicklung der Anaesthesie" in „*Anesthesiology*" in dieser Reihenfolge erschienen sind: *2*, 552–574 (1941); *3*, 11–23 (1942); *3*, 282–294 (1942); *3*, 650–658 (1942); *4*, 409–429 (1943). Daneben wurde ein Sammeldruck desselben Inhalts herausgegeben und an Interessenten verteilt.

Noch bevor ich diese Arbeit beenden konnte, brach der Krieg aus. Die letzten zwei Kapitel schrieb ich an meinen freien Abenden als Assistent des Bibliothekars der Medizinischen Heeresbibliothek im Rahmen meines Wehrdienstes, zuerst in Washington, D. C., später in Cleveland, Ohio, wo ich zum beauftragten Offizier der Abteilung Cleveland der Medizinischen Heeresbibliothek ernannt wurde.

In Cleveland hatte ich das große Glück, Dr. Howard Dittrick, dem Herausgeber der ‚*Current Researches in Anesthesia and Analgesia*' zu begegnen. Dr. Dittrick bat mich um einen Beitrag für ‚Current Research'. Ich entschied mich für eine Auswahl bedeutender Ereignisse nach Sachgebieten geordnet. Dieser Vorschlag fand seine Zustimmung. Die Arbeit wurde in zwei Folgen veröffentlicht.

In der Zwischenzeit rieten mir einige meiner Freunde, diesem Beitrag einen dauerhafteren Charakter zu geben, besonders mein guter Freund, Chauncey Leake, drängte mich geradezu, ihm Buchgestalt zu verleihen. Er schrieb einen Brief an Henry Schuman mit dieser Empfehlung. Herr Schuman bot mir daraufhin die Veröffentlichung an. Dieses Angebot wurde angenommen und es wurde beschlossen, daß das Buch die revidierten fünf Abhandlungen, den überarbeiteten chronologischen Abriß und ein ausgewähltes Verzeichnis der Quellenangaben, geordnet nach Autoren und Sachgebieten, umfassen sollte.

Ich möchte hiermit der *W. B. Saunders, Co., Anesthesiology and Current Research in Anesthesia and Analgesia,* Anerkennung zollen für die Bereitwilligkeit, mich das früher erwähnte, zur Verfügung gestellte Material einsehen zu lassen. Dank schulde ich noch einmal der „*Anesthesiology*" für die Überlassung der Holzschnitte, die in den *Originalaufsätzen* erschienen sind.

Einer beträchtlichen Anzahl von Leuten bin ich für ihre Hilfe und Anregung bei diesem Vorhaben verbunden. Besonders Dr. LUNDY und seinen Mitarbeitern gilt mein Dank für die mustergültige Zusammenarbeit und für ihre zahlreichen nützlichen Vorschläge. Danken möchte ich auch meinen anderen Freunden auf dem Gebiet der Anästhesiologie, vor allem aber Dr. LEAKE für seine nie erlahmende Großmut beim Schreiben der Einführung und ganz allgemein für seinen grenzenlosen Enthusiasmus, dann den Drs. RALPH WATERS und NOEL GILLESPIE für ihre kritische Analyse des Buches in seinen Anfängen und schließlich nochmals Dr. GILLESPIE für das abschließende Kapitel. Dr. JOHN FULTON war so gütig, seine bibliographischen Studien über die ,*Letheon-Traktate*' als Anhang beizufügen. Dr. FULTON und seiner Assistentin, MADELAINE STANTON, möchte ich ebenfalls hier anerkennend gedenken.

Nach der Veröffentlichung der Originalabhandlungen verstarben einige Persönlichkeiten, die überragende Beiträge zur Anaesthesie geleistet haben. Ich beklage zutiefst den Tod von: KARL ALBERT CONNELL im Alter von 63 Jahren am 18. Oktober 1941, GEORGE WASHINGTON CRILE, 78jährig, am 7. Januar 1943, TAYLOE GWATHMAY mit 80 Jahren am 11. Februar 1944 und CARL KOLLER am 22. März 1944 im Alter von 86 Jahren. Ich darf hoffen, daß ihre Leistungen auf diesen Seiten gebührende Anerkennung gefunden haben!

Ein Buch dieser Art erfordert eine umfangreiche bibliographische Forschung. Ich habe es als meine Aufgabe erachtet, nicht nur viele Irrtümer, die sich in die Geschichte der Anaesthesie eingeschlichen haben, zu korrigieren, sondern auch auf der Grundlage historischer Treue versucht, die Hauptbeiträge mit unvoreingenommenem Urteil darzustellen.

Dieser Versuch einer Synthese ist nicht einfach. Ich möchte annehmen, daß sich bedeutende Mängel finden. Aus diesem Grunde bitte ich meine Leser, mich auf unvollständige Angaben aufmerksam zu machen und vorzuschlagen, wie dieses Buch ergänzt oder verbessert werden könnte!

Dank gebührt meinen Bibliothekskollegen für ihre Hilfe bei der Beschaffung des Quellenmaterials. Dies gilt besonders für CATHERINE KENNEDY und andere von der Mayo Clinic, JENS CHRISTIAN BAY von der John Crerar Bibliothek, JAMES FRANCIS BALLARD von der Medizinischen Bibliothek Boston, Colonel HAROLD WELLINGTON JONES von der Medizinischen Heeresbibliothek Washington, D. C., sowie MAX HAROLD FISCH und DOROTHY MAY SCHULLIAN von der Abteilung Cleveland der Medizinischen Heeresbibliothek. Die beiden Letztgenannten übersetzten auch mehrere Stellen aus dem Lateinischen.

Meine Verbundenheit erstreckt sich ebenfalls auf Dr. ROBERT M. STECHER und Miss ADA FLOYD von der Medizinischen Bibliotheksgesellschaft Cleveland für ihre zahllosen Gefälligkeiten. Jeder Medizingeschichtler zollt den Besitzern der Originalausgaben der „*Philosophical Transactions of the Royal Society*" Anerkennung, da sie wichtige Daten in Fülle enthalten. Ich glaube, einer der ersten zu sein, der diese kürzlich erworbenen und einen kostbaren Besitz der Medizinischen Bibliotheksgesellschaft Cleveland darstellenden Bände benützen konnte.

Schließlich schulde ich Dr. und Mrs. LOGAN CLENDENING* aus Kansas City wärmsten Dank. Dr. CLENDENINGS Bibliothek, eine der bekanntesten historischen Sammlungen, umfaßt viel bedeutendes Material über die Geschichte der Anaesthesie, hauptsächlich über die amerikanischen Beiträge. Ich hatte im vergangenen Oktober das Vergnügen, ein paar Tage bei den CLENDENINGS zu verbringen und ihre großartige Bibliothek zu benutzen. Dieser Aufenthalt war sehr lehrreich für mich. Ein kurzes Titelverzeichnis der Bücher über Anaesthesie aus der Bibliothek Dr. CLENDENINGS wurde im Januar 1945 im „*Bulletin of the Medical Library Association*" veröffentlicht.

Während der Abfassung dieses Manuskriptes mußte ich mit vielen Leuten korrespondieren, für deren freundliches Entgegenkommen ich danke.

Ebenso möchte ich der Publikations-Abteilung der Mayo Clinic für die unermüdliche Hilfe danken. Außerdem möchte ich JAMES ECKMAN, jetzt Captain ECKMAN, für die vorläufige Ausgabe meine Dankbarkeit aussprechen, ebenso wie Dr. JOHN R. MINER, der für die Herausgabe der revidierten Version verantwortlich zeichnete.

Herrn HENRY SCHUMAN möchte ich für die gewissenhafte Beratung bei der Veröffentlichung danken. Für die geschmackvolle Ausstattung des Buches sorgte Herr A. COLLISH.

THOMAS E. KEYS

---

* Dieser Abschnitt wurde kurz vor Dr. CLENDENINGS Tod am 31. Januar 1945 geschrieben.

Inhaltsverzeichnis

Einführung

Wir stehen am qualvollen Ende unseres vorwitzigen (und hoffentlich letzten!) Experimentes mit dem totalen Krieg. Mir erscheint es daher angebracht, ein wenig über die praktischen und speziellen Errungenschaften der letzten hundert Jahre auf dem Gebiete der Bekämpfung körperlicher Schmerzen nachzudenken. Denn in diesen schicksalhaften vierziger Jahren des zwanzigsten Jahrhunderts feiern wir die hundertjährige Wiederkehr der ersten erfolgreichen Bemühungen zur Lösung des Problems der chirurgischen Anaesthesie. Wir wollen hoffen, daß den kommenden hundert Jahren ebensoviel Erfolg beim Aufspüren geeigneter Möglichkeiten zur Erleichterung psychischer Leiden beschieden ist.

Jahrhundertelang stellte die Beherrschung des Schmerzes bei chirurgischen Eingriffen ein drängendes Problem dar. Man erkannte frühzeitig die betäubende Wirkung alkoholischer Abkochungen. Wegen des gleichzeitig auftretenden Deliriums war ihnen jedoch kein voller Erfolg beschieden.

Durch Kompression von Nerven oder Blutgefäßen wurde zum Beispiel von den ägyptischen Chirurgen der Antike versucht, im Operationsgebiet Gefühllosigkeit zu erzeugen. Von den alten griechischen und römischen Chirurgen sind anscheinend Versuche unternommen worden, etwas, das wir als Kohlendioxyd kennen, zu erzeugen, um damit eine Inhalationsnarkose zu erreichen. Erstaunlicherweise scheinen die alten Inka-Shamane um die schmerzerleichternden Eigenschaften der Extrakte aus Kokablättern gewußt und sie bei Trepanationen nutzbringend angewandt zu haben.

Sie ließen die Blätter kauen und den Speichel auf die zu operierende eingeschlagene Stelle des Schädels tropfen. Wenn man bedenkt, daß viele dieser primitiven Chirurgen Steinkeile benutzt haben, so kann man ermessen, welche Anstrengungen es kostete, eine Erleichterung des dabei auftretenden Schmerzes zu erreichen!

Mit zunehmendem Wissen bedienten sich die Chirurgen Europas der Extrakte von Mandragora und Opium, bis die Entwicklung der modernen Chemie es möglich machte, die Wirkung chemisch reiner Substanzen zu studieren. Natürlich wird auch der Schock, in welchem sich der Patient befand, dazu beigetragen haben, daß der Schmerz leichter ertragen wurde. Vielleicht aber war der entscheidenste Faktor, der zum Erfolg eines Chirurgen aus der Zeit vor Einführung der Anaesthesie beitrug, seine manuelle Geschicklichkeit.

Erstaunlich ist, daß die Chirurgie angesichts des schmerzvollen Kampfes des nicht narkotisierten Patienten und bei dem beinahe sicheren fatalen

Ausgang ohne Asepsis überhaupt noch ausgeübt wurde. Bemerkenswert bleibt auch die Tatsache, daß so viele chemische Substanzen mit narkotischen Eigenschaften bekannt waren und man um ihre schmerzerleichternde Wirkung wußte, lange ehe sie in der chirurgischen Anaesthesie praktische Verwendung fanden.

Der Äther wurde um 1540 von dem genialen VALERIUS CORDUS (1515 bis 1544) beschrieben. Erst Jahrhunderte später wurde er mit Erfolg für Narkosezwecke benützt, obgleich alle Anzeichen dafür sprechen, daß seine einschläfernde Wirkung schon zur Zeit seiner Entdeckung bekannt war. Der Äther findet sich sogar in den Pharmakopöen des beginnenden 19. Jahrhunderts, wenn auch nicht in Zusammenhang mit der Anaesthesie. Das Lachgas wurde von dem jungen HUMPHRY DAVY (1778–1829) im Jahre 1800 als brauchbar für die Schmerzerleichterung bei chirurgischen Eingriffen erkannt, aber erst vierundvierzig Jahre später in praktischen Gebrauch genommen. Wie viele der Hunderttausende von chemischen Verbindungen, die im *Beilstein* aufgeführt sind, mögen von großer Bedeutung für die Medizin sein, hätten die Pharmakologen nur die Möglichkeit, sie systematisch zu erforschen!

Es ist kein bloßer Zufall, daß das Problem der chirurgischen Anaesthesie auf praktische Weise von den so überaus hartnäckigen Amerikanern gelöst werden sollte, sobald sie nur eine Ahnung von den verfügbaren Mitteln bekamen. Vor einem Jahrhundert befand sich das Land noch in einem sich schnell ausdehnenden Pionierstadium. Die Leute waren zu beschäftigt, um sich mit den verfeinerten medizinischen Handfertigkeiten auseinanderzusetzen. Das Hauptproblem der ärztlichen Praxis war chirurgischer Natur. Trotz des unzivilisierten und zupackenden Individualismus der jungen Nation, war ein verborgener Strom voller Sympathie und Anteilnahme für die leidende Menschheit vorhanden. Die Chirurgen hielten Ausschau nach etwas, das den Schmerz zu erleichtern imstande war, den Schmerz, der das operative Vorgehen so erschwerte.

Sowohl der Arzt CRAWFORD W. LONG (1815–1878) in Georgia, als auch der Zahnarzt HORACE WELLS (1815–1848) in Connecticut kannten den Wert der besonderen Wirkung des Äthers und des Lachgases auf Grund praktischer Anwendung in der Chirurgie aus eigener Anschauung. LONG von den „Ätherdarbietungen" auf dem Lande und WELLS von den „Lachgasparties" in der Wanderschau der Alchimisten. Die Angelegenheit war so dringlich, daß trotz WELLS tragischen Fehlschlages bei der Lachgas-Demonstration vor den Chirurgen des Massachussetts General Hospital sein früherer Kompagnon in der zahnärztlichen Praxis, W. T. G. MORTON (1819–1868), sehr beeindruckt war, und sich systematisch dem Studium und der experimentellen Erprobung widmete.

MORTONS Ausdauer war es auch zu danken, daß durch die Erprobung einer praktischen Technik der Ätheranwendung eine befriedigende

Anaesthesie erzielt wurde. Genau dieselbe, auf die Praxis ausgerichtete Zielstrebigkeit, ist in diesem Lande auch bei der Entwicklung der Sulfonamide, der Antibiotika, der Vitamine, Barbiturate und Lokalanaesthetika an den Tag gelegt worden.

Beinahe spiegelbildlich entwickelte sich mit der modernen Chemie und Pharmakologie im vergangenen Jahrhundert die Anaesthesie zu einem höchst komplizierten Spezialgebiet der wissenschaftlichen Forschung mit ihrer Tendenz zur praktischen Anwendung in der Medizin. Tausende chemischer Verbindungen stehen nunmehr zur Schmerzbekämpfung zur Verfügung. Die erfolgreiche Anwendung des ungeheuren Wissensgutes, das auf diesem Gebiet erarbeitet worden ist, verlangt eine umfassende Kenntnis physiologischer Grundgesetze, biochemischer Reaktionen, eine Berücksichtigung von Veränderungen, wie sie durch die Pathologie hervorgerufen werden, anatomische Überlegungen und die Anerkennung von chirurgischen Auffassungen. Auch ein umfassendes Wissen und ein tiefer Einblick in physiologische und neuro-psychiatrische Probleme sind notwendig. Der moderne Anaesthesist muß ein höchst spezialisierter Mediziner sein.

Was verstehen wir unter „Schmerz" und „Anaesthesie"?

Trotz all dieser Tatsachen weist die Anaesthesie primär eine empirische Entwicklung auf. Unser Unvermögen, den Schmerz als solchen zu begreifen, stellt noch immer eine Aufgabe dar. Und gerade der Schmerz ist das Hauptproblem in der Anaesthesie. Wir kennen die Veränderungen der Molekularstruktur peripherer Nerven und des Gehirns, die durch unsere Begriffe als Schmerz definiert sind, und verstehen sie als Folge einer Anpassung, die das Überleben ermöglicht. Aber sogar diese grundlegende Auffassung ist ins Wanken geraten durch die widersprüchliche Tatsache, daß einige Individuen anscheinend den Schmerz gutheißen und ihn freudig ertragen! Wir wissen, daß die Schmerzempfindung je nach der Stimmung, in der wir uns befinden, starken Schwankungen unterworfen sein kann. Die Anatomen und Physiologen haben die Leitungsbahnen für den Schmerz aufgespürt, und es ist ihnen gelungen, viele der Faktoren, die eine Änderung der Übertragung und Wahrnehmung hervorrufen, darzustellen. Aber noch immer wissen wir nicht, was Schmerz ist!

Das Ausmaß des Fortschrittes einer Generation in Hinblick auf das Ziel, ein klares Konzept des Schmerzes zu erreichen, mag sich aus einem Vergleich zweier interessanter Bücher gleichen Titels erhellen. Das ältere ist: R. J. BEHANS „Schmerz: sein Ursprung, seine Fortleitung, Wahrnehmung und diagnostische Bedeutung". (D. Appleton, New York und London, 1914, mit zweiundsechzig Seiten Literaturangaben) und ein erst kürzlich erschienenes über den Schmerz, herausgegeben von der Forschungsgemeinschaft für Nerven- und Geisteskrankheiten (*The Association for*

Research in Nervous and Mental Disease, 23, Baltimore, 1943, mit zweiund-
dreißig Aufsätzen verschiedener Autoren). Zwischenzeitlich war eine
andere lesenswerte Veröffentlichung der Forschungsgemeinschaft für
Nerven- und Geisteskrankheiten mit bedeutenden Beiträgen über Schmerz
und Anaesthesie: „*Sensation: Its Mechanism and Disturbances*." (*Res. Publ.
Ass. Nerv. Ment. Dis.* 15, Baltimore, 1935, mit Artikeln über die sensori-
schen Nervenendplatten, die viszerale Schmerzempfindung und die sensori-
schen Leitungsbahnen, sowie die Übertragungsmechanismen im Rücken-
mark und Gehirn).

Es ist bemerkenswert, daß in dem Zeitabschnitt, der zwischen dem
Erscheinen von BEHANS „*Schmerz*" und dem 1943 herausgegebenen
Sammelwerk über dasselbe Thema, die alten metaphysischen Vorstellungen
über den Schmerz in wissenschaftlichen Kreisen endgültig als überholt
abgetan wurden. BEHAN hielt 1914 noch an dieser Vorstellung vom
Schmerz fest. 1943 waren diese Auffassungen vergessen. Erstaunlich bleibt
jedoch die Tatsache einer noch immer vorhandenen Ablehnung dieser
offensichtlichen Wandlung in der Konzeption. Man hält den Schmerz noch
häufig für das Gegenteil von Lust, was immer man darunter auch zu verstehen glaubt! Obwohl nun die Anaesthesie den Schmerz ausschaltet, kann
man sie schwerlich als Vergnügen bezeichnen!

Neuere Untersuchungen, insbesondere der Nobelpreisträger JOSEPH
ERLANGER und HERBERT GASSER haben zeigen können, daß der Schmerz
in den Fasern der C-Gruppe langsam und in den A-Fasern rascher fort-
geleitet wird. Es ist erwiesen, daß es keine Summation von Schmerzreizen
gibt. Denn bei Zunahme des Reizes an einer Stelle verringert sich die
Schmerzschwelle nicht. (J. D. HARDY, H. G. WOLFF und H. GOODELL:
„*Studies on Pain: A New Method for Measuring Pain Threshold: Observations
on Spatial Summation of Pain*". J. Clin. Investig. *19*, 649, 1940.)

Es läßt sich daraus folgern, daß die Intensität des Schmerzes von der
Leitungsgeschwindigkeit abhängig ist. Diese bestimmt auch die erforderliche Menge des verwendeten Narkoticums oder Analgeticums und es
herrscht Übereinstimmung darüber, daß die individuelle Gefühlslage die
Schmerzschwelle nachhaltig verändern kann.

Morphin, Alkohol und Barbiturate blockieren als Analgetika die
Synapsen und erzeugen dadurch eine von der üblichen Reaktion abweichende Schmerzempfindung.

Aspirin und chemisch verwandte Antipyretika wirken teilweise auf
ähnlichem Weg, doch beeinflussen sie die Zellpermeabilität stärker. Der
Schmerz, hervorgerufen durch Gewebsödem in einem begrenztem Raum,
verringert sich infolge einer Abwanderung der Flüssigkeit aus dem Ödem-
gebiet. Die wichtigsten Inhalationsanaesthetika wie Äther und Chloroform
unterbrechen vermutlich die Übertragung in den Leitungsbahnen zur
Großhirnrinde mit dem Ergebnis eines völligen Verlustes der Schmerz-

empfindung und der willkürlichen Motorik. Die Wirkung der Lokalanaesthetika beruht vermutlich auf einer lokalen Änderung der Zellpermeabilität am Ort ihrer Anwendung, wobei sie den Azetylcholinabbau in einer Weise hemmen, die eine Energieübertragung und Weiterleitung von Impulsen nicht mehr zuläßt.

Während Anaesthetika und Analgetika mit Allgemeinwirkung den Übertragungsmodus an den Synapsen zwischen den Nervenfasern verändern und auch zu einer Störung im Energiestoffwechsel der Fermente führen, scheint der Hauptangriffspunkt der Lokalanaesthetika in der Weiterleitung des Nervenimpulses zu liegen, indem sie die Kettenreaktion der Enzyme unterbrechen.

Es ist anzunehmen, daß bei einem Patienten, der unter dem Einfluß eines Allgemeinanaestheticums steht, die Großhirnrinde unaufhörlich von Schmerzreizen attackiert wird, die von dem vorliegenden Gewebstrauma herrühren. Ausgehend von dieser unaufhörlichen massiven Stimulierung während Operationen, in deren Gefolge es für den Patienten zu schädlichen Potentialschwankungen und einem als „Schock" bezeichneten Reflexgeschehen kommen könne, schlug der verstorbene Chirurg Dr. G. W. CRILE, Cleveland, ein Verfahren ein, daß er „Anoci-Association" nannte. Darunter verbirgt sich eine einfache Kombination von Lokal- und Allgemeinanaesthesie. Er ging dabei von der Vorstellung aus, die Schmerzreize vom Operationsgebiet zum Großhirn durch Lokalanaesthetika zu blockieren und durch Allgemeinanaesthetika beim Patienten eine Entspannung und Schmerzunempfindlichkeit zu erreichen.

Trotz weitläufiger Diskussionen und umfassender Experimente über den Schmerz, wissen wir noch immer nur wenig davon, wie man das Problem seiner Kontrolle durch rationelle Mittel angehen könnte, ohne zu einer einfachen „Probier- und Verwirf"-Experimentiertaktik Zuflucht nehmen zu müssen. Manch großartige Hypothese über den Vorgang der Anaesthesie ist von Experimentatoren wie CLAUDE BERNARD (reversible Eiweißdenaturierung), H. H. MEYER und C. E. OVERTON (Lipoidlöslichkeit), R. DUBOIS (Dehydrierung), H. WINTERSTEIN (Asphyxie), J. TRAUBE (Kapillaraktivität), O. WARBURG (Adsorption) und H. ROBER und R. LILLIE (Oberflächenspannung und Membranpermeabilität) aufgestellt worden. Wie V. E. HENDERSON zusammenfassend feststellt, wissen wir nicht, wie wir die Anaesthesie definieren sollen.

Andererseits haben wir in derartigen Versuchen mit spezifischen chemischen Verbindungen diejenigen isoliert, die entweder die Überleitung oder die Wahrnehmung und das Gefühl des Schmerzes blockieren. Häufig gelingt es, durch Modifikation solcher chemischer Stoffe das zentrale Nervensystem mehr oder weniger zu unterdrücken, oder die Nebenwirkungen, die der Anwendung der Nervenblockade vorausgehen, zu ändern. Unaufhörlich bemüht man sich um die Entdeckung neuer Verbindungen, deren gewünschter anaesthetischer Effekt mit der geringsten Störung der übrigen physiologischen Vorgänge des Organismus und natürlich mit möglichst geringen faßbaren Schäden einhergeht.

Unser Wissen um die Ähnlichkeit chemischer Strukturen und biologischer Auswirkung von Anaesthetika ist jetzt so weit gediehen, daß wir beinahe prophezeien können, welches Mittel für eine bestimmte Narkoseart am geeignetsten ist. Diese Möglichkeit war es auch, die mich bei der Entwicklung des Divinyloxyds *(Vinethene)* so fasziniert hat. Dr. CLARENCE MUEHLBERGER, mit der ich die Angelegenheit erstmals besprach, stimmte mit mir darin überein, daß unser Wissen um die Biomorphologie uns erlaubt, die allgemeinen biologischen Eigenschaften einer bis dahin unbekannten chemischen Verbindung, wie des Divinyloxyds, vorauszusagen.

Trotzdem sind wir noch weit davon entfernt, zu erkennen, wie diese Anaesthetika eigentlich die von uns gewünschte Wirkung erzielen. Wir wissen ungefähr Bescheid über einige physikalische Faktoren, wie z. B. die Auswirkung der Kälte auf die Herabsetzung des Stoffwechsels der Nerven und auf die Beeinträchtigung der Schmerzleitung. Warum die Kälte ihrerseits als Schmerzempfindung registriert wird, ist uns jedoch nicht bekannt. Völlig im Dunklen ist auch unsere Vorstellung darüber, ob verschiedene Geisteszustände eine Änderung der Schmerzempfindung und Wahrnehmung hervorrufen. Über die sich abspielenden Energieumwandlungen ist unsere Erkenntnis lückenhaft, obwohl es sich dabei um fundamentale Erscheinungen handelt.

Angesichts der tiefen Kluft, die uns von diesen großartigen Geheimnissen trennt, können wir dankbar sein, so tiefgreifende Erfolge in der Schmerzerleichterung erreicht zu haben. Der Fortschritt der letzten hundert Jahre auf dem Wege zu neuen Erkenntnissen auf diesem Gebiet darf uns als ständiger Anreiz gelten, den Weg auch in den nächsten hundert Jahren weiterzuverfolgen. Wenn dabei ein ähnlicher Erfolg erzielt werden kann, dann stehen wir an der Wende von Entdeckungen ungeahnter Zusammenhänge.

Anaesthesiedokumentensammlung

Die erregende menschliche Geschichte der Entwicklung der Anaesthesie hat in THOMAS E. KEYS ihren sympathischen Chronisten gefunden. In seiner Eigenschaft als Bibliothekar der Mayo Clinic stellte Herr KEYS das in diesem Band enthaltene Material erstmals in einer Reihe von Veröffentlichungen vor, die in „*Anesthesiology*" erschienen sind. Das Interesse und Wohlwollen, mit dem diese Fragmente aufgenommen wurden, ließen vermuten, daß eine revidierte Buchausgabe anläßlich der Jahrhundertfeier des Bestehens der Anaesthesie, angebracht sein würde. Dieses Unterfangen wurde von HENRY SCHUMAN mit dem ihm eigenen Enthusiasmus für medizin-historische Ereignisse in die Tat umgesetzt.

Während des II. Weltkrieges war Herr KEYS als Major mit der medizinischen Arbeit der Armee verbunden. In dieser Eigenschaft war er in der Army Medical Library in Cleveland tätig. Hier bot sich ihm eine der seltenen Gelegenheiten, seiner Leidenschaft für die Geschichte der Medizin nachzugeben.

Sein klarer historischer Sinn zeigt sich in der hingebungsvollen Sorgfalt, mit der er sich den großen medizinischen Schätzen widmete, die seiner Obhut anvertraut waren. Obgleich die Mediziner gemeinhin stolz auf die *Army Medical Library* sind und sie für die vorzüglichste Sammlung medizinischer Fachbücher auf der ganzen Welt halten, haben sie es mehr oder weniger dabei bewenden lassen. Ungenügende Bereitstellung ausreichender Geldmittel zum angemessenen Unterhalt und zur Erweiterung führten zu beträchtlichen Schäden und zur Vernachlässigung. In den derzeitigen Abteilungen der *Cleveland Medical Library Association* haben die Sammlungen der *Army Medical Library* ein vorbildliches Unterkommen gefunden und erhalten die beste Wartung. Unter diesen Sammlungen befindet sich ein Berg von Originalschriften über die Entstehung der Anaesthesie. Herr KEYS bediente sich ihrer in großem Umfang bei der Vorbereitung dieser Monographie.

In den USA befinden sich viele prächtige Sammlungen über das Gebiet der Anaesthesie. Die wertvollste stellt diejenige im „Ätherzimmer", dem alten Operationssaal des *Massachussetts General Hospital* dar, wo HORACE WELLS' Fiasko mit dem Lachgas vor über einem Jahrhundert über die Bühne ging und wo W. T. G. MORTON, der als Medizinstudent Augenzeuge dieser Tragödie geworden war, die richtige Handhabung einer Narkose mit Äther vorführte.

Eine der umfangreichsten Kollektionen ist die des verstorbenen Dr. LOGAN CLENDENING in Kansas City, Kansas. Sir WILLIAM OSLERS tatkräftigem Ansporn verdanken wir die Zusammenstellung von Originalnarkosehandschriften (*Ann. Med. Hist.*, 1, 329, 1917). Seine Bibliothek an der McGill Universität, unter der Leitung Dr. W. W. FRANCIS, enthält zahlreiche schöne Exemplare. Eine große Anzahl amerikanischer Anaesthesieschriften ist jüngst von Dr. JOSIAH C. TRENT in Durham, North Carolina, erworben worden. Dr. LAWRENCE REYNOLDS aus Detroit hat eine prachtvolle Anaesthesiesammlung aufgebaut. In ihr ist besonders die europäische Literatur reichlich vertreten. Dr. EMMET FIELD HORINE aus Louisville, Kentucky, hat sich ebenfalls auf dieses Gebiet verlegt. Dr. HARRY ARCHER von der Universität Pittsburgh, *School of Dentistry*, besitzt die bestangelegte Sammlung über das Werk von HORACE WELLS. Erwartungsgemäß befindet sich eine nennenswerte Anzahl Anaesthesieschriften im Besitz von Dr. ARNO B. LUCKHARDT. Das beste Material über PRIESTLEY stellte der verstorbene EDGAR FAHS SMITH an der Universität Pennsylvania zusammen. Die Historische Bibliothek der *Yale Medical School* unter der Leitung

Dr. John F. Fulton besitzt eine der berühmtesten Kollektionen des Landes.

Der „*Crummer Room*" des Medical Center der Universität California in San Franzisko birgt besonders wertvolle Originalmanuskripte und Sammlungsstücke über alle Entwicklungsstadien der Anaesthesie. Dr. Ralph Waters, von der Universität Wisconsin, hat gleichfalls erstaunliche historische Schätze unter der Anleitung des verstorbenen Dr. William Snow Miller zusammengetragen. Frank McMechan und seine Frau machten heroische Anstrengungen, dem romantischen Hang und der Geschichte der Anaesthesie Anerkennung zu verschaffen. Ihre Anstrengungen sind von Dr. Howard Dittrick in Cleveland gebührend gewürdigt worden. Eine der besten ausländischen Sammlungen über die Geschichte der Anaesthesie ist in der *Radcliffe Infirmary* in Oxford von Dr. R. R. MacIntosh aufgebaut worden. Eine große Hilfe wäre die sorgfältige Registrierung zeitgenössischer Fakten in der Anaesthesie. Die Originaldokumente sollten gesammelt diesen Spezialkollektionen einverleibt werden. An der *Mayo Clinic* wird die großartige Arbeit Dr. John S. Lundys und seiner Mitarbeiter bei der Entwicklung einer wirksamen intravenösen Anaesthesie gewissenhaft eingeordnet unter Berücksichtigung der historischen Bedeutung. Die wichtigsten Dokumente auf diesem Gebiet werden sorgfältig aufbewahrt. Einer Anregung Dr. Paul Woods folgend bereitet die *American Society of Anesthesists* ein wichtiges Archiv für historisches Material über Anaesthesie in den Räumen ihres New Yorker Büros vor.

Persönliche Erinnerungsstücke und Briefe, deren Gegenstand die gegenwärtige Entwicklung in der Anaesthesie ist, sollten aufbewahrt werden! Wieviel Wissenswertes über die Anaesthesie findet sich z. B. in dem über viele Jahre ausgedehnten Briefwechsel zwischen Dr. Arthur Guedel in Los Angeles und Dr. Ralph Waters in Madison. Der gesammelte Schriftwechsel der sog. „Water-Babies" enthält sicher viele wertvolle Vorschläge und Ideen über die Anaesthesie.

Persöhnliche Bemerkungen zur Anaesthesiologie

Diese Betrachtungen legen den Schluß nahe, daß dieses Privileg auch auf meine persönlichen Erinnerungen ausgedehnt wird, soweit sie sich mit den jüngsten Entwicklungen der Anaesthesie befassen. An einem Großteil durfte ich selbst teilnehmen. Dies gilt sowohl für die Lokal- als auch die Allgemeinanaesthesie der verflossenen 25 Jahre.

Meine erste Begegnung mit großen Erfindern auf dem historischen Gebiet der Anaesthesie wurde von mir nicht als solche erkannt. Ich wuchs in Elizabeth, New Jersey, auf und hatte im Alter von 10 Jahren anscheinend Schwierigkeiten beim Lesen und Sehen. Die Augenheilkunde stellte damals in unserem Lande noch eine Novität dar und eine nicht geringe Anzahl junger Männer beriefen sich darauf, Spezialisten auf diesem Gebiet zu sein. Meine Mutter nahm mich zu einem lokalen Augenspezialisten mit und er teilte ihr mit, daß ich in absehbarer Zeit erblinden würde. Für 5 Dollars in der Woche wollte er meine Behandlung übernehmen. Da dies ein wenig zuviel war für die Haushaltskasse, zog man unseren Hausarzt, Dr. PAUL MRAVLAG, einen gebürtigen Wiener, und Bürgermeister unserer Stadt, zu Rate. Er erklärte meiner Mutter, daß sie mich zu einem richtigen Augenarzt bringen sollte, dessen Praxis sich auf der Madison Avenue in New York befand.

Es war dies eine eindrucksvolle Sache für mich. Zunächst einmal die aufregende Fahrt nach New York, der Aufenthalt in dem überfüllten Warteraum und schließlich die kurze aber unvergessene Untersuchung in dem dunklen Zimmer. Das Urteil lautete kurz und bündig, daß ein Astigmatismus vorliege, kombiniert mit einer Kurzsichtigkeit. Es wurde mir ein Rezept überreicht, daß mit CARL KOLLER unterzeichnet war.

Etliche zwanzig Jahre darnach, als ich erfahren hatte, wer CARL KOLLER war, hatte ich wieder das Vergnügen, seine Praxis an der 59. Straße East aufzusuchen, um mein über 20 Jahre altes Rezept erneuern zu lassen. Dabei erzählte er mir viele Einzelheiten über seine erste Arbeit zusammen mit SIGMUND FREUD in Wien, und wie er dazu gelangt war, das Kokain zu untersuchen, als möglicher Antagonist des Morphiums, in der Vorstellung, die Morphiumsucht damit behandeln zu können. Dr. KOLLER sagte mir, daß er als Ophthalmologe nicht eigentlich an diesem Problem interessiert gewesen sei, da er sich auf sein Fach beschränken wollte. Er sagte auch, daß er etwas gesucht hätte, das sich ins Auge einbringen lasse, um es bei Kataraktoperationen anzuwenden. Sobald er das Kokain probiert hatte, sei er sich darüber im klaren gewesen, daß die Gefühllosigkeit eine Folge der Schmerzausschaltung war und daß er damit möglicherweise das Gesuchte gefunden habe.

Auf mein Drängen schrieb Dr. KOLLER einen vollständigen Bericht über seine Beteiligung an der Entwicklung des Kokains, als des ersten wirksamen Lokalanaestheticums. Ich verfaßte daraus eine kurze Mitteilung und brachte es 1925 mit seinem Bild versehen, zur Veröffentlichung. Einige Jahre später taten sich einige von uns zusammen, um ihn zum Ehrenmitglied der *American Society for Pharmacology and Experimental Therapeutics* zu ernennen. 1934, anläßlich der 50 Jahrfeier der ersten Kokainanwendung als Lokalanaestheticum traten die *Federated Societies for Experimental Medicine* im Hotel Pennsylvania in New York zusammen. Ich versuchte alles in meinen Kräften stehende, um Dr. KOLLER zur Teilnahme am jährlichen Bankett zu bewegen. Er war jedoch durch eine Erkrankung daran gehindert. Verschiedene populäre Magazine und auch Zeitungen wurden von mir aus diesem Anlaß gebeten, etwas über Dr. KOLLER zu bringen. Mir wollte die Vorstellung nicht aus dem Kopf, daß der Mann, der mehr als irgendein anderer Zeitgenosse zur menschlichen Schmerzerleichterung und zur Linderung des Leides beigetragen hatte, hier mitten unter uns in New York lebte. Gleichermaßen aber gab es auch zu denken, daß niemand dies für eine Sache von Interesse oder Bedeutung zu halten schien. So sieht der Lohn für den Dienst an der Menschheit aus!

Im pharmakologischen Labor Prof. A. S. LOEVENHARTS an der Universität Wisconsin, an dem ich später tätig war, bestand lebhaftes Interesse für die Lokalanaesthesie. In einer Arbeit über die Alkylanalogen des Prokains ließ sich zeigen, daß das Isopropylderivat wahrscheinlich wirksamer war, weil es die intakte Schleimhaut zu anaesthesieren vermochte, möglicherweise ohne Toxizitätszunahme. Weil es sich dabei um einen nicht patentierfähigen Prozeß handelte, war jedoch keine Firma an der Herstellung interessiert.

Andererseits war die Erprobung einer patentierfähigen Serie weit fortgeschritten, doch erwies sich gerade dieser Stoff als ganz besonders toxisch. Ebenfalls in diesem berühmten Laboratorium zeigten Dr. ARTHUR TATUM, Dr. P. K. KNOEFEL und Dr. LOEVENHART, daß Barbiturate die Toxizität der Lokalanaesthetika vermindern und man sie mit gutem Erfolg als Narkoseprämedikation vor der Verabreichung eines Lokalanaesthetikums geben kann.

Während meiner Schulzeit in Princeton, bereitete ich mich darauf vor, später Medizin zu studieren. Unversehens geriet ich aber in die philosophische und psychologische Fakultät und war schon entschlossen, Psychiatrie zu wählen. ANDREW FLEMING WEST, Dekan der *Graduate School*, riet mir, diese Pläne auf Eis zu legen. Dies mag wahrscheinlich einer der Gründe sein, warum ich später über WOODROW WILSON arbeitete. Im März 1917 verließ ich Princeton als „*Senior*", um mich der zugehörigen *National Guard* anzuschließen. Als Angehörige der 29. Division hatten wir Übungen in Anniston, Alabama. Ehe die Einheit nach Übersee verschifft wurde, versetzte man mich indessen zum *Chemical Warfare Service* unter der Leitung von Dr. WALTER J. MEEK und Dr. J. A. E. EYSTER, an der Universität Wisconsin. Unsere Versuche mit Kriegsgasen machten die Verabreichung von Morphin nötig, um bei den Versuchstieren den Schmerz zu bekämpfen. Dazu war erforderlich, die Auswirkung des Morphin als Kontrolle unserer Versuche zu studieren. Als ich bei Kriegsende aus der Armee entlassen wurde, bot man mir großzügigerweise an, diese Studien fortzuführen.

Die Wirkungsweise des Morphin hat seit jeher die Pharmakologen auf eine merkwürdige Weise angezogen. Eine riesige Flut von empirischen Informationen liegt darüber vor, aber von der Wirkungsweise besitzen wir nur wenig Ahnung. Von meinen Versuchen her gesehen, schienen seine verschiedenartigen Wirkungsmechanismen mit einer Hemmung des oxydativen Zellstoffwechsels im Körper einherzugehen.

Die Auswirkungen einer verringerten Sauerstoffaufnahme auf die Zellen des Körpers zu erforschen, stellte viele Jahre hindurch eine der Hauptaufgaben in Dr. LOEVENHARTS pharmakologischem Labor in Wisconsin dar. Ein erfolgreicher Beitrag wurde dazu von Dr. HERBERT GASSER und Dr. LOEVENHART mit der Arbeit über „Die durch vermehrte Oxydation bewirkte Reizung des Rückenmarks" („*The Mechanism of Stimulation of the Medullary Center by Increased Oxidation*", *J. Pharmacol. Exp. Therap. 5,* 239–273, 1914) geleistet. Es schien mir, als ob sich die Morphiumwirkungen als Hemmung der enzymatischen Vorgänge bei der Oxydation erklären ließen. Wenngleich damals unser Wissen über den Komplex der Enzymsysteme, die bei der intrazellulären Atmung eine Rolle spielen, noch nicht groß war, verlieh ich dennoch der Meinung Ausdruck, daß das Morphin eine Hemmung derartiger Enzymsysteme bewirke. Ausführliche Diskussionen mit meinen Vorgesetzten über die Gefahren, bei wissenschaftlichen Arbeiten Analogie-Schlüsse zu ziehen, genügten, mich davon abzuhalten, diese Gedanken zu veröffentlichen.

In der Zwischenzeit erwachte mein Interesse für einige Auswirkungen der Allgemeinnarkose. Dr. A. E. KOEHLER, meine Frau und ich studierten die Reaktionen des Blutes auf die Inhalation von Anaesthetika. Die Entwicklung einer vorübergehenden diabetischen Stoffwechsellage schien uns der erste Schritt zu sein. Wieder hatte es den Anschein, als ob die zur Allgemeinnarkose gebrauchten Anaesthetika auf die intrazellulären Enzymsysteme hemmend wirken, so daß es zur Anreicherung toxischer Spaltprodukte der zellulären Oxydation kommt. Wir konnten das Vorliegen einer signifikanten Ketose in der Äthernarkose zeigen. Unsere Beobachtungen über das Morphin und den Äther interpretierte man jedoch völlig anders als diejenigen Dr. YANDELL HENDERSONS in Yale. Wir vermieden jedoch eine direkte Kontroverse, obgleich einige scharfe Briefe zwischen uns gewechselt wurden.

Die dramatische Einführung der Äthylennarkose durch Dr. ARNO LUCKHARDT in Chicago und deren sorgsames Studium durch Dr. V. E. HENDERSON in Toronto stimulierte unsere Arbeit über die Auswirkungen auf die Reaktionen des Blutes im Vergleich mit dem Lachgas und anderen Inhalationsanaesthetika. Wir fanden einen weiteren Beweis dafür, daß die Auswirkungen auf die Reaktionen des Blutes im Zusammenhang mit dem Ausmaß der Oxydationshemmung stehen.

In der dazwischen liegenden Periode weckten Dr. LOEVENHART und seine Mitarbeiter mein Interesse an einer möglichen Beziehung zwischen chemischem Bau und biologischen Eigenschaften. Dieser Komplex war bereits ziemlich umfassend im Labor untersucht worden an Hand der für die Chemotherapie der Syphilis verwandten Arsenikverbindungen. Es spielte auch eine Rolle bei den Experimenten mit Lokalanaesthetika. Unsere Ergebnisse über den Äther und das Äthylen ließen vermuten, daß es gewinnbringend sein könnte, herauszufinden, ob das charakteristische, ungesättigte Kohlenstoffatom des Äthylens die Narkosequalitäten des Äthers verbessern würde, wenn es in das Äthermolekül eingebaut werden würde. Im Verlaufe einer Debatte über diesen Gegenstand mit Dr. CLARENCE MUEHLBERGER einigten wir uns darauf, daß es verlockend wäre, Divinyläther für Versuchszwecke herzustellen.

Nachdem es mir nicht gelang, das Interesse unserer Kollegen von der Organischen Chemie daran zu wecken, schrieb ich deshalb an Dr. LAUDER JONES, Professor für Organische Chemie in Princeton, und unterbreitete ihm das Problem. Er forderte seinen Mitarbeiter, Dr. RANDOLPH MAJOR, auf, die Synthese dieser neuen Verbindung zu versuchen. Wenngleich es von SEMMLER 1835 verführerisch beschrieben worden ist als Isolationsprodukt der Alliumreihe, war es bisher weder gelungen, es synthetisch herzustellen, noch lag ein Beweis dafür vor, daß es tatsächlich jemals isoliert worden war.

Das Problem der Synthese war nicht einfach, aber es gelang, ungereinigte Proben zu erhalten. In der Zwischenzeit war ich nach San Franzisko verzogen, um dort das Pharmakologische Labor der Universität Kalifornien an der Medizinischen Fakultät zu errichten. Während meines dortigen Aufenthaltes begegnete mir Dr. SIGMUND FRAENKEL, der in Dr. HERBERT EVANS Labor in Beverley arbeitete. Dr. FRAENKEL gelang es nicht, den Divinyläther herzustellen, doch gewann er verschiedene andere ungesättigte Äther, die er uns zur Erprobung überließ.

Beim Aufbau des neuen Laboratoriums stieß Dr. P. K. KNOEFEL als *National Research Council Fellow* zu uns, nachdem er sein Medizinstudium in Havard beendet hatte. Auf dem Internationalen Physiologenkongreß in Boston begegnete mir eine junge, aufgeweckte Chinesin, die in San Franzisko geboren und dorthin zurückzukehren wünschte, ehe sie endgültig nach China heimkehrte. Sie war die Tochter des Erziehungsministers in Sun Yat Sens Kabinett und hatte in London studiert. Frl. MEI-YU CHEN, Dr. KNOEFEL und ich unterzogen die ungesättigten Äther einer Probe.

Die Anwendung der von BENJAMIN WARD RICHARDSON entwickelten Prinzipien erlaubte uns die Vorhersage, daß der Divinyläther für die Inhalationsanaesthesie von allen ungesättigten Äthern am besten geeignet sei. Experimentelle Untersuchungen unterstrichen diese Vermutung. RANDOLPH MAJOR und sein Mitarbeiter, R. L. RUIGH, hatten Princeton inzwischen verlassen und eine Forschungsaufgabe bei der Fa. Merck & Co. in Rahway, New Jersey, übernommen. Sie verbesserten die Methode der Divinyläthergewinnung und erarbeiteten ein Verfahren zu seiner Stabilisierung. Das Ergebnis erhielt den Namen „*Vinethene*" und wurde patentiert. Dies war eine große Enttäuschung für uns, ohne daß wir viel dagegen unternehmen konnten!

Mittlerweile waren eine Anzahl Wissenschaftler durch unsere Berichte aufmerksam geworden. Dr. SAMUEL GELFAN, in Kanada, erbat sich das Vorrecht, Divinyläther erstmals am Menschen versuchen zu dürfen. Ich ließ Proben an ihn senden und seine Veröffentlichung zusammen mit dem von uns erstellten ausführlichen pharmakologischen Bericht publizieren. Wir verfuhren dabei so sorgfältig wie nur irgend möglich, um alle Dinge von Bedeutung bei der pharmakologischen Beurteilung des neuen Anaestheticums zu berücksichtigen. Wir hatten ja früher bereits ideale Kriterien für die Einführung neuer Medikamente angegeben und mußten versuchen, unseren eigenen Anforderungen gerecht zu werden.

Meine Kollegen am *Medical Center* der Universität Kalifornien zeigten sich von unseren Ergebnissen nicht sehr beeindruckt. Wir arrangierten Vorführungen im Labor und begegneten dabei einem höflichen Interesse, welches durch eine angemessene berufliche Vorsicht gemildert wurde. Obgleich die erste Narkose mit dem Divinyläther unter der Aufsicht Dr. DOROTHY WOODS an der Universitätsklinik Kalifornien durchgeführt wurde, ist es nicht mehr benützt worden. Seine klinische Anwendung erfolgte in einer sorgfältigen Untersuchung durch Dr. J. S. RAVDIN, Professor für Chirurgie an der Universität Pennsylvania und seine Mitarbeiter, auf eine Anregung der Merck Laboratorien hin. Meine Mentoren an der Universität Wisconsin wußten einfach nichts mit dem Divinyläther anzufangen. Es entlockt uns ein Lächeln, wenn wir daran denken, daß sie es nicht einmal im Tierversuch anwenden konnten! Dessenungeachtet schätzten sie seine Qualitäten, wie sich anläßlich eines dramatischen Ereignisses auf einem Treffen in Milwaukee erweisen sollte.

Die Fa. Merck & Co. hatte unterdessen eine Stipendiatenstelle an unserem Labor zur systematischen Erforschung verschiedener Kohlenwasserstoffe, die als mögliche Anaesthetika in Frage kamen, ausgeschrieben. Das Problem der technischen Details bot Stoff für viele langwierige und aufschlußreiche Debatten. Dr. S. ANDERSON PEOPLES verlegte sich darauf, eine mathematische Klärung des Konzentration–Zeit-Verhältnisses zu versuchen. Das Aufgabengebiet wurde zusehend komplizierter. Dr. DAVID MARSH berichtete über die systematische Erfassung einer ausgedehnten Reihe von Kohlenwasserstoffen, von denen viele von ihm zum ersten Mal hergestellt wurden. Die Ergebnisse zeigten, daß es unwahrscheinlich war, daß weitere, praktisch brauchbare Inhalationsanaesthetika gefunden würden. Wir dehnten unsere Versuche auf halogenierte Kohlenwasserstoffe aus. Die zugrundeliegende Idee war, ein Mittel zu finden, welches nicht brennen oder explodieren konnte. Die Arbeit verdient große Beachtung, ist aber unglücklicherweise noch nicht veröffentlicht. Es bestehen jedoch Zweifel, ob sich die Ergebnisse praktisch anwenden lassen.

Unterdessen entdeckten die Kliniker zu unserem Kummer, daß der Divinyläther ein höchst wirksamer Stoff ist und in der Tat eine Gefahr bedeutet, wenn er in zu großer Konzentration und über einen zu langen Zeitraum verabreicht wird. Eine Lebertoxizität wurde beschrieben und stimmte uns alle sehr sorgenvoll. Schließlich aber behauptete er sich für die allgemeine Anwendung bei kurzdauernden Anaesthesien und unser Interesse wandte sich anderen Aufgaben zu.

Hartnäckige Debatten über die Anaesthseie entspannen sich mit Dr. ARTHUR GUEDEL aus Los Angeles und einigen seiner Mitarbeiter, die sich unserer Sommerferiengruppe im kühlen San Franzisko anzuschließen pflegten. Diese hitzigen Wortgefechte fanden im „*Pharmaglen*", einem windgeschützten kleinem Redwoodhain[1] in den Bergen von Santa Cruz am Sankt Lorenzfluß, ungefähr 60 Meilen südlich San Franzisko statt. Ein halbes Dutzend Autos brachte für gewöhnlich 20–30 von uns den gewundenen Skyline Boulevard entlang durch Wälder und Wiesen hoch über den Ozean und die Meeresbucht. In der Regel nahmen wir ein Sonntagspicknick dort ein und diskutierten den Rest des Tages über die für die Stimulierung und Unterdrückung des zentralen Nervensystems verantwortlichen Faktoren, wobei wir die Tafel einfach an Baumstämmen befestigten.

Aus diesen Diskussionen heraus entstand ein Beitrag über die chemischen Hilfsmittel der Narkose. Wir untersuchten die stoffwechselhemmende Wirkung des Morphins im Vergleich zu den Barbituraten. Dr. HAMILTON ANDERSON übernahm den größten Teil dieser Arbeit.

Viele Anregungen bei unseren Kolloquien über die Entwicklung des Benzedrins, dessen zentral stimulierende Wirkung klinisch von Dr. ANDERSON PEOPLES in seiner Londoner Zeit so überzeugend bewiesen wurde, erfuhren wir auch von dem brillianten Dr. GORDON ALLES aus Los Angeles.

Diese Überlegungen führten zu einer Neufassung der technischen Terminologie der Anaesthesie. Wir haben Grund zu der Annahme, daß die überkommene Gewohnheit, das zweite Stadium der Anaesthesie, das Stadium der Exitation zu nennen, große Schuld an den verworrenen Vorstellungen trägt. Es wäre besser, von ihm als einem „Dämmerzustand" oder „Delirium" zu sprechen und den Begriff der Exitation den gefühlsbedingten oder durch stimulierende Drogen erzeugten Wirkungen vorzubehalten.

Dr. GEORGE EMERSONS Interesse an den verschiedenen Aspekten der Wechselbeziehungen zwischen Anaesthesie und Zellatmung wurde geweckt, als er an die Medizinische Fakultät der West Virginia Universität kam. Auf der Suche nach einem schmerzerleichternden Mittel, das nicht süchtig machte, entwickelte er das Dinitrophenylmorphin. Trotz sorgfältiger Erprobung dieser Verbindung, gelang es nicht, die Schranken des Komittees des *National Research Council* zu passieren, da dieses nicht davon überzeugt war, daß wir etwas gefunden hatten, was der Morphinsucht vorzubeugen vermochte!

---

[1] Redwood = eine immergrüne Pflanzenart von gigantischen Ausmaßen, die an der pazifischen Küste vorkommt (Anmerk. d. Übers.).

Unserer Auffassung nach ist die Medikamentensucht weitgehend eine psychische Reaktion auf eine unerträgliche Umwelt. Die Sucht ist eine Form der Flucht. JACK SHUMAN und ART GUEDEL diskutierten sehr heftig mit uns über dieses Thema. Später unterstützte uns Dr. WALTER TREADWAY in dieser Ansicht. Trotz der Tatsache, daß wir an dem Zusammenhang von chemischer Konstitution und biologischer Wirkung höchst interessiert waren, konnten wir uns nicht zu der Überzeugung durchringen, daß die Suchtgefahr des Morphins von seinen schmerzlindernden Eigenschaften isoliert gesehen werden könnte.

In einem Rückblick auf die verflossenen 20 Jahre kann ich der Versuchung nicht widerstehen, einige kaleidoskopartige Erinnerungsstücke wieder ins Gedächtnis zurückzurufen: Diskussion über anaesthesiologische Themen in der Mittagszeit in einer Laborecke der *Science Hall* an der Universität Wisconsin – LOEVENHARTS Einfall, durch Kohlendioxydgaben die cerebrale Aktivität durch Verringerung der Sauerstoffaufnahme zu stimulieren – WESLEY BOURNES Bestätigung unserer Hypothese über die Acidose bei Äthernarkose – RALPH WATERS Ankunft in Wisconsin in dem neuen Laborgebäude, um dort die erste Anaesthesieabteilung zu schaffen – die Entdeckung, daß Kohlendioxyd tatsächlich, wie HICKMAN ein Jahrhundert vorher behauptet hatte, eine Narkose herbeiführte – das Treffen der *Anesthesia Research Society*, getragen von dem Enthusiasmus Dr. FRANK MCMECHANS und seiner Frau – ART GUEDELS Endotrachealnarkose an einem völlig ins Wasser getauchten Tier – die erregende Vorführung der rektalen Anaesthesie mit Avertin, durch HANS KILLIAN, die infolge eines auftretenden Kreislaufversagens beinahe einen tödlichen Ausgang genommen hätte – die Einführung der mehrjährigen Anaesthesieausbildung – die Erforschung der Fragilität der Blutkörperchen in Narkose durch interessierte Studenten – das wahrhaft königliche Empfangsbuffett, arrangiert von den Anaesthesisten San Franziskos – Dr. MARY BOTSFORDS glänzende Technik der Lachgasnarkose – die Vorführungen der Kohlendioxydnarkose in dem neuen pharmakologischen Labor gegenüber dem Eukalyptushain auf den Höhen des Parnassus – die Kohlendioxydinhalationen bei Fällen von Katatonie bei Dementia praecox mit dem erregenden Gefühl, in einem Götzen wieder etwas Sinn zu erkennen – PETE KNOEFELS Ankunft im Rolls Royce und die Fahrten nach Middletown mit Diskussionen über Anaesthesie und Blake – ART GUEDELS Demonstration einer Kohlendioxydabsorption – die Freuden und Leiden mit dem Divinyläther – RALPH WATERS Besuche mit dem *Travel Club* – Wortgefechte mit den beiden jungen Blakes über die Zusammenhänge zwischen Mengenwirkung und Konzentration pro Zeiteinheit – NORM DAVID und GEORGE EMERSON über Morphiumabkömmlinge – ANDY PEOPLES noch nicht veröffentlichte Arbeit über Flowmeterapparate zur quantitativen Erfassung der Gaskonzentrationen – NIL PHATAKS Forschung über Lokalanaesthetika –

PETE KNOEFELS Explosionen mit Paraldehydderivaten – BEN ABREU und MILT SILVERMANN über halogenierte Kohlenwasserstoffe – die ersten Arbeiten über die Barbiturate – JOE SWIMS Kämpfe mit den Alkoholberechnungen – ZAKHEIMS Wasserfarbenversuch bei unserer Vorführung der intravenösen Pentothalnarkose 1936 – DAVE MARSHS Gassäulen mit fraktionierter Darstellung und sein Explosiometer.

Die gegenwärtige Jahrhundertfeier der Anaesthesie stellt in großem Maße wissenschaftliche und klinische Anforderungen an dieses bedeutsame Gebiet. Bemerkenswerterweise lenken diese Feiern unsere Aufmerksamkeit auf die ungeschminkte Tatsache, daß wir noch immer relativ wenig über den Schmerz oder die Anaesthesie wissen. Wir sollten vielleicht, ähnlich wie in jeder anderen Entwicklungsphase der Medizin, begreifen, daß es klüger ist, das Auftreten von Schmerz zu verhindern, als nach einer Erleichterung zu suchen, wenn er bereits aufgetreten ist. Dieser edlen Absicht kommt Herrn KEYS Buch als geeigneter Auftakt entgegen und es erweist sich bei diesem idealen Vorhaben in höchstem Maße als zweckdienlich und förderlich.

CHAUNCEY D. LEAKE

Die Geschichte der chirurgischen Anaesthesie

„Wenn Menschen für wenig Ruhm imstande sind, über die Entwicklung
von Neuheiten nachzugrübeln, bei deren Entdeckung sie möglicherweise sehr
wenig eigenes Verdienst haben, bis sie dabei schließlich zur Überzeugung
gelangen, die Welt mit einem System überrascht zu haben, das ebenso vollendet
wie neuartig ist, und der Menschheit eine erstaunliche Vorstellung ihrer Urteils-
fähigkeit und ihres Beharrungsvermögens gegeben zu haben, erscheint es deshalb
als gerechtfertigte Strafe, wenn sie für ihre Undankbarkeit gegenüber den Quellen
wahren Wissens und für ihren Mangel an echter Liebe zu Wissenschaft und
Menschheit feststellen müssen, daß die Entdeckungen, deren sie sich rühmen,
bereits von anderen gemacht worden sind und der Ruhm dafür mit Recht von
Männern in Anspruch genommen wird, die aus echter Hingabe an philosophische
Ziele, mit genialer Einfachheit andere unmittelbar über die Ergebnisse ihrer
Forschungen unterrichten.“

JOSEPH PRIESTLEY,
Experiments and observations
of different kinds of air.
Vorwort – London 1744

I. Die Entwicklung der Anaesthesie

„Ich halte es für die Aufgabe des Arztes nicht nur die Gesundheit wiederherzustellen, sondern auch das Leid und die Schmerzen zu lindern."

Sir Francis Bacon

A. Die Anfänge

Die Geschichte der Entwicklung der Anaesthesie ist, wie die vieler anderer nützlicher Beiträge zur Zivilisation, reich an Hoffnungen und Enttäuschungen, an Erfolgen und Fehlschlägen, an tragischen, aber auch an heiteren Geschehnissen. Die Erbitterung, in der Kontroverse um die Einführung der Äthernarkose und des Lachgases, wirkt noch ein Jahrhundert später nach. Diese Auseinandersetzung ist enttäuschend, da sie das Fehlen eines historischen Gesichtspunkts vermuten lassen, wie dies im Streit um Prioritäten so häufig ist.

In der Antike hat man Schmerzen bei Hämatomen und Verrenkungen durch Eintauchen des betroffenen Körperteiles in das kalte Wasser eines Sees oder Flusses gelindert, eine Vermutung, die von Archer geäußert wurde. Bei anderen Verletzungen sollen günstige Heilerfolge durch Sonnenbestrahlung und später durch die Hitze eines Feuers oder heißer Öfen erzielt worden sein. Nach Fülöp-Millers [2] neuesten Forschungen war die erste, von primitiven Völkern benutzte *Methode* der Schmerzausschaltung vielleicht die, den Schmerz als einen Dämon zu behandeln, den man zu vertreiben versuchte. Das Tätowieren der Haut sollte diesen Dämon des Schmerzes außerhalb der Körpersphäre halten, ebenso das Tragen von Ohren- und Nasenringen, von Talismanen, Amuletten, Tigerkrallen und ähnlichen Dingen.

Der erste Anaesthesist war vermutlich eine Frau, denn das Haupt der Familie im matriarchalischen System war die *„große Mutter"*. Nach Behauptung mancher Antropologen stellte dieses System den gesellschaftlichen Status der Urzeit dar[1].

Dort fungierte *„die große Mutter"* zugleich als Priesterin und Zauberin und war infolgedessen die Begründerin der Heilkunst. Wenn ein krankes Mitglied jener primitiven Gesellschaft sein Leiden nicht selbst zu heilen vermochte, so rief es die Priesterin um Hilfe an. Beschwörungen, Zaubersprüche und angewandte Magie wurden zur Hoffnung, den Schmerz und das Leid zu bannen.

---

[1] Vgl. z. B. Briffault, R.: The Mothers. New York: Macmillan 1931; Goldweiser, A. A.: Early Civilization. New York: Knopf 1922.

Auch während des Patriarchats, das sich aus dem Matriarchat entwickelt haben soll, blieb die Frau die Heilerin. Das klassische Beispiel hierfür war die blonde Agamede der Griechen, von der man glaubte, sie habe eine ausschließliche Macht über die Dämonen der Krankheit und dadurch die Fähigkeit, physische Qualen zu vertreiben. Nach und nach aber trat an die Stelle der heilkundigen Frau der Medizinmann, der Beschwörer, der

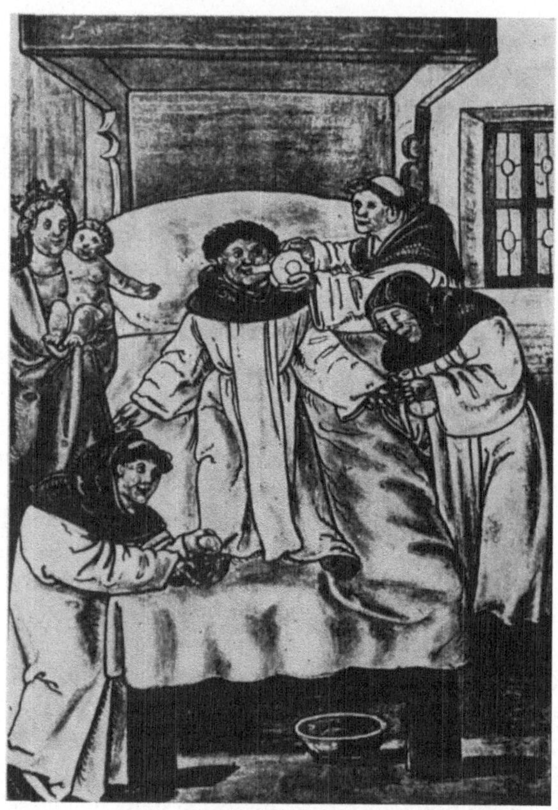

Abb. 1. Frühzeitige Anwendung von Alkohol in einem Klosterspital zu Narkosezwecken. Aus Diebolds Schillings Schweizer Chronik 1513.

Shamane. Er bediente sich verschiedener Techniken und hatte einen ähnlichen Erfolg. Er murmelte magische Formeln, er rang und focht mit den unsichtbaren Dämonen. Wenn die Seele aus dem Körper entwichen war, so verursachte sie die Schmerzen. Er spürte dann dem verborgenen Platz der Seele nach und führte sie triumphierend in den Körper des Gepeinigten zurück, wonach der Kranke genaß.

In einer späteren Entwicklungsstufe der Gesellschaft trat an die Stelle des Medizinmannes der Priester, der Diener Gottes. Die Priester übernahmen fortan die Rolle, Helfer der Kranken zu sein, die an ihre Gebete um Schmerzerleichterung glaubten. Damit wurde das Schicksal der Erkrankten einer höheren Macht anvertraut.

Mit dem Eintritt des Christentums in die Welt kam eine neue Vorstellung auf, die auf einer göttlichen Heilkraft durch Berührung und Gebet beruhte. Die Befreiung der gesamten Menschheit vom Schmerz war eine der Aufgaben des Gottessohnes und seiner Anhänger. Sie wurde über die Jahrhunderte hinweg von Christus, über die Apostel bis zu den Kirchenvätern und schließlich über alle jene weitergeführt, die priesterliche Aufgaben vollzogen und sowohl durch die Macht der Berührung, als auch durch das Gebet erreicht. Dadurch erhielt die Kirche des frühen Mittelalters die Aufgabe einer Heilinstitution. Priester, Mönche und Nonnen, die zum überwiegenden Teil die Kirche darstellten, praktizierten die Heilpflege und es wurde angenommen, daß sie in der Lage waren, Schmerzen zu lindern. Nach Angaben einiger Historiker benützten die frühen Mönche und ihre Helfer für die Schmerzstillung nicht nur empirische Methoden, sondern entwickelten auch praktische Hilfsmittel. Tatsächlich bedienten sich Mönche schon um 1513 des Alkohols, um den Schmerz vor und während des chirurgischen Eingriffes zu mildern (Abb. 1).

Die frühen christlichen Könige versuchten, die Leiden ihrer Untertanen bei vielen Krankheiten durch Handauflegen zu heilen. Dies war, wie schon eingangs vermutet, zunächst ein Privileg der Priester. Die Könige maßten sich jedoch dieses Vorrecht zu ihrem eigenen Schutze an und schufen so die Theorie des „göttlichen Rechts der Könige", das für sie über den Ruf des Heilungsvermögens hinaus, bei vielen anderen Zwecken von großem Nutzen war. Später behielt man das Berühren der Kranken durch den Herrscher nur noch besonderen Leiden vor, wie z. B. der Skrofulose und Hämophilie „ *King's evil* "[1].

Die Anwendung von Drogen zur Erzeugung eines künstlichen Schlafes war der Menschheit seit langem bekannt. Aus vielen Wurzeln, Rinden, Gräsern, Beeren, Samen und Blüten wurden jene Drogen gewonnen, die den Verlust des Bewußtseins herbeiführten. Bilsenkraut, Mohn, Mandragora und Hanf werden am häufigsten in der Literatur genannt.

Eine babylonische Tonscheibe (2250 v. Chr.) zeigt ein Heilmittel gegen Zahnschmerz (PRINZ [3]). Bilsenkrautsamen in Pulverform mit Gummimasse vermischt, wurde als Füllung in die Zahnhöhlen eingelegt.

---

[1] Die Gewohnheit des Berührens bei Skrofulose war in Europa auf die Königshäuser England und Frankreich beschränkt. Dies kann nur bis zur Regierung Edwards I. v. England (1327–1377) und Ludwigs IX. in Frankreich (1226 bis 1270) zurückverfolgt werden. Vgl. „Encyclopaedia Britannica", Ausgabe 14, Bd. 13, S. 398.

In der Odyssee HOMERS [4] wird berichtet, daß HELENA, die Tochter des
ZEUS, einen Trank, wahrscheinlich Opium in Wein gelöst, bereitete, um
Kummer und Sorgen zu verschlafen und Schmerz zu vergessen:

„Aber ein Neues ersann die liebliche Tochter KRONIONS – Siehe, sie löst in dem
Wein, wovon sie tranken, ein Mittel gegen Kummer und Groll und aller Leiden
Gedächtnis."

Die Griechen benützten auch schmerzstillende Breiumschläge. So behandelt PATROKLUS EURYPYLUS in der Ilias:

„. . . und schnitt mit dem Messer den scharfen, schmerzenden Pfeil aus der
Lend', auch rein mit laulichem Wasser wusch er das schwärzliche Blut; dann streut
er die bittere Wurzel drauf, mit den Händen zermalmt, die lindernde, welche die
Schmerzen alle bezwang; und es stockte das Blut in erharschender Wunde."

AESCULAP, der griechische Gott der Heilkunde, soll den Patienten vor
Operationen einen Saft, „Nepenthe" genannt, zur Herbeiführung eines
schmerzlosen Zustandes gegeben haben (ARCHER[1]).

Die Griechen und später auch die Römer nahmen Zuflucht zu einer Art
Lokalanaesthesie. Sie legten auf die betreffende Körpergegend den wein-
essiggetränkten *Stein von Memphis*. Möglicherweise entstand der anaesthe-
sierende Effekt durch ein taubes Gefühl (KLEINMANN [5]), denn der
Memphisstein enthielt Karbonate, die beim Kontakt mit Weinessig
Kohlendioxyd freisetzten.

Bekannt ist auch, daß die Semiten vor der Zircumcision die Venen
komprimierten. Ägyptische und assyrische Ärzte drosselten kurz die
Carotiden am Hals und erzeugten künstlichen Schlaf bei ihren Patienten,
wahrscheinlich durch eine vorübergehend verminderte Hirndurchblutung.

DIOSCURIDES[2], der berühmte griechische Arzt des ersten nachchristlichen
Jahrhunderts, wandte in Wein abgekochte Mandragorawurzel an, bevor er
die Kranken operierte. GALEN benutzte diese Pflanze experimentell, um
Sensibilität und Bewegung auszuschalten.

Merkwürdig erscheint, daß die Mandragorapflanze jahrhundertelang bei
den Chinesen und Hebräern zu strafrechtlichen Ermittlungen herangezogen
wurde. Die Beschuldigten mußten abgekochten Mandragorasaft trinken,
der auch noch andere Drogen enthielt. Sie verloren dabei die absolute
Kontrolle über ihr Denkvermögen und legten so Geständnisse ab. Die
Pflanze wurde paradoxerweise auch dazu verwandt, die Schmerzen und
Torturen Angeklagter zu lindern. In dieser Beziehung wurde Mandragora
als „*Trank der Verdammten*" bekannt.

---

[1] Vgl. S. 28 die Beschreibung der Eigenschaften von Mandragora durch
DIOSDORIDES erstmals in englischer Sprache. In einer persönlichen Mitteilung hat
CHAUNCEY LEAKE die Vermutung geäußert, Mandragora enthielte atropinähnliche
Alkaloide, die eine Unterbrechung der nervalen Leitungsbahnen bewirken
können und dadurch die geringere Schmerzempfindung herrühre.

[2] Vgl. RIESMAN, DAVID: The Story of Medicine in the Middle Ages. S. 347.
New York: Hoeber 1936.

PLINIUS beobachtete sogar, daß dieser Trank auch vor der Kreuzigung verabreicht wurde (KLEINMANN [5]). Einen anderen Trank aber, den Jesus Christus bei seiner Kreuzigung zurückwies, beschrieben die Evangelisten Matthäus, Markus und Johannes verschiedentlich als Wein oder Weinessig mit Zusätzen von Galläpfeln, Myrrhen oder Hyssop[1].

Von HERODOT erfahren wir, daß die alten Skythen Dämpfe einatmeten, die durch eine ganz bestimmte Art des Hanfes *Cannabis indica* erzeugt wurden. Sie gerieten dadurch zunächst in ein Stadium der Erregung, dem Schlaf folgte [6]. In ganz ähnlicher Weise inhalierten Ägypter und Araber den Rauch dieser Pflanzen, sie nannten ihn Haschisch, und fielen danach in einen Rauschzustand.

Im 3. Jahrhundert rief HUA T'o, ein chinesischer Arzt, bei seinen Patienten durch indischen Hanf Bewußtlosigkeit hervor. In vielen anderen Ländern wandte man ebenfalls diese Methode an. HEINRICH SIGERIST fand im „*Bamberger Antidotarium*", einer Sammelhandschrift aus dem 9. Jahrhundert, ein Rezept für den „*Schlafschwamm*" (GARRISON [30], S. 153). In einem Kodex des Monte Cassino derselben Zeit stieß KARL SUDHOFF auf ein ähnliches Rezept. Im Antidotarium des NIKOLAUS VON SALERNO, das vermutlich aus dem 12. Jahrhundert[2] stammt, gibt es auch einen Hinweis auf den Schlafschwamm[3]: *Spongia Somnifera*.

Man nehme – Opium thebaicum, Hyoscyaminsaft, grüne Brombeeren, Salatsamen, den Saft von Hanf, von Mohn, Mandragora und Efeu –. Diese alle gebe man in ein Gefäß und tauche hierein einen neuen Seeschwamm, gerade so wie er aus der See kommt, wobei man darauf achten soll, daß kein frisches Wasser mit ihm in Berührung kommt. Man lasse ihn während der Hundstage in der Sonne liegen, bis die ganze Flüssigkeit verdampft ist. Wenn nötig, tauche man ihn in ein wenig nicht zu warmes Wasser und lege ihn dem Patienten auf die Nase. So wird er schnell einschlafen. Wenn man darüberhinaus ihn wieder aufwecken will, so verabreiche man ihm den Saft der Fenchelwurzel und der Patient wird bald wieder bei sich sein.

THEODRICH [7] berichtet, daß sein Vater, der Herzog von Lucca, im 13. Jahrhundert ein berauschendes Mittel herstellte, das Opium als Grundlage enthielt, außerdem noch Schierling, Bilsenkraut, Blätter von Mandragora, Efeu und die Samen einiger Salatarten. Ein Schwamm diente dazu, diese Mixtur dem Patienten zu verabreichen und schien eine erfolgreiche

---

[1] Anmerkung des Übersetzers: Schon in der Bibel findet diese Pflanze, die zu den Lippenblütlern zählt, Erwähnung. Der offizielle Name lautet: *Herba Hyssopi*. Früher scheint man jedoch auch andere aromatische Pflanzen als Hyssopus registriert zu haben. Erst später blieb er der heute als *Ysop* bekannten Pflanze vorbehalten.

[2] Vgl. RIESMAN, DAVID: The Story of Medicine in the Middle Ages. New York: Hoeber 1936.

[3] NICOLAUS SALERNITANUS, Antidotarium Venedig: NICOLAUS JENSON 1471, folio 33b.

Anaesthesie zu bewirken, die für gewisse chirurgische Eingriffe ausreichend war. Nachdem man den Schwamm vorher mit einer einschläfernden Mischung getränkt hatte, ließ man ihn trocknen. War er dann gebrauchsfertig, so tauchte man ihn kurz in heißes Wasser, hielt ihn dem Patienten unter die Nase und forderte ihn auf tief zu atmen[1]. Um die Patienten wieder aufzuwecken, hielt man ihnen mit Weinessig getränkte Schwämme unter die Nase.

Daß diese Verfahren manchmal eine übliche Vorbereitung zu chirurgischen Operationen darstellten, bewiesen Schriftsteller und Dichter in ihren Schilderungen darüber: So z. B. BOCCACCIO im Dekamerone am 4. Tag in der 10. Geschichte, erzählt von DIONEO[2]:

„... Einst traf's sich, daß man dem Arzt (Maestro MAZZEO DELLA MONTAGNA) einen Kranken mit einem Beinschaden brachte, nach dessen Untersuchung der den Anverwandten versicherte, daß, wenn man den bereits angefressenen Knochen nicht herausnähme, der Fuß entweder völlig abgelöst oder der Kranke sterben müsse. Seine Verwandten willigten schließlich ein und übergaben ihm den Kranken. Aus Besorgnis, der Kranke möchte die Schmerzen der Operation ohne Schlaftrunk nicht aushalten, ließ der Arzt am Morgen zuvor ein Wasser bereiten, das den Kranken, solange die Schmerzen der Behandlung dauern würden, schlafen machen sollte ..."

Die Wirkung der medizinischen Schwämme erwies sich jedoch als zweifelhaft, weil die verwendeten Drogen noch nicht standardisiert waren. Sie gerieten deshalb in Verruf. Die nur langsame Entwicklung der Anaesthesie ist wahrscheinlich zum größten Teil darauf zurückzuführen.

Noch wurde kein Versuch unternommen, die Drogen zu reinigen oder ihren Gebrauch exakter zu handhaben. Oft endete ein tiefer Schlaf tödlich. Deshalb sahen die erfahreneren Ärzte von dieser Methode ab. Dazu kam, daß der Schmerz zunehmend aus religiöser Sicht betrachtet wurde, als etwas, das Gott den Menschen auferlegte – eine Auffassung, die entscheidende Bedeutung in der Geburtshilfe gewann.

---

[1] Das Folgende ist eine wörtliche Wiedergabe aus THEODERICHS „*Chirurgie*" und handelt vom Medizinschwamm (vgl. Lit.-Zitat [7]).

Rezept zur Inhalation zum Gebrauch in der Chirurgie nach Meister Hugo

Px: *Eine Unze Mohnsamensaft, dem Safte unreifer Maulbeeren, Bilsenkraut, dem Safte des Fingerhutes (?), der Mandragorablätter, des Efeustrauches, wilder Maulbeeren, halb (?), Salat, dem Samen einer Sauerampferart, die harte runde Samen hat und Schierling. Vermenge alle diese gut in einem Kupferkessel und tauche einen neuen Schwamm hinein. Dann laß es an der Sonne stehen während der Hundstage, bis alles verdampft ist. Tränke den Schwamm für eine Stunde mit warmem Wasser so oft wie nötig und halte ihn der Person, die operiert werden soll, unter die Nase, bis sie einschläft. Dann führe den Eingriff durch. Wenn dieser vollendet ist, halte ihr mehrmals einen mit Weinessig getränkten Schwamm unter die Nase.*"

[2] BOCCACCIO, *Il Decamerone* (Florenz; Adriano Salani 1928) aus *Giornata Quarta, Novella Decima* (Seite 436–437).

BABCOCK [8] hat z. B. den Fall der EDLEN MAC ALYANE VON EDINBURGH überliefert. Diese Frau verbrannte man 1591 lebend auf Castle Hill, weil sie mit Hilfe von AGNES SAMPSON Schmerzlinderung bei der Geburt ihrer 2 Söhne gesucht hatte. Die damalige Zeit war eben noch nicht reif für die Anerkennung der Anaesthesie.

Der spanische Alchimist RAIMUNDUS LULLIUS [9] soll im 13. Jahrhundert eine weiße Flüssigkeit entdeckt und sie „süßes Vitriol" genannt haben[1].

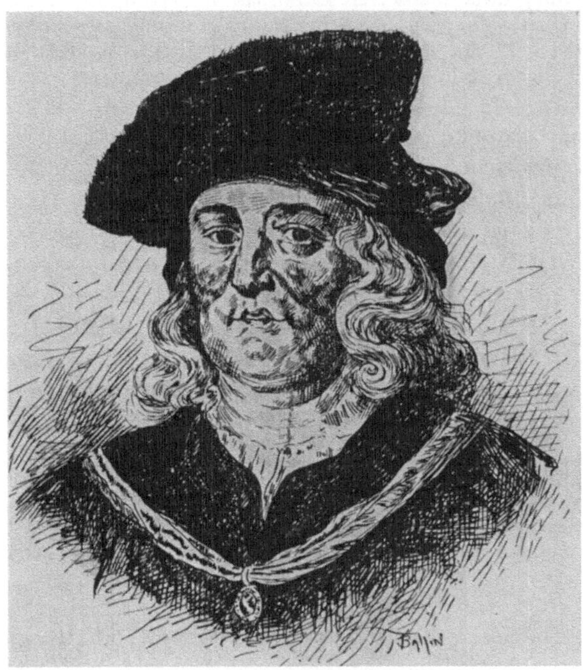

Abb. 2.

Zwei Jahrhunderte später stieß der große Arzt PARACELSUS auf der Suche nach einem analgetischen Mittel erneut auf das „süße Vitriol", als er mit Schwefelsäure und Alkohol experimentierte und eine Mischung beider destillierte. Die Bezeichnung Äther erhielt es erst 1730 von dem Deutschen FROBENIUS. Die Synthese des späteren Äthers war jedoch schon 1540 von VALERIUS CORDUS beschrieben worden. 1561, siebzehn Jahre nach seinem Tod, erschien darüber in Straßburg der erste schriftliche Bericht in dem

---

[1] Bei der Durchsicht der Werke von LULLIUS bestätigte sich diese Angabe nicht. In der 9. Ausgabe der Encyclopaedia Britannica (Ref. 9) ist die bisher beste Quelle für diese Feststellung gefunden worden.

Werk *„De Artificiosis Extractionibus"*[1]. Beschäftigen wir uns noch einmal kurz mit PARACELSUS [*12*], so finden wir einige sehr wesentliche Beweise dafür, daß er den Ruf des Begründers der Anaesthesie (Abb. 2) beanspruchen darf. In der Beschreibung seiner Experimente mit Geflügel heißt es:

„Jedoch im Hinblick auf diesen Schwefel, muß ich hier feststellen, daß die Stabilität das Bemerkenswerteste all dessen ist, was aus dem Vitriol extrahiert wurde. Daneben ist es von solcher Süße, daß sogar die Hühner es mögen und sie fallen in Schlaf davon für eine Weile, erwachen aber später ohne jeglichen Schaden. In der Beurteilung dieses Schwefels kann man nur sagen, daß er bei Krankheiten verwandt werden sollte, die eine Behandlung mit schmerzstillenden Mitteln erfordern, da er alle Leiden einschränkt ohne irgendeinen Nachteil, jeden Schmerz betäubt, jedes Fieber mildert und Komplikationen verhütet."

Die vermutlich erste Erwähnung eines Anaestheticums in einem gedruckten medizinischen Buch aus England ist in WILLIAM BULLEINS interessantem Werk *„Bulwarke of Defence Against all Sickness"* (Bollwerk in der Verteidigung gegen alle Krankheit) gefunden worden, dessen erste Ausgabe 1562 erschien (Abb. 3). Die einleitenden Seiten führen den Untertitel *„The Book of Simples"*, das ein imaginäres Gespräch zwischen dem Chirurgen MARCELLUS und dem Gärtner HILARIUS wiedergibt. MARCELLUS fragt HILARIUS: „Welche Eigenschaften hat Mandragora?" HILARIUS beschreibt sehr ausführlich die Geschichte und Eigenschaften der Alraunwurzel, so lautet seine Zusammenfassung (Folio 44, recto):

„Die Samen des Apfels, sagt DIOSCORIDES, so man sie trinkt, reinigen den Körper. Der ausgepreßte Saft dieses Krautes wird in einem geschlossenen irdenen Topf sachgerecht aufbewahrt: Das bringt den Schlaf. Es wirft den Mann in tiefe Trance und er hat einen schrecklichen Traum, solange, bis er von dem Stein befreit ist."

Ebenfalls 1562 wurde ARTHUR BROOKE's Gedicht „The Tragicall Historye of Romeus and Juliet" veröffentlicht. Die früheste, bekannte Version in diesem Zusammenhang dürfte die Erzählung *„Giulia e Romeo"* sein, verfaßt um 1530 von dem Venezianer LUIGI DA PORTO, die zweifellos eine unmittelbare Quelle für SHAKESPEARE war. Aber wahrscheinlich ergänzte BROOKE's

---

[1] VALERIUS CORDUS starb in Rom am 25. Sept. 1544 im frühen Alter von 29 Jahren. In Siemershausen, Hessen, wurde er am 18. Februar 1515 geboren. Er studierte Medizin an der Universität Wittenberg. Eine Zeitlang lebte er auch dort. Er lehrte über DIOSCORIDES. 1542 begab er sich nach Italien und setzte dort seine botanischen Arbeiten fort. VALERIUS hat richtig erkannt, daß Äther die Schleimproduktion der Atemwege fördert und Linderung beim Keuchhusten gewährt. Er beobachtete auch seine große Flüchtigkeit. CHAUNCEY LEAKE würdigt seine Beiträge in dem Artikel *„Valerius Cordus and the Discovery of Ether"*, dasselbe geschieht durch G. T. TALMADGES Übersetzung *„The Third Part of the De Extractione of Valerius Cordus"* (s. Ref. 11).

englisches Gedicht das Material für SHAKESPEARE's eigenes Stück „Romeo und Julia" in vielem. Folgenden Hinweis auf einen Schlaftrunk findet man bei BROOKE:[1]

„Wisse denn, meine Tochter, daß unter anderen Gaben, die ich durch die Gnaden und Gunst des Himmels erlangt, ich schon vor langem die Wirkung

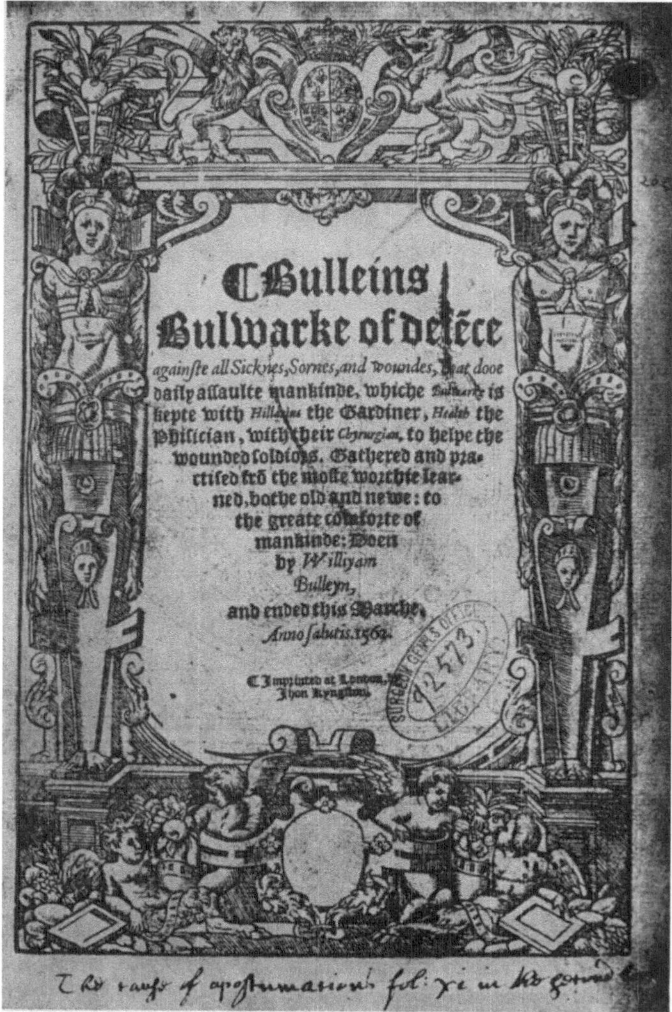

Abb. 3. Titelseite zur ersten Ausgabe von BULLEINS „Bulwarke of Defe[n]ce". Mit freundlicher Genehmigung der Army Medical Library.

[1] BROOKE, ARTHUR: Romeus and Juliet (London: Richard Tottill 1562). Nachdruck der Originalarbeit, die von der „New Shakespeare Society" unter dem Titel „Originals and Analogues, Serie III" herausgegeben wurde und in London 1875 bei N. Trübner & Co. (90 Seiten) erschienen ist.

gewisser Wurzeln und saftiger Kräuter erkannt habe; ein Brei aus ihnen, getrocknet und zu feinem Pulver zermahlen, mit frischem Wasser oder ja selbst Wein eingenommen, betäubt den Trinker in einer halben Stund', lähmt alle seine Sinne, so daß er fühlet weder Wohl noch Weh. Der Geist und Lebensodem stehen so sehr still, daß selbst der geschickteste Arzt sagt: Ihn schluckt der Tod. Noch eine weitere Kraft, so wunderbar wie dies, hat mein Trank: Wer ihn zu sich nimmt, fühlt durchaus keine Qual. Schmerzlos wie ein Mann ohne jeden Kummer, fällt er sofort in tiefen, süßen Schlummer, aus dem er je nach eingenommener Menge, nach längerer oder kürzerer Zeit erwacht; Und dann, nach dem die Wirkung abgeklungen, fühlt er sich ganz so wie zuvor."

Diesen Trank erwähnt Bruder Lorenzo in SHAKESPEARE'S „Romeo und Julia"[1] nicht in derselben Weise, seinen Worten entnimmt man vielmehr eine höchst bemerkenswerte Beschreibung der Zeichen tiefer Anaesthesie! Im Gespräch mit Julia fährt der Bruder fort:

> „Wenn du zu Bette bist, nimm dieses Fläschchen,
> Und trink den Kräutergeist, den es verwahrt.
> Dann rinnt alsbald ein kalter, matter Schauer
> Durch deine Adern und bemeistert sich
> Der Lebensgeister; den gewohnten Gang
> Hemmt jeder Puls und hört zu schlagen auf.
> Kein Odem, keine Wärme zeugt von Leben;
> Der Lippen und der Wangen Rosen schwinden
> Zu bleicher Asche; deiner Augen Vorhang
> Fällt, wie wenn Tod des Lebens Tag verschließt.
> Ein jedes Glied, gelenkter Kraft beraubt,
> Soll steif und starr und kalt wie Tod erscheinen.
> Als solch ein Ebenbild des dürren Todes
> Sollst du verharren zweiundvierzig Stunden,
> Und dann erwachen wie von süßem Schlaf."

Bei Shakespeare finden sich auch an anderen Stellen noch Bemerkungen über Mohn, Alraun und einschläfernde Tropfen. Dafür ein Beispiel in Othello (3. Akt, 3. Szene), als Jago spricht:

„Da kommt er, Mohnsaft nicht noch Mandragora,
Noch alle Schlummerkräfte der Natur,
Verhelfen je dir zu dem süßen Schlaf,
Den du noch gestern hattest."

Und wieder in „Antonius und Cleopatra" (1. Akt, 5. Szene), die Königin zu ihrem Diener Charmion:

Cleo.:   „Gib mir Mandragora zu trinken."
Char.:   „Wozu?"
Cleo.:   „Daß ich die große Kluft der Zeit durchschlafe, wo mein Antonius fort
      ist."

Zu Beginn des 17. Jahrhunderts betrieb VALVERDI [5] eine Art Regionalanaesthesie, wobei er Nerven und Gefäße in der Nähe des Operationsfeldes

---

[1] 4. Akt, 1. Szene.

komprimierte ähnlich wie die alten Semiter und Assyrer. Auch AMBROISE PARÉ kannte den narkotischen Wert der Kompression. Noch JAMES MOORE [*13*] erzeugte 1784 Lokalanaesthesie eines Gliedes durch Abklemmen der Nerven. Bekannt ist JOHN HUNTERS einigermaßen erfolgreicher Gebrauch dieser Methode bei einer Unterschenkelamputation.

Die Renaissance förderte eine große wissenschaftliche Geisteshaltung, die von vielen bemerkenswerten Fortschritten begleitet war. Dabei wurde der Nachdruck auf die Entwicklung der Chemie und Physik gelegt. Die Forschung auf diesen beiden Gebieten galt der Suche nach schmerzdämpfenden Mitteln. Die folgenden Ausführungen werden noch zeigen, welche entscheidende Bedeutung gerade die Chemie für die Entwicklung der Anaesthesie gewann.

Neben den ernsthaften Wissenschaftlern, die wertvolle Beiträge leisteten, gab es aber auch zahlreiche pseudowissenschaftliche Denker, die Theorien über Ursache und Heilung von Krankheiten hauptsächlich zu eigenem Vorteil ausnutzten. Zu diesen gehörte FRANZ A. MESMER, der Begründer der Lehre des Vitalismus (FÜLÖP-MILLER). MESMER erhielt seinen akademischen Grad als Mediziner 1766 von der Universität Wien.

Der Vitalismus beruhte auf der Annahme, daß manche Menschen die Macht der Übertragung besäßen, wobei die Bezeichnung „übernatürliche Kräfte der kosmischen Energie" aufkam. Die kosmischen Energien konnten angeblich Schmerzen und Leiden vertreiben. Anfangs diente MESMER zu ihrer Übertragung auf die betroffene Person ein Magnet. Seine Erfolge mit den Magneten waren so groß, daß ihn bald Tausende von Patienten aufsuchten, um die vitalen Kräfte zu erhalten. Schließlich wurde es MESMER mit der wachsenden Zahl seiner Patienten unmöglich, Einzelbehandlungen durchzuführen. Er nahm deshalb eine hölzerne Rute, stattete sie durch Darüberstreichen mit magnetischer Energie aus und richtete sie auf mehrere Patienten zugleich. So nahm er für sich den Ruf in Anspruch, viele Menschen gleichzeitig kurieren zu können. Später verkündete er sogar, daß die heilende Kraft von seinem Körper unmittelbar ausginge und die gleiche günstige Wirkung erziele. Dieses alte Heilvermögen (Abb. 4) durch Berührung wurde nun in „animalischen Magnetismus" umbenannt. Wenn auch seine Ideen absurd waren, errangen sie ihm doch das Vertrauen vieler prominenter Persönlichkeiten jener Zeit, wie z. B. von MARIE ANTOINETTE, des HERZOGS VON BOURBON und LAFAYETTES, der sie auch in Amerika empfahl. Interessant ist, daß sich der damals in Paris weilende BENJAMIN FRANKLIN[1] skeptisch gegenüber den Problemen des animalischen Magnetismus verhielt und sogar einem Komittee angehörte, das ihn als Betrug entlarvte.

---

[1] Vgl. FRANKLIN, B.: Animal Magnetism. Report of Benjamin Franklin and other commissioners charged by the King of France with the examination of the animal magnetism as practised at Paris. Übersetzt aus dem Französischen ... 58 S. Philadelphia: H. Perkins 1837.

MESMER wurde von Ärzten und Wissenschaftlern bekämpft, die ihn der Quacksalberei bezichtigten und er erhielt keine Erlaubnis, in Frankreich zu praktizieren. Um diese Schwierigkeiten zu überwinden nahm er den approbierten Arzt Dr. CHARLES DESLON als Partner auf. Beide veranstalteten Gruppenbehandlungen und brachten am Ende des Krieges 1784 340 000 Livres für die Gründung einer wissenschaftlichen Akademie auf. Der König von Frankreich ernannte schließlich eine Kommission, um das Kurpfuschertum dieser Partnerschaft durch Nachforschungen über den von DESLON praktizierten tierischen Magnetismus bloßzustellen. Zur Kommission gehörten vier Ärzte der Pariser Fakultät, darunter JOSEPH-IGNACE GUILLOTIN, nach dem das Fallbeil seinen makabren Namen erhielt und

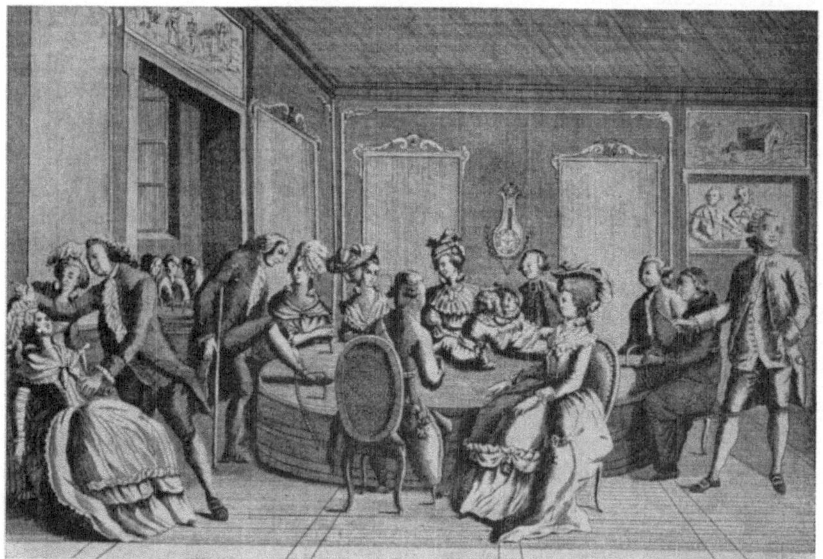

Abb. 4. MESMER bei der Ausübung von tierischem Magnetismus. Aus HOLLÄNDER, E.: Die Karikatur und Satire in der Medizin. 2. Aufl. Stuttgart: F. Enke 1921.

fünf Mitglieder der Akademie der Wissenschaften: FRANKLIN, LE ROY, BAILLY, LAVOISIER und DEBORY. FRANKLINS Name stand über dem Bericht, der zu dem Ergebnis gelangte, daß animalischer Magnetismus nicht existiere und also durch ihn Heilungen nicht zu erwarten seien.

Auf europäischem Boden entwickelte sich aus dem Mesmerismus der Somnambulismus mit einem höchst seltsamen Beginn. Der COMTE MAXIM DE PUYSÉGUR, Schloßherr zu Byzanzy, MESMER-Schüler, behandelte gerade einen an einem Baum festgebundenen Patienten, indem er über seinen Körper strich, um den magnetischen Einfluß zu steigern. In dem Augenblick, als dessen therapeutische Wirkung zu erwarten war, fiel der Patient plötzlich in einen tiefen Schlaf, aus dem er auf Befehl des Comte erwachte und sich befreien sollte. Das gelang ihm auch. Danach spazierte er mit geschlossenen Augen durch den Park. Er folgte allen Anweisungen des Meisters aufs Wort.

Auf Grund ähnlicher Erfolge Puységurs in anderen Fällen breitete sich der Somnambulismus über den Kontinent aus. Auf den Britischen Inseln übernahmen ihn die Edinburger James Esdaile [14] und John Elliotson [15] in voller Überzeugung, nun ein unfehlbares Mittel zur Herbeiführung der Analgesie bei Operationen in der Hand zu haben. Ebenso vertrat James Braid [16] aus Manchester die Ansicht, daß es durch den Hypnotismus möglich sei, den Patienten in einen Zustand der Unempfindlichkeit gegenüber chirurgisch verursachten Schmerzen zu versetzen oder diese zumindest auf ein erträgliches Maß zu reduzieren. Weil die führenden Chirurgen dieser Methode mit großem Vorbehalt gegenüberstanden, begab sich Esdaile nach Indien, um dort die Experimente fortzusetzen. Mitgliedern gewisser indischer Kasten war sowieso aus jahrhundertealtem Wissen ein Verfahren ähnlich dem des Somnambulismus unter dem Namen Yar-Phoonk bekannt. Esdaile behauptete, daß er die Hypnose erfolgreich bei der Entfernung von Tumoren des Scrotums anwandte. In Europa gelang es nicht, den Operationsschmerz durch jenen Zustand des träumerischen Wachens zu beeinflussen. In Amerika konnte John Collins Warren vom Massachusetts General Hospital ebenfalls keinen Erfolg damit feststellen.

B. Von Priestley bis Morton

Wie bisher dargelegt wurde, waren keine zuverlässigen schmerzstillenden Mittel entdeckt worden, die allgemeine Anerkennung für chirurgische Zwecke gefunden hätten. Zweifellos ist in Einzelfällen diese oder jene Methode teilweise erfolgreich gewesen. Die weiteste Verbreitung fand die Verabreichung von hochprozentigem Alkohol und anschließend daran die schnell durchgeführte Operation. Keinesfalls konnte so die Empfindung des Schmerzes beseitigt werden. Es blieb der Chemie und außerdem scharfsinnigen, fähigen Amerikanern überlassen, dieses Problem zu lösen.

Bahnbrecher in diesem Sinne wurde Joseph Priestley mit seinen Entdeckungen der Kohlensäure (Datum unbekannt), des Sauerstoffs[1] (1771) und des Stickoxyduls (1772). Seine grundlegenden Forschungen über Gase bereiteten den Boden für die Entdeckung einer modernen chirurgischen Anaesthesie vor. Priestley war ein entlassener Pfarrer der Unitarischen

---

[1] Der Schwede Karl Wilhelm Scheele soll den Sauerstoff unabhängig in demselben Jahr (1771) entdeckt und ihn 1777 in seinem „Chemical Essay on Air and Fire" beschrieben haben.

Kirche. Er hatte seine Stellung durch Tumulte verloren, denen außerdem noch sein Haus zum Opfer fiel, weil seine Sympathien für die Ideen der Französischen Revolution bekannt waren. PRIESTLEY[1] wanderte 1794 nach Amerika aus, fand dort den ersehnten politischen und religiösen Frieden und starb 1804 in Northumberland County, Pennsylvania. Auf Grund

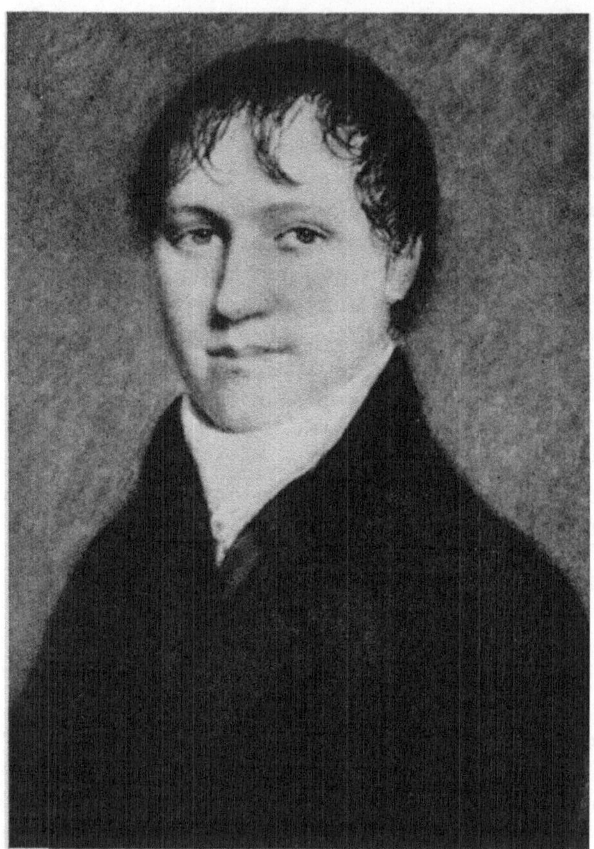

Abb. 5. SIR HUMPHRY DAVY war einer der ersten, der das Stickoxydul (N_2O) als mögliches Betäubungsmittel in der Anaesthesie betrachtete.

seiner Anregung, daß sich die Inhalation von Sauerstoff günstig auf bestimmte Erkrankungen der Lunge auswirke, schufen Mediziner, aber auch Quacksalber die sogenannte „pneumatische Medizin". Diese Therapie erfreute sich bald großer Beliebtheit und dehnte sich auf die Verwendung

---

[1] Vgl. FULTON, J. F., and CH. H. PETERS: "An Introduction to a Bibliography of the Educational and Scientific Works of Joseph Priestley". Papers of the Bibliographical Society of Amerika **30**, 150–164 1936.

von Wasserstoff und Stickstoff, hauptsächlich gegen Asthma, Katarrh und Schwindsucht, aus. Später wurden sogar Paralyse, Skorbut, Hysterie und Krebs durch Einatmung verschiedener Gase behandelt.

Der amerikanische Chemiker und Arzt S. LATHAM MITCHILL kam bei Tierversuchen zu so erschreckenden Ergebnissen mit Stickoxydul, woraus er folgerte, daß es sich um ein sehr giftiges Gas handeln müsse. Er glaubte auch, daß Stickoxydul für die Verbreitung von Seuchen in Frage käme. Seine Auffassungen fanden vorbehaltlosen Widerhall, so daß kein Arzt es auf viele Jahre hinaus wagte, Stickoxydul zu benützen. HUMPHRY DAVY brachte schließlich 1795 im Alter von 17 Jahren den Mut auf, dieses Gas selbst einzuatmen. Dabei starb er nicht, sondern hatte wohltuende Empfindungen; er fühlte angenehmen Schwindel, Entspannung der Muskulatur, ausgeprägteren Gehörsinn und war von einer Heiterkeit erfüllt, die ihn zum Lachen zwang.

Im Jahre 1800 veröffentlichte DAVY (Abb. 5), ehemals Assistent eines Chirurgen, die Resultate seiner Studien [*17*] unter dem Titel:

„RESEARCHES, CHEMICAL AND PHILOSOPHICAL; CHIEFLY CONCERNING NITROUS OXIDE ...“ (Abb. 6)

In dieser bedeutenden Abhandlung skizzierte er nicht nur seine Erkenntnisse, sondern sagte auch die möglichen anaesthetischen Eigenschaften dieses Gases voraus. So beschreibt er in einem Abschnitt (S. 465) die kurzfristige Schmerzerleichterung durch Lachgas beim Durchbruch eines Weisheitszahnes: „Beim Durchbrechen eines der unglücklichen Zähne, die dentes sapientiae genannt werden, plagte mich eine ausgedehnte Entzündung des Gaumens mit heftigen Schmerzattacken, die mir außerdem Ruhe und Schaffenskraft zerstörten. Als eines Tages die Erscheinungen zu lästig wurden, atmete ich dreimal ganz kräftig das Gas ein. Jedes Mal klang nach 4 bis 5 Atemzügen der Schmerz immer mehr ab; durchdringend kam er aber für gewöhnlich wieder, nachdem sich der qualvolle Zustand für einige Minuten in Wohlbehagen aufgelöst hatte. In dem Maße wie die frühere Gemütsverfassung zurückkehrte, nahmen auch die Schmerzen wieder zu. Einmal kam es mir auch vor, als ob diese nach dem Experiment schlimmer geworden wären.

Auf Seite 556 kommt DAVY noch einmal auf das Stickoxydul als Anaestheticum zu sprechen:

„Weil das Lachgas bei größeren Operationen den physischen Schmerz anscheinend vertreibt, kann es wohl mit Vorteil bei chirurgischen Eingriffen ohne großen Blutverlust benützt werden.“

HUMPHRY DAVY konstruierte ein Gerät, das man vielleicht als einen der ersten Narkoseapparate bezeichnen kann, denn 1799 wurde er durch die Benützung eines Gastanks zur Speicherung von reinem Lachgas bekannt (Abb. 7). Mit diesem verband er einen nahezu undurchlässigen Seidenbeutel, aus dem man das Gas inhalierte. Natürlich interessierten sich außer DAVY bald noch andere für das Lachgas[1]. So schrieb WILLIAM ALLEN, Dozent für Chemie am Guy's Hospital (WILKS and BETTANY [*18*]) im März des Jahres 1800 in sein Tagebuch:

„Anwesend waren ASTLEY COOPER, BRADLEY, FOX und andere. Wir atmeten alle das gasförmige Stickoxydul ein. Auf mich hatte es eine überraschende Wirkung. Zuerst verschwand jegliches Empfinden, dann hatte ich das Gefühl, gewaltsam aufwärts in eine dunkle Höhle mit nur ein paar glitzernden Lichtern

RESEARCHES,

CHEMICAL AND PHILOSOPHICAL;

CHIEFLY CONCERNING

NITROUS OXIDE,

OR

DEPHLOGISTICATED NITROUS AIR,

AND ITS

RESPIRATION.

By HUMPHRY DAVY,

SUPERINTENDENT OF THE MEDICAL PNEUMATIC
INSTITUTION.

LONDON:

PRINTED FOR J. JOHNSON, ST. PAUL'S CHURCH-YARD.

BY BIGGS AND COTTLE, BRISTOL.

1800.

Abb. 6. Titelseite zu HUMPHRY DAVYS Buch, in dem er die Möglichkeit, Lachgas als Anaestheticum zu benutzen, zur Diskusion stellt.

---

[1] 1795 konstruierte JAMES WATT einen Gasinhalator für THOMAS BEDDOES. Vgl. BEDDOES, T., and J. WATT: *"Considerations on the Medicinal Use, and on the Production of Factitious Aires"*. Bristol: J. Johnson 1795.

getragen zu werden. Anschließend erzählte die Gesellschaft, daß meine Augen starr waren, das Gesicht dunkelrot, daß die Kopfvenen stark hervortraten, wie bei einem apoplektischen Erscheinungsbild. Alle waren furchtbar aufgeregt, ich aber fühlte mich wohl und erlangte in kurzer Zeit das Bewußtsein wieder."

Interessant ist auch, daß Dr. JOHN C. WARREN – des öfteren in einem geschichtlichen Abriß über Anaesthesie genannt – um 1805 die Ätherinhalation im analgetischen Sinne bei den schmerzvollen Endstadien der Pneumonie anwandte [9].

Einen weiteren wichtigen Beitrag zur Entwicklung der modernen Anaesthesie leistete MICHAEL FARADAY, ein Schüler DAVYS. Er arbeitet hauptsächlich, und man kann sagen grundlegend, über die Isomerie des Butylen mit Äthylen und über die Chlorkohlenstoffe. Bei diesen Experimenten fiel ihm die einschläfernde Wirkung des Ätherdampfes auf. In der Zeitschrift „*Quarterly Journal of Science and the Arts*" [20] schrieb er 1818:

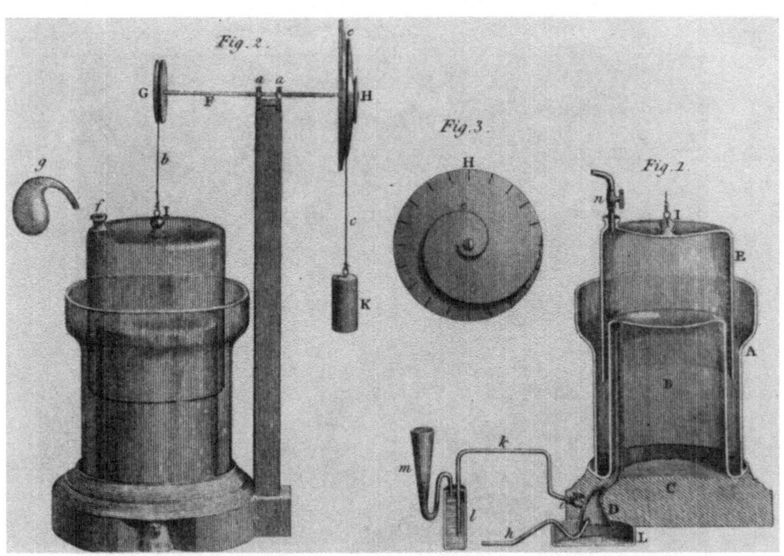

Abb. 7. HUMPHRY DAVYS „Narkose Apparat", Von der Titelseite seines Buches (s. auch Abb. 4).

„*V. Die Wirkung von eingeatmeten Schwefelätherdämpfen.*"

„Wenn mit Luft gemischter Ätherdampf eingeatmet wurde, ähnelte die Wirkung sehr der des Lachgases. Sie konnte auf bequeme Art und Weise erzielt werden, indem man durch einen vom oberen Teil einer Ätherflasche abgeleiteten Schlauch einatmete, wobei zunächst ein Reizzustand der Epiglottis auftrat, der jedoch bald nachließ. Gewöhnlich trat dann im Kopf ein Gefühl der Schwere auf, außerdem wurden noch eine Reihe anderer Wirkungen ähnlich denen des Lachgases ausgelöst. Wenn der Schlauch tiefer in die Flasche gesteckt wurde, konnte bei jeder Inspiration wesentlich mehr Äther inhaliert werden, die Wirkung trat rascher ein und die Empfindungen ähnelten mehr noch denen durch Gas erzeugten. Untersuchte man die Wirkung des Ätherdampfes an Personen, die besonders auf Stickoxydul ansprachen, so fand sich unerwarteterweise eine Übereinstimmung in den ausgelösten Empfindungen. Jemand, den beim Einatmen des Gases Depressionen befielen, hatte diese ebenso bei der Inhalation von Äther. Es ist unbedingt nötig, bei der Ausführung derartiger Experimente Vorsicht walten zu lassen. Durch das unvorsichtige Einatmen von Ätherdampf geriet ein Gentleman in einen Zustand völliger Bewegungslosigkeit, die von gelegentlichen Unterbrechungen abgesehen, mehr als 30 Stunden währte. Außer daß er nicht ansprechbar war, hatte er tagelang eine solche Bradykardie, daß man um sein Leben bangte.“

Davy hatte die betäubenden Eigenschaften des Lachgases, Faraday ähnliche Wirkungen beim Äther festgestellt. Die Auswertung neuer Erkenntnisse dauert naturgemäß längere Zeit. So war es auch in diesem Fall und Jahre vergingen, bis die Ärzte soweit waren, diese und ähnliche Narkosegase in den Operationssaal einzuführen.

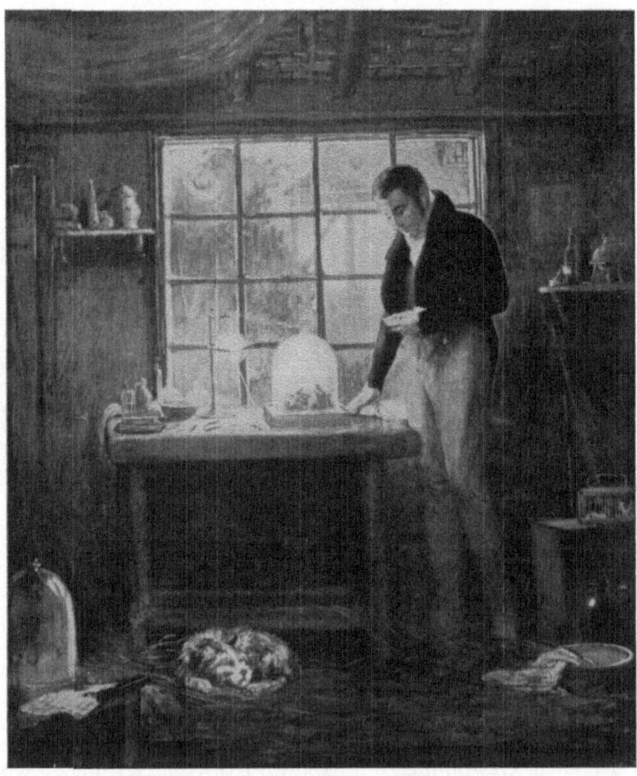

Abb. 8. Hickman bei Narkose-Experimenten an Tieren. Nach einem Ölgemälde im „Wellcome Historical Medical Museum“. Mit freundlicher Genemigung der „Wellcome Foundation, Ltd“.

Eine der markantesten Persönlichkeiten, die an der Entwicklung der Anaesthesie Anteil hatten, war zweifellos HENRY HILL HICKMAN [21]. Mit 20 Jahren wurde er 1820 bereits als Mitglied in das *Royal College of Surgeons* in London und etwas später in das von Edinburgh aufgenommen. Er führte eine Anzahl Experimente durch, bei denen er Tiere nach der Gabe von Kohlendioxyd schmerzfrei operieren konnte (Abb. 8). Die Vorurteile jener Zeit beherrschten sowohl im eigenen Land wie auch anderswo die Auffassungen der Chirurgen. Trotz seiner Überredungsversuche wurde ihm nicht gestattet, Patienten mit diesem Gas zu narkotisieren[1].

Das ändert jedoch nichts an der Tatsache, daß HICKMAN den Anspruch erheben darf, der erste der modernen Forscher zu sein, der experimentell an Tieren bewies, daß Operationen durch Einatmen eines Gases schmerzlos verlaufen können. HICKMAN beobachtete auch, daß gewisse Dämpfe nach Passage der Lunge in die Blutbahn gelangten und damit die Möglichkeit gegeben war, einen künstlichen Schlaf für operative Maßnahmen zu erzielen. Er ließ Mäuse, jüngere Hunde und einen älteren Hund Kohlensäure inhalieren und erreichte damit eine komplette Narkose für die Zeit des Eingriffes. Weiterhin erkannte HICKMAN [22], wie bedeutend die Aufrechterhaltung eines stabilen Kreislaufes ist, und erachtete die Bereitschaft eines Chirurgen, einem Kreislaufkollaps wirkungsvoll zu begegnen, als ebenso wichtig.

In einem Brief vom 21. Februar 1824 an seinen persönlichen Freund T. A. KNIGHT of Downton Castle, nahe Ludlow, berichtet HICKMAN ausführlich über seine Forschungstätigkeit. Er hoffte, auf diesem Weg Beachtung durch die angesehene Royal Society, deren Mitglied KNIGHT war, zu finden, um seine Arbeiten von anderen nachprüfen zu lassen. Im gleichen Jahr gab er sein berühmt gewordenes Pamphlet „*A letter on suspended animation*" (Abb. 9) heraus, in dem er die Möglichkeiten einer Narkose beim Menschen darlegte und diese für die chirurgische Praxis vorschlug. Da es ihm nicht gelang, die eigenen Landsleute von der Bedeutung seiner Untersuchungen zu überzeugen, ging er nach Paris und richtete im April 1828 eine Bittschrift an König Karl X. von Frankreich,

---

[1] Interessanterweise beobachtete PAUL BERT fünfzig Jahre später, während er die toxische Wirkung des Kohlendioxyds studierte und bewies, daß es kein Herzgift ist, seine anaesthetische Wirkung. Das brachte ihn auf den Gedanken, es chirurgisch anzuwenden. Experimentell gelangte er bei einer Mischung mit Sauerstoff im Verhältnis 40:60 % zu guten Ergebnissen. Er warnte seine Leser jedoch folgendermaßen zur Vorsicht: „Ich bin weit davon entfernt, zu glauben, daß die vorhergehenden Forschungsergebnisse präzis und eingehend genug sind, um eine sofortige Anwendung zu rechtfertigen. Ein Experimentiertisch mit einem angeschnallten Hund darauf ist etwas anderes als ein Krankenbett." Siehe BERT, P.: "Barometric Pressure: Researches in Experimental Physiologie". S. 921–924. Übersetzt von MARY A. HITCHCOCK and FRED A. HITCHCOCK. Columbus (Ohio): College Book Company 1943.

worin er seine wichtigen Entdeckungen erläuterte. Im August desselben Jahres forderte er die französische Akademie der Medizin zur Prüfung seiner Ansprüche auf. Ein von der Akademie ernanntes Komitee kam aber zu keinem greifbaren Ergebnis.

Man hält es kaum für möglich, daß die damals führenden Köpfe Englands und Frankreichs nicht in der Lage waren, die wissenschaftlichen Beiträge HICKMANS zu erkennen und seinen Forderungen um deren exakte Durchsicht nachzukommen[1]. Selbst Sir HUMPHRY DAVY, damals Präsident

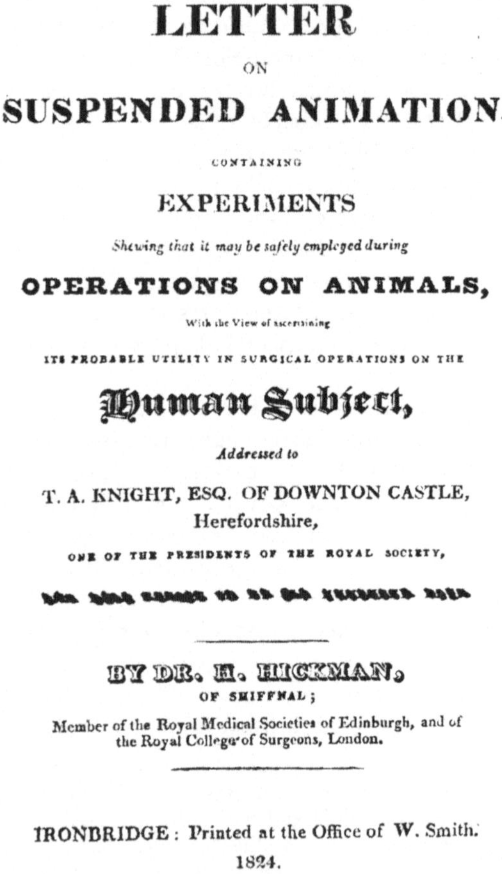

LETTER

ON

SUSPENDED ANIMATION,

CONTAINING

EXPERIMENTS

Shewing that it may be safely employed during

OPERATIONS ON ANIMALS,

With the View of ascertaining

ITS PROBABLE UTILITY IN SURGICAL OPERATIONS ON THE

Human Subject,

Addressed to

T. A. KNIGHT, ESQ. OF DOWNTON CASTLE,
Herefordshire,

ONE OF THE PRESIDENTS OF THE ROYAL SOCIETY,

[illegible]

―――――

BY DR. H. HICKMAN,
OF SHIFFNAL;

Member of the Royal Medical Societies of Edinburgh, and of
the Royal College of Surgeons, London.

―――――

IRONBRIDGE : Printed at the Office of W. Smith.
1824.

Abb. 9. Titelseite zu Hickmans Veröffentlichung. Mit freundlicher Genehmigung der „Wellcome Foundation, Ltd".

―――――

[1] Nach einer Wiederholung der HICKMANSCHEN Experimente bestätigten CHAUNCEY LEAKE und RALPH WATERS 1928 dasselbe. Vgl. LEAKE, C. D., and R. M. WATERS: "The Anesthetic Value of Carbon Dioxide". J. Pharmacolog. and Exp. Therap. **33**, 280–281 (1928). Ebenso Anesth. and Analg. Jan. 1929 mit dem gleichen Titel.

der Royal Society, zeigte sich in keiner Weise beeindruckt. Einzig LARREY
in Frankreich unterstützte HICKMAN. Dieser brilliante Baron war Armeechirurg unter Napoleon gewesen und kannte genau die entsetzlichen, durch
chirurgische Maßnahmen verursachten Qualen. Er hatte die Erfahrung
gemacht, daß verwundete Soldaten weniger Schmerzen empfanden, wenn
sie in halberfrorenem Zustand operiert wurden. Seine Kollegen aber
überstimmten ihn und lehnten es ab, diese Angelegenheit voranzutreiben.
Völlig resigniert kehrte HICKMAN nach England zurück und starb bald
danach am 5. April 1830.

Währenddessen kam in den Vereinigten Staaten der Gebrauch von Äther
und Stickoxydul auf. Bereits 1819 demonstrierte STOCKMAN, New York, die
erheiternden Effekte des Stickoxyduls (KLEIMAN [5]). Die amerikanischen
Ärzte befolgten den Rat von Männern wie BEDDOES, Äther in der Therapie
der Lungentuberkulose anzuwenden und schlugen seine Verabreichung
auch bei anderen Krankheitsbildern vor. Jedoch der aus heutiger Sicht
vielleicht zweckentfremdete Gebrauch von Stickoxydul und Äther für
vergnügliche Zwecke trug entscheidend zur Einführung dieser Gase in die
Anaesthesie bei. Viele sogenannte „*Professoren*"[1] der Chemie reisten durch
das Land, hielten Lektionen über Gase im allgemeinen und demonstrierten
besonders die erheiternden Wirkungen des Stickoxyduls. Oft bestand ein
Teil solcher „*Vorstellungen*" darin, daß junge Leute aus dem Publikum
Ätherdämpfe oder Lachgas inhalierten. Ein angenehm trunkenes Gefühl
bemächtigte sich ihrer, sie verloren das Gleichgewicht, redeten törichte
Dinge daher und schüttelten sich zuweilen hemmungslos vor Lachen.

Bald gaben sich manche von ihnen auch außerhalb solcher Darbietungen
diesem Vergnügen hin, „*Lachgas-Parties*" und „*Ätherbelustigungen*" (ether
frolics) kamen in Mode. Ein Chemiestudent in Rochester, N. Y., namens
WILLIAM E. CLARKE (LYMAN [23]) unterhielt 1839 seine Gefährten gewohn-
heitsmäßig mit Inhalationen von Äther. Diese Art der Unterhaltung setzte
er 1841/42 als Student des Berkshire Medical College fort. Die dabei
gewonnenen Erfahrungen benutzte er nach seiner Rückkehr nach Rochester
im Jahre 1842 bei einer Zahnextraktion. Dabei wurde der Äther auf ein
Handtuch geträufelt. Miß HOBBIE, das junge Mädchen, nahm den Eingriff
durch den Zahnarzt Dr. ELIJAH POPE reaktionslos hin. Dies scheint tatsächlich die erste überlieferte Äthernarkose gewesen zu sein; nach gegen-
wärtigen Kenntnissen datiert sie mindestens 2 Monate vor LONGS Versuch[2].

----

[1] Der Erfinder des Revolvers, SAMUEL COLT, gehörte in seinen jungen Jahren
auch dazu.

[2] Anscheinend maß CLARKE seiner Erfindung keine Bedeutung bei. Sie ist
auch nicht erwähnt in dem Bericht über sein Leben von STONE, R. F.: Biography
of Eminent American Physicians and Surgeons S. 89. Indianapolis: Carlton
and Hollenbeck 1894.

CRAWFORD W. LONG (Abb. 10) aus Jefferson, Georgia, erwog nach einer
öffentlichen, von ihm persönlich allerdings nicht besuchten Demonstration
der Wirkungen des Stickoxyduls den Gedanken der Ätherapplikation bei
einem Patienten, um ihn eventuell schmerzlos operieren zu können. Zwar

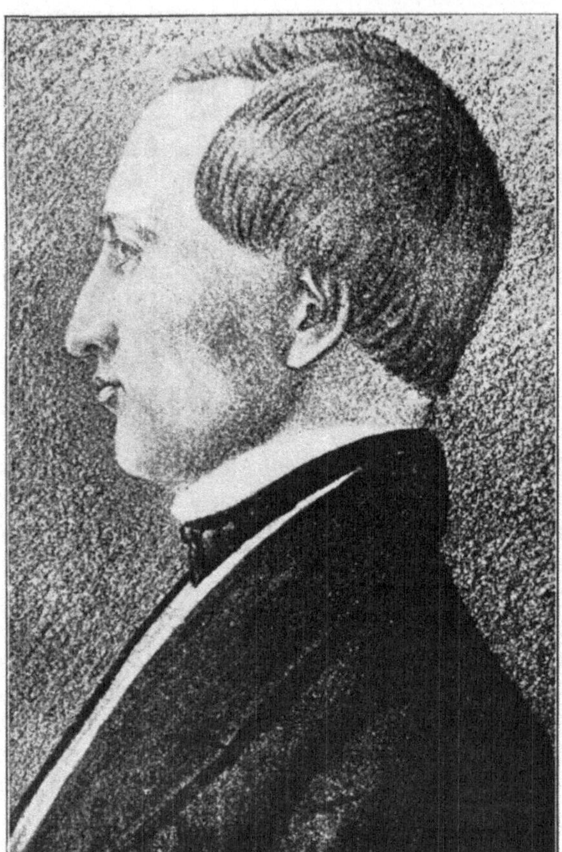

Abb. 10. CRAWFORD W. LONG im Alter von 26 Jahren. Nach einer Kreide-
Zeichnung, wenige Monate nach seiner ersten Äther-Anaesthesie.

wußte er nur wenig über Lachgas, war aber während seines Medizin-
studiums an der Universität Pennsylvania Zeuge der sogenannten „*ether
frolics*". Da nun einen seiner Freunde, JAMES M. VENABLE, gleichfalls ehe-
maliger Teilnehmer solcher Veranstaltungen, seit geraumer Zeit zwei
kleine Tumoren am Nacken plagten, bot sich die günstige Gelegenheit, die
Wirksamkeit des Äthers zu erproben. Nach längerem Überreden stimmte
VENABLE dem Vorschlag einer Operation in Äthernarkose zu. Am Nach-
mittag des 30. März 1842 entfernte LONG, wie vereinbart, einen der kleinen

Tumoren. Die Operation verlief erfolgreich und der Patient fühlte weder das Messer des Chirurgen, noch quälten ihn irgendwelche Schmerzen. Damit war LONG der erste, der außerhalb des zahnmedizinischen Gebietes Äther in der chirurgischen Anaesthesie verabreichte. Dr. LONG benutzte auch in der Folgezeit Äther zur Narkose bei seinen Operationen. Er hoffte,

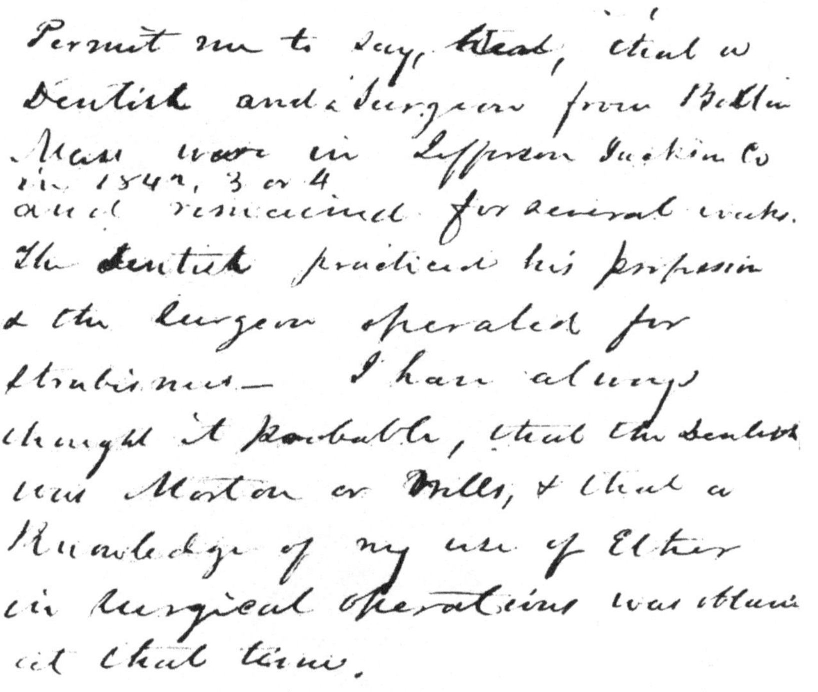
Permit me to say, that a Dentist and a Surgeon from Boston Mass were in Jefferson Jackson Co in 1842, 3 or 4 and remained for several weeks. The dentist practiced his profession & the surgeon operated for strabismus — I have always thought it probable, that the dentist was Morton or Wells, & that a knowledge of my use of Ether in surgical operations was obtained at that time.

Abb. 11. Faksimile eines Briefes von CRAWFORD W. LONG. Aus der „Clendening Library“.

Patienten für größere chirurgische Eingriffe zu finden, wobei er einen überzeugenderen Beweis hätte liefern können, aber in seiner kleinen Gemeinde fand sich niemand. 1849 veröffentlichte er in der Dezemberausgabe des „*Southern Medical and Surgical Journal*“ einen Bericht über seine Entdeckung, aber bereits 1846 hatten BIGELOW [*24*] und WARREN [*25*] im *Boston Medical and Surgical Journal* MORTONS Erfolg beschrieben, wie später noch gezeigt werden soll.

Im Nachlaß des verstorbenen LOGAN CLENDENING fand man einen handgeschriebenen, weder signierten noch datierten Brief von LONG, der sich auf Dinge bezieht, die mit der Geschichte der Anaesthesie zusammenhängen (Abb. 11). Seine Echtheit wird von Dr. LONGS Tochter, Mrs.

FRANCES LONG TAYLOR, schriftlich bezeugt. Mrs. TAYLORS Brief beweist,
daß dies der erste Entwurf eines Schreibens an Dr. G. L. McCLESKEY war,

„der in der Gegend um Jefferson, Georgia, zur Zeit des Besuches zweier Herren
aus Boston wohnte, und der sich an den Namen des einen als Dr. BENTLEY
erinnert. Dieser führte die Strabismus-Operation an Miß ADELINE McCLENDON
durch. Den Namen des Zahnarztes hatte er vergessen. Sie blieben eine Woche in
der Stadt. Ich glaube, daß die Zeit ihres Besuches mit 1844 angegeben wurde."

In Dr. LONGS Brief findet sich folgende enthüllende Feststellung:

„Erlaubt mir denn zu berichten, daß sich ein Zahnarzt und ein Chirurg aus
Boston, Mass., 1842 in Jefferson, Jackson County[1] aufhielten und einige Wochen
dablieben. Der Zahnarzt übte seine Praxis aus, der Chirurg operierte Strabismus-
fälle – ich habe immer geglaubt, daß der Zahnarzt möglicherweise MORTON war
oder WELLS und daß die Kenntnis meiner Verwendung von Äther für chirurgische
Maßnahmen zu dieser Zeit erlangt wurde.

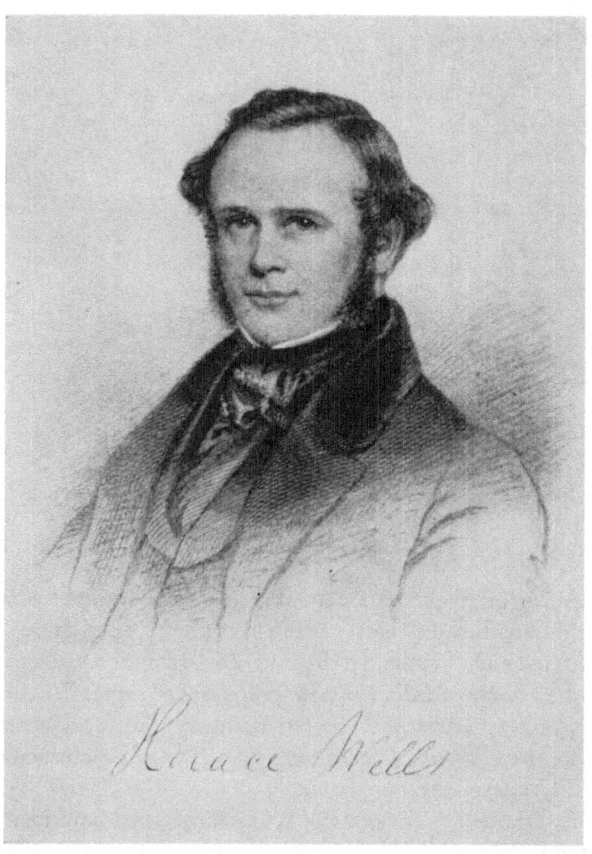

Abb. 12. HORACE WELLS. Nach einem Druck der „Clendening Library".

[1] im Staate Georgia (Anmerk. des Übersetzers).

Ich konnte den Namen des Zahnarztes nicht ausfindig machen. Wenn Sie die Geschichte des Dr. WELLS kennen, werden Sie vielleicht in Erfahrung bringen können, ob er zu der erwähnten Zeit in den Süden reiste."

Von großem Interesse ist es, daß LONG etwa um die gleiche Zeit wie Sir JAMES SIMPSON (1847) den Äther in die Geburtshilfe einführte [26].

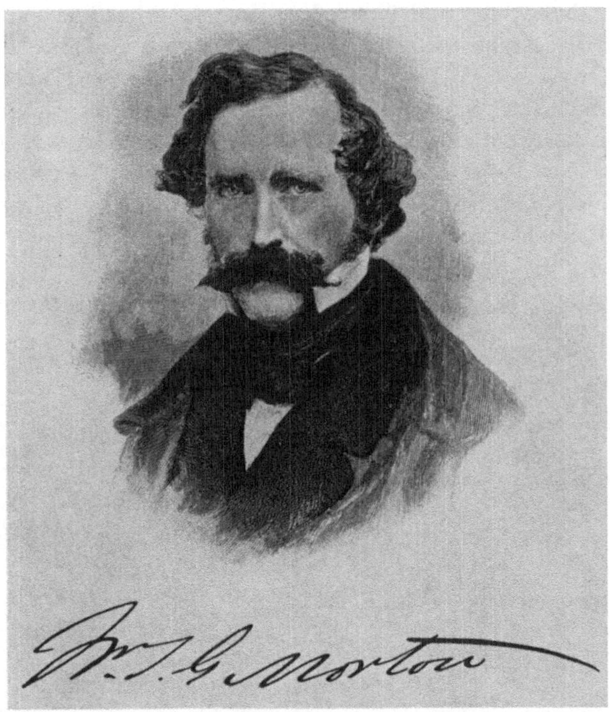

Abb. 13. WILLIAM T. G. MORTON. Nach einem Druck der „Clendening Library".

Anläßlich einer der lustigen Lachgasdarbietungen vollzog sich die nächste bedeutende Phase der Entwicklung der Anaesthesie. Am Abend des 10. Dezember 1844 demonstrierte vor einer begeisterten Zuhörerschaft Dr. GARDNER Q. COLTON die Wirkungen des „Lachgases" in der Union Hall von Hartford, Connecticut. Nach COLTONS [27] eigenem Bericht war der Drogist, SAMUEL A. COOLEY, einer der jungen Männer, die sich zu den Gasversuchen zur Verfügung stellten. Bei ihm wirkte das Gas im Nu und während er herumsprang, schlug er mit dem Bein an eine hölzerne Bank. Er stieß sich recht heftig, war aber, nachdem er seinen Platz wieder eingenommen hatte, sehr über die blutige Verletzung seines Beines erstaunt. Erst als die Wirkung des eingeatmeten Gases abgeklungen war, empfand er

Schmerzen. Dr. HORACE WELLS (Abb. 12), einer der führenden Zahnärzte in der Stadt, hatte dies aus nächster Nähe verfolgt und bemerkt. Er saß neben COOLEY und roch auf COLTONS Drängen selbst an dem Gas. Nachdem die Zuhörer weggegangen waren, fragte Dr. WELLS COLTON, ob man nicht unter dem Einfluß dieses Gases schmerzlos Zähne ziehen könne. COLTON erwiderte, daß er daran noch nie gedacht habe. WELLS war sogleich von der Möglichkeit überzeugt und überredete COLTON schließlich, am nächsten Morgen (11. Dezember 1844) mit einem Beutel voll Gas in seine Praxis zu kommen. Dr. JOHN M. RIGGS (die alveoläre Pyorrhoe ist als RIGGSche Krankheit nach ihm benannt), ein Kollege, wurde gebeten, WELLS selbst einen Zahn zu ziehen. Dr. COLTON verabreichte das Stickoxydul und RIGGS extrahierte einen Molarzahn. Als WELLS wieder zu sich kam, soll er ausgerufen haben: „Das ist die größte Entdeckung, die je gemacht wurde! Ich fühlte nicht einmal einen Nadelstich!"

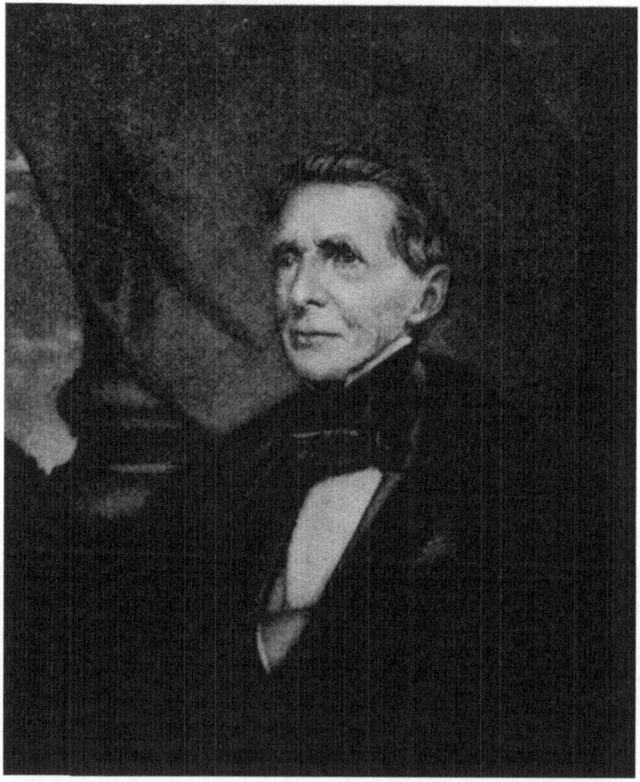

Abb. 14. JOHN C. WARREN. Reproduziert aus CAMAC, C. N. B.: Epochenmachende Beiträge zu Medizin, Chirurgie und den verwandten Naturwissenschaften. Mit freundlicher Genehmigung des Verlages W. B. Saunders Co., 1909.

Auf seinen Wunsch lehrte ihn COLTON sodann, das Gas zu präparieren. Danach verließ er WELLS und setzte seine Vorlesungen über die berauschende Macht des Stickoxyduls fort. WELLS aber produzierte und studierte das Gas weiter und reiste nach Boston, um das Ergebnis seiner Studien dort bekanntzugeben. Außer seinem früheren Studienkollegen und Partner Dr. WILLIAM THOMAS GREEN MORTON (Abb. 13) besuchte er noch andere Zahnärzte und Allgemeinmediziner, um seine Entdeckung kund zu tun. Nach COLTONS Erinnerung wurde er von ihnen wie ein visionärer Enthusiast behandelt.

Dr. WARREN (Abb. 14) erteilte ihm die Erlaubnis, vor den Studenten der chirurgischen Vorlesung der Harvard Medical School zu sprechen. Am Ende seiner Ausführungen ließ er einen jungen Mann das Gas inhalieren und zog ihm dann einen Zahn. Unglücklicherweise schrie der Mann auf, weil die Narkose anscheinend etwas zu flach war. Später allerdings gab der Patient zu, im entscheidenden Augenblick keinen Schmerz, ja überhaupt die Manipulationen nicht bemerkt zu haben. Die Studenten schrien und bezeichneten die sogenannte Entdeckung als einen Jux. Wäre diese Vorlesung damals ein Erfolg für alle Beteiligten gewesen, so hätte vermutlich das Stickoxydul Einzug in die chirurgische Anaesthesie gehalten. Aber obgleich WELLS das Gas nach seiner Rückkehr nach Hartford (1845) weiter in seiner Praxis mit Erfolg anwandte, was durch die Honorarquittungen von ca. 40 angesehenen Persönlichkeiten Hartfords belegt werden konnte, wurde dieses Gas bis zum Juni 1863 nicht mehr angewandt. In New Haven, Connecticut, griff es Dr. COLTON erneut auf und arbeitete damit für den in dieser Stadt sehr geachteten Zahnarzt Dr. J. H. SMITH. Obgleich es WELLS nicht gelang, die Welt von dem anaesthetischen Wert des Stickoxyduls zu überzeugen, gebührt ihm doch der Ruhm, die Idee dieser Narkoseart erfaßt und auf ihre Möglichkeiten öffentlich hingewiesen zu haben.

WILLIAM MORTON hatte an der mißlungenen Vorführung von WELLS, seinem früheren Partner und Lehrer, bei dem er die Zahnbehandlung erlernt hatte, teilgenommen. Damals studierte er an der Harvard Medical School unter Dr. CHARLES A. JACKSON[1]. Letzterer war nicht nur ein qualifizierter Arzt, sondern auch ein Chemiker von Rang und nebenbei bekannt durch seine geologischen Forschungen.

In der zahnärztlichen Praxis hatte MORTON ein verbessertes Verfahren für die Herstellung künstlicher Zähne erfunden (nach MILLER [*28*]). Seine Patienten mußten sich aber der qualvollen Wurzelextraktion unterziehen, ehe die Ersatzzähne MORTONS angepaßt werden konnten. Die dabei verur-

---

[1] MORTON erhielt niemals ein medizinisches Diplom. 1852 verlieh ihm die medizinische Fakultät der Washingtoner Universität in Baltimore die Ehrendoktorwürde. Vgl. MORTON, E. W.: The Discovery of Anaesthesia. McClure's Magazin **7**, 311–318 (1896).

sachten Schmerzen waren ungemein heftig, und die ganze Prozedur unbefriedigend. MORTON arbeitete unaufhörlich daran, ein Mittel zur Erleichterung dieser Schmerzen zu finden.

Eines Tages, im Juli 1844, war bei Frl. PARROT, einer seiner Patientinnen, eine Zahnfüllung erforderlich, ein Verfahren, das gewöhnlich äußerst schmerzhaft war. Oft hatte JACKSON erwähnt, daß auf die Haut gebrachter Äther schmerzstillend sei. Als MORTONS Patientin diesen Schmerz nicht mehr ertragen konnte, versuchte er, wie es von JACKSON empfohlen worden war, durch lokale Ätherapplikation am umgebenden Gewebe Linderung herbeizuführen. Dadurch konnte er die Behandlung fortsetzen, ohne der Patientin Schmerzen zuzufügen. Weil aber der Äther unter diesen Bedingungen nur sehr langsam wirkte, mußte die Patientin öfter wiederkommen. Einmal, als er den Äther etwas großzügiger benutzte, stellte er in dem angrenzenden Teil des Gesichtes eine zunehmende Unempfindlichkeit fest. Da kam ihm die Idee, daß ein wertvolles analgetisches Mittel für schwierige Zahnbehandlungen zur Verfügung stünde, wenn der ganze Körper unter seinen Einfluß gebracht würde.

MORTON erwog dabei die Inhalation von Äther, hielt diese aber zunächst für lebensgefährlich. Aus der Lektüre von PEREIRAS „*Materia Medica*" entnahm er, daß Äther wohl in größeren, nicht aber in kleinen Mengen gefährlich sei. Nun begann er zu experimentieren.

Die erste Ätherverabreichung an einen jungen Hund verlief erfolgreich. Dann unternahm er Betäubungsversuche an einem Goldfisch, auch an Insekten, Raupen und Würmern. Eines Tages warf das Hündchen ein mit Äther gefülltes Glas um. Es zerbrach, sein Inhalt ergoß sich auf den Fußboden, und MORTON benützte sein Taschentuch zum Aufsaugen. Als er dies an Nase und Mund hielt, spürte er die Wirkung des Ätherdampfes und gelangte zu der Überzeugung, daß es wohl möglich sei, sich unter diesen Bedingungen einen Zahn schmerzlos ziehen zu lassen.

Zu den dann folgenden Experimenten zog er seine Assistenten THOMAS SPEAR und WILLIAM LEAVITT heran. Beide aber wurden nach der Ätherinhalation sehr unruhig und wollten absolut nicht einschlafen. Etwas mußte also falsch sein. Er konsultierte Dr. JACKSON, der ihm schließlich reinen Schwefeläther empfahl. MORTON bekannte daraufhin sein Unwissen über den Gebrauch von Schwefeläther, fand jedoch dann heraus, daß sich dieser weit besser für seine Zwecke eignete als das handelsübliche Produkt. Und gerade auf diesen Vorschlag, daß Äther Patienten betäuben könne, stützte später JACKSON[1] seine Prioritätsansprüche für diese Entdeckung. Nach Selbstversuchen wartete MORTON nun auf den geeigneten Patienten.

---

[1] Dr. JACKSON war überzeugt, daß er nicht nur der Entdecker der Narkose (bis er von den Ansprüchen LONGS erfuhr), sondern auch des Telegraphs war. JACKSON weilte zusammen mit Prof. SAMUEL F. MORSE an Bord des Schiffes „*Sully*", das im Oktober 1832 von Le Havre nach New York fuhr. Einmal ent-

Am 30. September 1846 bot sich Gelegenheit, die Richtigkeit seiner theoretischen Erwägungen unter Beweis zu stellen. Am Abend dieses Tages suchte ein Patient namens EBEN H. FROST seine Praxis auf. Ein eitriger Zahn bereitete ihm beträchtliche Schmerzen und er wollte ihn sich ziehen lassen. Aus Furcht vor der Operation äußerte er den Wunsch, mesmerisiert zu werden. MORTON erwiderte, ein viel besseres Mittel zur Hand zu haben und bewog seinen Patienten, Schwefeläther einzuatmen. Der Erfolg dieser ersten zahnmedizinischen Operation in Äthernarkose wird am besten nach MILLER [28] in einem Artikel im Boston Journal wiedergegeben, der am nächsten Tag erschien:

„Nach Mitteilung eines Augenzeugen wurde gestern Abend einem Patienten ein eitriger Zahn ohne die geringste Schmerzwahrnehmung gezogen. Er wurde in eine Art Schlaf versenkt durch die Inhalation irgendeiner Substanz, deren Wirkung ungefähr $^3/_4$ Minuten anhielt, gerade langgenug für die Extraktion des Zahnes."

Kurz danach besuchte MORTON Dr. WARREN, schilderte ihm den Erfolg seiner Entdeckung und bat ihn um die Erlaubnis, sie bei einer chirurgischen Operation erproben zu dürfen. Als Antwort erhielt er von einem Chirurgen des Massachusetts General Hospital, Dr. C. F. HEYWOOD, folgendes, berühmt gewordenes Schreiben:

„Sehr geehrter Herr!

Ich schreibe Ihnen auf Wunsch von Dr. J. C. WARREN und lade Sie ein, sich am Freitagmorgen um 10 Uhr im Krankenhaus einzufinden, um bei einem Patienten, der anschließend operiert werden soll, die von Ihnen erfundene Methode als Vorbereitung anzuwenden und dadurch die Schmerzempfindung aufzuheben.

Hochachtungsvoll
C. F. HEYWOOD
Chirurg am General Hospital."

Dr. MORTON, Tremont Row, 14. Oktober 1846

An jenem historischen Freitagmorgen des 16. Oktobers 1846 waren alle Mitglieder des Hauses im Operationssaal versammelt. MORTON hatte noch

---

spann sich nach dem Mittagessen eine Diskussion in der Gesellschaft über die jüngsten elektromagnetischen Entdeckungen. JACKSON schilderte seine Beobachtungen in Paris, wo er Zeuge von AMPÈRE's Vorführung der Elektrizität gewesen war. Er warf die Frage auf, ob die Länge des Drahtes in einer Magnetspule den Verlauf der Elektrizität nicht verzögere. Um dies unter Beweis zu stellen, erzählte er, wie FRANKLIN den elektrischen Strom durch ein Kabel im Schuylkill River über 20 Meilen weit geleitet habe. JACKSONS Anspruch auf die Entdeckung beruhte auf dieser zufälligen Unterhaltung mit MORSE, wonach er behauptete, dieser sei damals auf die Idee des Telegraphen gekommen. Vgl. HODGES, R. M.: A Narrative of Events Connected with the Introduction of Sulfuric Ether into Surgical Use. S. 64–65. Boston: Little, Brown and Co., 1891. Ebenso JAFFE, B.: "Men of Science in America". S. 193–194. New York: Simon and Schuster 1944.

einige Minuten auf die Fertigstellung seines Apparates warten müssen und erreichte daher verspätet die Klinik. Dr. WARREN, in der Annahme, MORTON habe von seinem Vorhaben Abstand genommen, begann daraufhin die Operation in der üblichen Weise. In dem Moment erschien MORTON im Operationssaal, entschuldigte sich wegen seiner Verspätung und zeigte dem

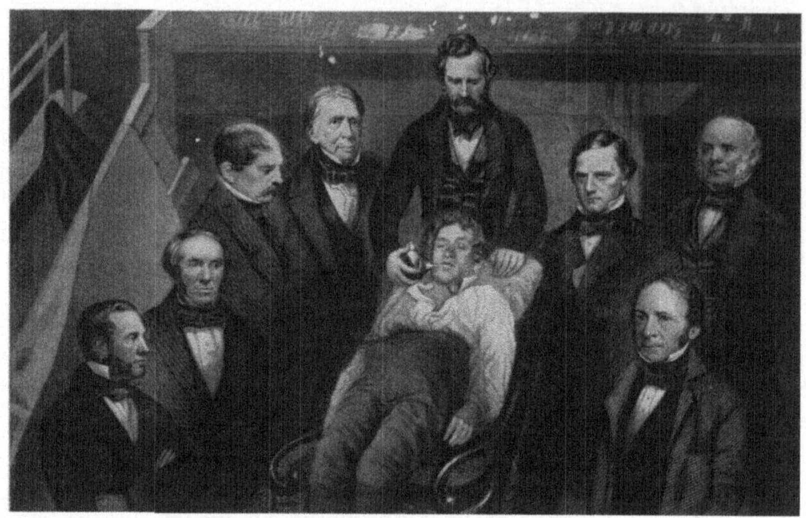

Abb. 15. Erste öffentliche Vorführung einer Äther-Anaesthesie. Von links nach rechts sind um den Patienten GILBERT ABBOT gruppiert: H. J. BIGELOW, J. M. WARREN, A. A. GOULD, J. C. WARREN, W. T. G. MORTON, S. PARKMAN, S. D. TOWNSEND und G. HAYWARD. Gravierung von H. B. HALL. Reproduziert nach RICE, N. P.: Verhandlungen gegen einen Wohltäter der Allgemeinheit. New York: Pudney & Russell 1858.

Patienten, wie er den Ätherdampf aus dem Apparat inhalieren sollte. Das Prinzip dieses Gerätes ist in den folgenden Jahren nur noch unwesentlich verbessert worden (MILLER [*28*]) (Abb. 15).

Über die betreffende Operation, die Entfernung eines Tumors am Kiefer, kann man in dem Augenzeugenbericht des Chirurgen Dr. JOHN C. WARREN nachlesen:

Am 17. Oktober (d. h. am 16.) wurde der Apparat mit dem Mund des Patienten verbunden, nachdem dieser für die Operation vorbereitet worden war, wobei Dr. MORTON ihn für ungefähr 3 Minuten dort beließ, bis der Patient in einen Zustand der Unempfindlichkeit geriet. Unmittelbar darauf inzidierte ich die Haut am Halse in einer Länge von etwa 10 cm und begann mit der Präparation der darunterliegenden größeren Nerven und Blutgefäße ohne einen Schmerzenslaut von seiten des Patienten vernommen zu haben. Bald darnach begann er unzusammenhängend zu sprechen und für den Rest der Operation befand er sich anscheinend in einem Erregungszustand. Als er anschließend gefragt wurde, ob er etwas gespürt habe, meinte er, daß es sich angefühlt hätte, als ob an seinem Hals gekratzt worden wäre. Als ich ihn aber um eine genauere Äußerung bat, gestand er, keinen Schmerz empfunden zu haben, obwohl er wahrgenommen hatte, daß er operiert worden war.

Am nächsten Tag führte Dr. GEORGE HAYWARD eine Operation in Äthernarkose aus. Er entfernte ein großes Lipom vom Arm einer Frau. MORTON fungierte als Anaesthesist. Die Operation wurde ein Erfolg und dem Anschein nach verlief sie ohne Schmerzen bis auf einige gelegentliche Seufzer in der letzten Phase. Die Patientin gab später zu, daß diese durch einen unangenehmen Traum ausgelöst worden waren.

Nach GARRISON [30] war es hauptsächlich dem Einsatz solcher Männer wie BIGELOW und WARREN zu danken, daß sich die Äthernarkose schließlich in der ganzen Welt durchsetzte. Dr. WARREN hielt es für seine Pflicht, diese in allen Krankenhäusern einzuführen, erfuhr aber, daß MORTON die Absicht hatte, ein Patent darauf zu erwerben. Nach einer Aussprache mit HAYWARD gelangte WARREN zu dem Schluß, daß einer weiteren Anwendung dieser neuen Erfindung nicht das Wort geredet werden dürfe, da nicht klar war, woraus sie hergestellt wurde, und da seine Patentierung den freien Gebrauch verbot, obwohl die ärztliche Ethik es einem Doktor untersagte, eine nutzbringende Entdeckung geheimzuhalten.

Über den Verlauf der Dinge alarmiert, erklärte MORTON[1] seine Bereitschaft, das Reagens bekanntzugeben und es auf Anfrage zur Verfügung zu stellen.

Am 30. Oktober 1846 forderte MORTON von WARREN eine Liste aller Krankenhäuser und Wohlfahrtseinrichtungen des Landes an, um überall sein schmerzerleichterndes Mittel erläutern zu können. Offenbar hat er dies

---

[1] Obwohl MORTON sein Geheimnis eifersüchtig bewahrte, war allem Anschein nach die Vermutung einiger Kollegen über die wahre Natur des Anaestheticum richtig. Dr. J. D. MANSFIELD aus South Reading, Mass. (Boston Medical and Surgical Journal **35**, 424–425, 1846) schrieb in einem vom 10. November 1846 datierten Brief, daß er selbst „auf einer geselligen Veranstaltung ein Gemisch von Schwefeläther-Wasser-Morphium" und ein paar Tropfen verdünnter Schwefelsäure probiert habe. Das Ganze atmete man durch eine gewöhnliche, mit einem Stöpsel versehene Retorte ein. Die Wirkung auf diejenigen, welche es inhalierten war ähnlich, wenn nicht identisch mit jener des Dampfes, der im Moment so groß in Mode ist. Dr. MANSFIELD und ebenso verschiedene andere Personen äußerten sich sehr kritisch über MORTONS Entschluß, sein Anaestheticum patentieren zu lassen. Jedoch ist in der 5. Auflage von MORTONS „*Letheon*" (Kopie in der New York Academy of Medicine Library) ein Brief des bekannten Washingtoner Rechtsanwaltes, CHARLES KELLER, abgedruckt, datiert vom 5. Januar 1847. Herr Keller stellte darin fest, daß es ebenso legal sei, Letheon zu patentieren, wie das für WATTS Dampfmaschine zutraf. DANIEL WEBSTER vertrat dieselbe Meinung. So sagte er am 19. Februar 1847: „Ich stimme völlig mit der vorliegenden Ansicht überein. Zweifelsohne ist Dr. MORTONS Entdeckung von völlig neuer und nützlicher Art und somit der geeignete Gegenstand eines Patents."

auch getan, denn Äthernarkosen gehörten von nun an am Massachussetts General Hospital und darnach in vielen anderen Krankenhäusern des Landes zum Operationsprogramm.

Die erste umfassende Darstellung der Äthernarkose trug HENRY JACOB BIGELOW, einer der Chirurgen des Massachussetts General Hospital, am 9. November 1846 der *Boston Society of Medical Improvement* vor. Die Veröffentlichung dieses Berichtes im Boston Medical and Surgical Journal am 9. November 1846 rief sofort die oft zitierte Attacke des Medical Examiner in Philadelphia hervor, der gegen die Bostoner Ärzte den Vorwurf der Quacksalberei erhob. Er steigerte sich sogar zu der Behauptung, daß „Ärzte und Quacksalber bald eine Bruderschaft bilden würden!" [31].

Angeregt durch den Artikel BIGELOWS sandte Dr. F. DANA jr. [32] aus Boston an das *Boston Medical and Surgical Journal* eine geistvolle Verteidigung des Mesmerismus, in der er ausführte, daß dieser viel länger erprobt sei als die Anaesthesie mit Schwefeläther. Er berief sich dabei auf die Arbeit des Engländers ELLIOTSON (sie wurde bereits erwähnt) und erklärte, daß die Abteilung Medizin der Königlichen Akademie von Frankreich den Mesmerismus anerkannt habe und er von Baron CUVIER, GABRIEL ANDRAL, FRANÇOISE BROUSSAIS und MATTHEW BAILLIE ausdrücklich gebilligt worden sei. Das *Boston Medical and Surgical Journal* stand dem Mesmerismus immer ablehnend gegenüber.

In Europa verbreitete sich der Gebrauch der Narkose sehr rasch. So wurde am 15. Dezember 1846 der Äther in Paris, am 19. Dezember 1846 in London angewandt. Als ROBERT LISTON am 21. Dezember 1846 [20] erstmals Äther bei einer Operation als Narkoticum benützte, war die einzigartige Stellung der Anaesthesie auf der ganzen Welt gesichert.

Inzwischen hatte OLIVER WENDELL HOMES in einem Brief an MORTON[1] den Namen „*Anaesthesie*" für den Zustand und „*anaesthetisch*" als Adjektiv mit folgender Begründung vorgeschlagen:

An Dr. MORTON   Boston, den 21. Nov. 1846.

Sehr geehrter Herr!

Bei einer großen Entdeckung möchte jedermann die Hand im Spiele haben. Ich selbst vermag nur einen oder zwei Anhaltspunkte zu geben, was die Bezeichnungen – bzw. die Bezeichnung – des Zustandes und des Mittels betrifft.

Meiner Ansicht nach sollte „Anaesthesie" für den Zustand gewählt werden. Dies versinnbildlicht die Unempfindlichkeit hauptsächlich (nach LINNAEUS und CULLEN) im Sinne der Berührung (siehe GOOD-NOSOLOGY, S. 259).

Als Adjektiv würde „anaesthetisch" in Frage kommen. So könnten wir dann von einem Stadium der Anaesthesie oder von einem anaesthetischen Zustand

---

[1] Erstmals abgedruckt in der 2. Auflage der 2. Ausgabe von E. WARRENS Some Account of the Letheon.

sprechen. Anti-ästhetisches Reagens wäre der Name für das dabei verwendete Mittel. Zur Debatte steht, ob es in diesem Zusammenhang vielleicht erlaubt ist, auch anaesthesierendes Mittel zu sagen.

Die Worte antineurisch, aneurisch, neuroleptisch, Neurolepsie, Neurostase usw. besitzen vielleicht zu sehr anatomischen Charakter, wohingegen wir es hier mit einer Veränderung physiologischer Natur zu tun haben. Ich ließ sie deshalb außer Betracht. Ich werde versuchen, bald einen geeigneten Namen ausfindig zu machen und zu diesem Zweck einige anerkannte Fachleute wie z. B. Präsident EVERETT oder Dr. BIGELOW sen. fragen, ehe ich die Begriffe endgültig formuliere, da diese ja wohl in die Sprachen aller zivilisierten Rassen der Menschheit übernommen werden. Ich bitte Sie, die vorgeschlagenen Ausdrücke in Ihre Überlegungen einzubeziehen, es mag jedoch noch weitere geben, die passender bzw. zutreffender wären.

Hochachtungsvoll
O. W. HOLMES

Nach OSLERS [33] Angaben soll WITHINGTON ihm erzählt haben, daß dieses Wort zum allerersten Mal von PLATO (Timaeus) gebraucht worden ist und im modernen Sinne von Dioskorides. 1718 benützte es J. B. QUISTORPIUS [28] in der Überschrift „*De Anaesthesia*". In englischer Sprache taucht es erstmalig in BAILEY's Wörterbuch von 1721 auf als:

„Anaesthesia, ein Verlust oder Schaden des Bewußtseins ähnlich einem Schlaganfall oder wie vom Pesthauch betroffen."

Das folgende Zeugnis von DANIEL WEBSTER (nach einer photokopierten Reproduktion aus CLENDENINGS Bibliothek) findet sich in einem Brief von ihm an MORTON und ist ein bedeutungsvolles, MORTONS Entdeckung betreffendes Zeugnis:

An Dr. W. T. G. MORTON   Washington, 20. Dez. 1851.

Sehr geehrter Herr!

Auf Ihren Brief vom 17. d. M. möchte ich Ihnen antworten, daß ich bereits bei früherer Gelegenheit aufgefordert worden bin, die Frage der Entdeckung der Ätheranwendung bei chirurgischen Eingriffen zu klären. Schon damals gelangte ich zu der Auffassung, daß das Verdienst dieser großartigen Entdeckung Ihnen zuerkannt werden muß. Ich war in der Vorstellung befangen, daß die Berichte der verantwortlichen Leute der Klinik und des Repräsentantenhauses der USA sich in diesem Punkte einig wären.

Ich kenne die zur Klinik gehörenden Herren als charakterlich hochstehende Menschen und sie verfügten zur Zeit ihrer Untersuchungen über jede Möglichkeit, alle diesen Fall betreffenden Tatsachen zu ermitteln.

Vom Regierungsausschuß ist Ihnen, so glaube ich, einstimmig das Verdienst zuerkannt worden, den Äther als erster praktisch angewandt zu haben und den Berichten entnehme ich, daß die Mehrheit Ihnen den alleinigen Ruhm der Entdeckung zugestanden hat.

Hochachtungsvoll
Ihr ergebener
(gez.) DANIEL WEBSTER

4*

C. Die Anerkennung der Anaesthesie

„Der Äther, der den Schmerz tötet, tötet auch das Leben – und dieses neue Mittel, das die Chirurgie erobern wird, ist gleichermaßen großartig und furchtbar.“

M. J. P. FLOURENS

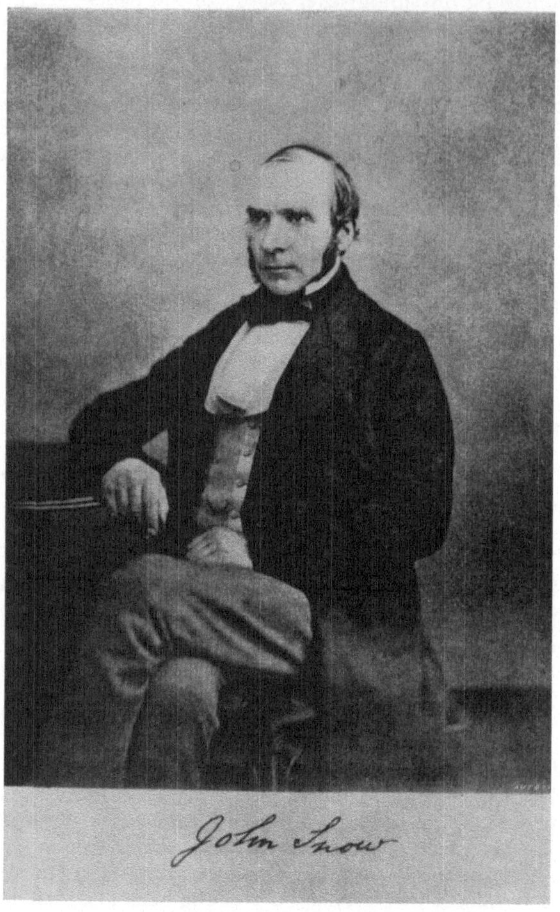

Abb. 16. JOHN SNOW, der erste Arzt, der sich völlig der Anaesthesie widmete. Reproduziert nach „Asclepiad“ Nr. 4, 1887.

Um sich ganz der Anaesthesie widmen zu können, gab MORTON seine Zahnpraxis auf und beendete auch seine medizinischen Vorlesungen in Harvard. Mit Fug und Recht kann er als der erste berufsmäßige Anaesthesist gelten. Der erste qualifizierte Arzt jedoch, der seine ganze Zeit der Anaesthesie widmete, war der Londoner JOHN SNOW (Abb. 16).

Seit 1838 Mitglied des Royal College of Surgeons, erhielt SNOW 1843 von der Universität London den Grad eines Bachelors und 1844 den Doktortitel verliehen. Snow hatte sich seit langem für Gase interessiert. Als nun gegen Ende 1846 aus Amerika die Nachricht von schmerzlos ausgeführten chirurgischen Operationen durch die Einatmung von Schwefel-Äther eintraf, wandte er sofort seine ganze Aufmerksamkeit dieser Neuheit zu.

Nach Richardson waren die ersten Anaesthesieversuche mit Äther in England[1] „nicht so glanzvoll, um alle Chirurgen dafür zu begeistern und die Verabfolgung von Äther als Narkoticum zu allgemeiner Anwendung zu empfehlen. Das Mißtrauen gründete sich offenbar auf die Art, wie das Gas damals verabreicht wurde. Dr. Snow erkannte das als erster und versuchte, diesen Fehler durch einen geeigneten Inhalationsapparat zu vermeiden, wie aus den folgenden Seiten, die der Leser jetzt in Händen hält, hervorgeht."

Ausgerüstet mit dem neuen Inhalationsapparat verabreichte Snow bald ambulanten Patienten des St. George Hospital in London Äthernarkosen bei Zahnextraktionen. Seine Erfolge damit kamen einem gewissen Dr. Fuller vom Manchester Square zu Ohren. Fuller wies seinen Kollegen gegenüber auf die Überlegenheit von Snows Methode im Vergleich zur bisherigen hin, was zur Folge hatte, daß Snow gebeten wurde, bei größeren Operationen am St. George Hospital mit Äther zu arbeiten. Er begann damit am 18. Januar 1847. Später war er auch in gleicher Weise für den großen englischen Chirurgen Robert Liston am University College Hospital tätig. Liston würdigte die Leistungen Snows in besonderem Maße, so daß dieser bald zum führenden Anaesthesisten Londons wurde.

Am 19. Januar 1847 verwandte Sir James Young Simpson (Abb. 17) Äther zum ersten Mal in der Geburtshilfe. Ungefähr um dieselbe Zeit wurde er auch von Long in Georgia in der Geburtshilfe benutzt. Die erste sogenannte „*anesthésie à la reine*"[2] (d. h. die intermittierende Ätherverabreichung jeweils zwischen den Schmerzattacken der Wehen) fand in den Vereinigten Staaten statt (Thomas [*35*]). Den Beweis hierfür liefert ein Brief des Bostoner Arztes Dr. Nathan Colley Keep, veröffentlicht am 14. April 1847 im „*Boston Medical and Surgical Journal*".

Die unangenehmen Eigenschaften des Äthers, z. B. dauernde Geruchsbelästigung und seine Tendenz zur Irritation der Bronchien veranlaßten

---

[1] Am 12. Jan. 1847 schilderte Joseph François-Malgaigne vor der französischen medizinischen Akademie seine günstigen Erfahrungen mit Äther, der bei vier oder fünf Operationen als Anaestheticum angewandt wurde. (Vgl. Malgaigne: Communications sur l'emploi d'éther. Bull. de l'Acad. Roy. de Med. **12**, 262–264 1847.) Sechs Tage später berichtete Alfred-Armand-Louis-Marie Velpeau der französischen Akademie der Wissenschaften seine Beobachtungen, die durchaus nicht alle zufriedenstellend waren. (Vgl. Remarques de M. Velpeau à l'occasion des précédentes communications. Compt. rend. Acad. d. sc. **24**, 76–78 1847).

[2] „Anesthésie à la reine", wörtlich „Anaesthesie in der Art, wie für die Königin gebraucht".

SIMPSON [*36*], nach anderen Mitteln als Ersatz zu suchen. Für experimentelle Untersuchungen bei sich selbst und auch bei seinen Mitarbeitern zog er Chlorkohlenstoffe, Azeton, Nitritäther, Benzin, Jodoformdampf und Chloroform heran. Von diesen erschien Chloroform am geeignetsten. So trat er nachhaltig für dessen Verwendung in der Anaesthesie ein.

Die Entdeckung dieses bedeutenden Narkotikums fiel in das Jahr 1831. Zu diesem Zeitpunkt wurde es unabhängig voneinander von drei Männern beschrieben: SAMUEL GUTHRIE [*37*] aus Sacket Harbor, New York, EUGÈNE SOUBEIRAN [*38*] aus Frankreich und JUSTUS VON LIEBIG, Deutsch-

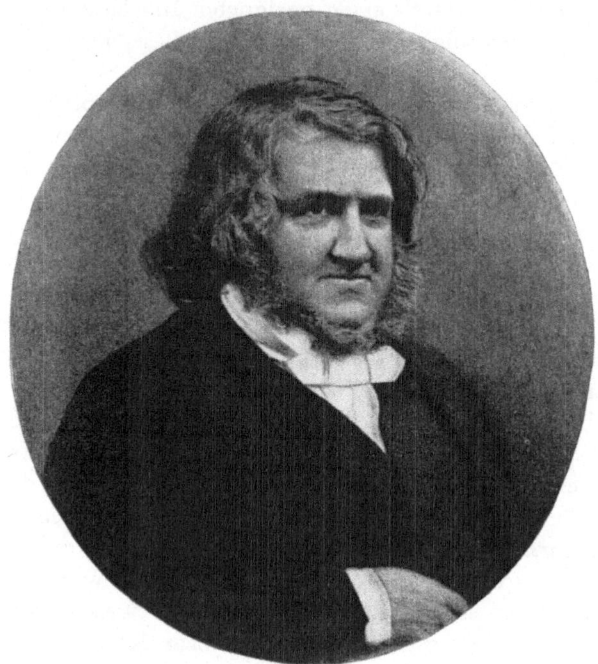

Abb. 17. SIR JAMES YOUNG SIMPSON. Reproduziert nach GESDEN, H. L.: SIR JAMES YOUNG SIMPSON und das Chloroform. London: T. Fisher Unwin 1897.

land. SOUBEIRANS erste Arbeit über Chloroform wurde für die Oktoberausgabe 1831 der „*Annales de chimie et de physique*" verfaßt. LIEBIGS einführende Mitteilung ist in „*Poggendorfs Annalen*" vom November 1831 zu finden. GUTHRIES Ankündigung erschien im Oktober 1831 in „*Silliman's Quarterly*". Dieses kam jedoch erst im Januar 1832 heraus. Die entscheidenden physikalischen und chemischen Eigenschaften des Chloroforms wurden von JEAN BAPTISTE DUMAS 1835 schriftlich niedergelegt. DUMAS [*36*] fand die Formel dieser Substanz und verlieh ihr den Namen. Im März 1847 bewies der französische Physiologe FLOURENS [41], daß bei Tieren die Inhalation von Chloroform dieselbe vorübergehende Anaesthesie bewirkt wie die des Äthers.

DAVID WALDIE, ein Chemiker aus Liverpool, lenkte die Aufmerksamkeit SIMPSONS auf das Chloroform. Am 4. November 1847 atmeten es SIMPSON und seine Assistenten, Dr. KEITH und Dr. DUNCAN[1], selber ein. Durch diese vorläufigen Experimente zufriedengestellt, nutzte SIMPSON das Chloroform auf der Stelle in seiner geburtshilflichen Praxis. Am 10. desselben Monats unterrichtete SIMPSON die *Medico-Chirurgical Society of Edinburgh* von der Anwendungsmöglichkeit der Chloroformanalgesie in der Geburtshilfe. Die Geistlichkeit unter den schottischen Calvinisten, aber auch andere widersetzten sich SIMPSONS Methode der schmerzlosen Geburt. Nach ihrer Ansicht hatten die Frauen diese Schmerzen mit Geduld und

THE

TRANSACTIONS

OF THE

AMERICAN

MEDICAL ASSOCIATION.

INSTITUTED 1847

VOL. I.

———

PHILADELPHIA:

PRINTED FOR THE ASSOCIATION,

BY T. K. AND P. G. COLLINS.

1848.

Abb. 18. Titelseite der Transaktionen des ersten Treffens der „American Medical Association". Hierbei wurde die Bedeutung der Anaesthesie hervorgehoben.

---

[1] Nach CLARK [41] erprobte Dr. MATTHEWS DUNCAN das Chloroform einen Tag, bevor SIMPSON und seine Kollegen es inhalierten.

Stärke zu ertragen. Viele einflußreiche Angehörige des medizinischen Kollegiums, z. B. CHARLES D. MEIGS, Philadelphia, und FRANCIS H. RAINSBOTHAM, England und FRIEDRICH W. SCANZONI, Deutschland [40], zeigten sich völlig abgeneigt, bzw. verwahrten sich dagegen.

SIMPSON startete einen erfolgreichen Feldzug zugunsten der geburtshilflichen Schmerzerleichterung. Erwähnten seine Gegner die Bibel, um zu zeigen, daß der Schmerz eine von Gott gewollte Strafe sei, so zitierte SIMPSON die Genesis (**II** : 21), um zu beweisen, daß Gott der erste Anaesthesist war (s. Titelblatt).

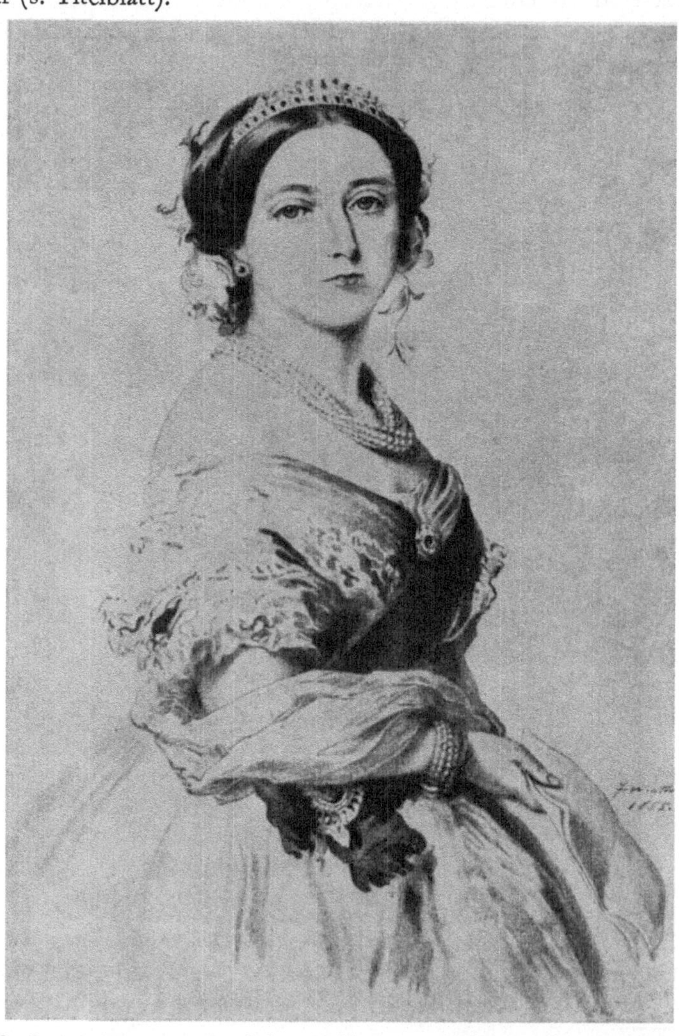

Abb. 19. QUEEN VICTORIA im Jahre 1855. Reproduziert nach LORNE, V. R. I.: QUEEN VICTORIA. Ihr Leben und Reich. London: Harper & Brothers 1902.

Mehr als zwei Jahrhunderte zuvor spielte der französische Hugenotten-
dichter Du Bartas[1] in seiner berühmten Sammlung von Gedichten
„La Semaine" (1579) (ins Englische übertragen von Joshua Sylvester)
auf eine Art Betäubung an in seiner Darlegung über die Erschaffung Evas:

Ebenso wie ein Chirurg auch, der ungern nur
ein unheilbares Glied abtrennt, wird seinen Patienten er
in einen gefühllosen Schlummer versenken,
ehe er seine furchtbaren Werkzeuge
an dem bresthaften Menschen gebraucht.
Und schmerzlos dann (durch Übung und Kunstfertigkeit geleitet)
das kranke Glied abtrennt zum Wohl des Ganzen,
so, nahm Gott unserem Stammvater des Lebens Odem,
durch alle seine Gebeine fuhr ein tödlicher Schauer,
der seine glänzenden Augen wie mit Eisenbanden verschloß,
und seine Füße, fast berührten sie die sandigen Gründe Lethes:
kurzum, des Gefühls des Körpers und der Seele so sehr beraubt,
daß (ohne jeglichen Schmerz) seine Brust geöffnet ward, und
Er daraus eine Rippe nahm, die nur wenig Er verwandelt,
um daraus der Menschheit Mutter zu machen.

Der Streit zog sich über einige Jahre hin, jedoch als Königin Victoria
(Abb. 19) am 7. April 1853 [*35*] während der Geburt des Prinzen Leopold,
ihres achten Kindes, Simpsons Chloroform für sich selbst in Anspruch
nahm, war dessen weitere Anwendung in der Geburtshilfe gesichert.
Königin Victoria stand unter der Betreuung Sir James Clarks. John
Snow waltete als Analgesist. Ein Taschentuch nahm das Chloroform auf.
Das Medikament wurde in Abständen gegeben und so eine Inhalations-
analgesie für die Patientin erreicht, wobei diese zu keiner Zeit bewußtlos
war[2].

Im Mai des Jahres, in welchem Morton die praktische Ätheranaesthesie
demonstrierte (1846), traf sich in New York eine Gruppe von Ärzten, um

---

[1] Du Bartas, Guillaume de Saluste: His Diuine Weekes and Workes. A
Compleate Collection of all the other most delight-full workes. „The Sixt Day of
the First Week." S. 137. Übersetzt und verfaßt von dem berühmten Philomusus,
Iosvah Sylvester Gent: London, gedruckt bei Humphrey Lownes 1621. Die
erste englische Ausgabe wurde 1598 veröffentlicht.

[2] Es gibt eine recht hübsche Geschichte über die Art John Snows, unangenehmen Fragen, die sich auf seine Behandlung der Königin bezogen, aus dem
Wege zu gehen. Eine neugierige Patientin, der er Chloroform verabreichte, wurde
während dieser aufregenden Periode sehr gesprächig und erklärte, daß sie den
Dampf nur unter der Bedingung weiter einatmen wolle, wenn man ihr mitteilte,
was die Königin gesagt habe, als sie in der gleichen Lage war. „Ihre Majestät"
entgegnete Dr. Snow „stellte erst Fragen, nachdem sie viel länger als Ihr inhaliert
hatte!" „Und wenn Ihr in treuer Ergebenheit es ebenso macht, will ich Euch alles
erzählen." Die Patientin akzeptierte Dr. Snows Bitte. Sie vergaß innerhalb
weniger Sekunden die Königin und als sie wieder zu sich kam, hatte ihr kluger
Zeuge bereits das Krankenhaus verlassen. Vgl. Griffith, H.-R.: John Snow,
Pioneer Specialist in Anesthesia". Anesth. and Analg. **13**, 45–51 (1934).

einen nationalen medizinischen Kongreß abzuhalten. Aus vielen Teilen der USA kamen Delegierte verschiedener medizinischer Gesellschaften und Universitäten hier zusammen. Weil das Treffen erfolgreich war, hielt man es für ratsam und gut, sich im folgenden Jahr wiederzusehen. Bei diesem Treffen in Philadelphia nun erhielt die neue Organisation die Bezeichnung *American Medical Association*. Ständige Kommittees wurden ernannt, um jährliche Berichte herauszugeben. Das war der Auftakt für das erste Treffen der *AMA* im Mai 1848 in Baltimore.

Dieser Kongreß widmete dem Gegenstand der Anaesthesie viel Aufmerksamkeit, wie aus dem Protokoll des Kommittees für Chirurgie ersichtlich ist [*42*].

Nach einer Diskussion über den Wert statistischer Aufzeichnungen und einer klar abgefaßten Darstellung vieler Operationstechniken, beriet das Kommittee über die verschiedenen Anaesthetika im einzelnen. Die Mitteilung des Komitees ist gleichzeitig eine höchst wichtige Dokumentation der Reaktion der Mediziner auf die Frage nach der Einführung der Anaesthesie, die aus diesem Grunde etwas ausführlicher betrachtet werden soll.

Entsprechend diesen Aufzeichnungen distanzierten sich einige Chirurgen von der Möglichkeit einer Narkose bei ihren Operationen. Sie fürchteten, daß die Vorteile der Schmerzbeseitigung durch das damit verbundene Risiko aufgehoben würde:

„Die große Frage, welche die medizinische Lehrmeinung in zwei Lager spaltet, ist die: Kann die Aufhebung des Schmerzes durch Narkotica ohne Gefahr für das Leben bewerkstelligt werden? Oder ist die Gefahr so gering, daß ihre Anwendung in allen Fällen statthaft ist, bei denen die Ausschaltung des Operationsschmerzes wünschenswert erscheint?

Anscheinend hatten die Autoren dieses Berichtes schon zu diesem frühen Zeitpunkt (1848) den Eindruck, daß ein großer Teil der Chirurgen für die Anaesthesie eingestellt war.

„Sie halten die Gefahren der Ätherverwendung für so geringfügig, daß die Narkose damit, vor allem bei chirurgischen Eingriffen, wo der Schmerz eine so große Rolle spielt, gerechtfertigt erscheint. Bei umfangreicheren operativen Maßnahmen hingegen, besonders bei lebensbedrohlichen Zuständen glauben sie, daß der Schock, den sie durch diese Mittel verringert glauben, das Risiko eines fatalen Ausganges noch vergrößern würde."

Die Berichterstatter gaben aber zu, daß einige Chirurgen den Gebrauch dieser Substanzen schwierigeren Operationen vorbehalten wissen wollten und gegenüber einer indikationslosen Anwendung Bedenken erhoben, in der Überzeugung, daß die volle Wirkung der Droge nicht ohne eine gewisse Gefahr für den Patienten erzielt werden könnte und so ihre vorbehaltslose Anwendung nicht gerechtfertigt sein würde. Eine kleine Gruppe von Medizinern wehrte sich gegen die Anaesthesie im allgemeinen, weil sie deren Zielsetzung für gefährlich und schädlich hielt ...

In dem Bericht wird auch erwähnt, daß es erst einige Monate nach der Einführung der Äthernarkose in Boston zu deren allgemeiner Verbreitung in anderen Städten und Gemeinden der USA kam. Günstige Berichte über die Anwendung des Äthers in Boston und Europa bewirkten 1847 und 1848 eine intensivere Verwendung in den Vereinigten Staaten.

Die mit dem Verfahren verbundenen Gefahren wurden ebenfalls nicht außer acht gelassen. Man glaubte, die in einigen Fällen aufgetretenen Krämpfe, ein verlängerter Stupor, ein intensives Excitationsstadium, eine alarmierende Depression der Lebenskräfte und seine Asphyxie unzweifelhaft auf die Inhalation von Äther und Chloroform zurückführen zu können. Von untergeordneter Bedeutung erschienen daneben die als Auswirkung der Inhalation beobachteten wenigen Fälle von Bronchitis-Pneumonie und Encephalitis. Von großem Interesse dürfte dabei sein, daß nach diesem Bericht (S. 190) Äther weniger gefährlich als Chloroform galt.

Allem Anschein nach war Dr. HENRY W. WILLIAMS [42 A] aus Boston der erste, der sich 1850 der Äther- oder Chloroform-Narkose für die Zwecke der Augenchirurgie bediente. Nach und nach wurden andere Anaesthetika entdeckt und man trachtete, ihre Verabreichung zu vervollkommnen. Alle diese Faktoren trugen schließlich zum Wohlergehen des Patienten bei.

D. Lokal-, Leitungs- und Spinalanaesthesie

Bevor wir auf eine andere Art der Anaesthesie zu sprechen kommen, bei der eine subkutane Injektion gewisser Substanzen Gefühllosigkeit hervorruft, ist es notwendig, einiger Pionierleistungen zu gedenken, die jene Epoche, bei der wir nun angelangt sind, eingeleitet haben.

Die unreifen Kapseln des weißen Mohns dienen, gepreßt und getrocknet, der Opiumgewinnung. Dieses berühmte pflanzliche Narkoticum fand, wie bereits erwähnt, in der Antike vorwiegend zur Erzeugung eines künstlichen Schlafes Verwendung. Jedoch wie bei vielen anderen Drogen, war auch seine Wirkung nicht in jedem Falle mit Sicherheit vorauszusagen. Während bei manchen Patienten erhebliche Mengen nur eine geringe Wirkung zeigten, barg es für andere große Gefahren, bisweilen sogar den Tod in sich. Mit Rücksicht darauf nahmen konservativ eingestellte Ärzte von seinem Gebrauch Abstand.

Um den risikolosen Einsatz dieses Mittels zu sichern, hatte der Chemiker FRIEDRICH WILHELM SERTÜRNER aus Paderborn in Westfalen (Abb. 20) einen großen Teil seiner Zeit der Erforschung und experimentellen Erprobung dieser Droge gewidmet. So goß er einmal (1806), nachdem er schon früher rohes Opium bei Experimenten mit bekannten Lösungen gemischt hatte, Ammoniak darüber [2], wobei sich ein kristalliner

Rückstand bildete[1]. Nach Selbstversuchen erkannte SERTÜRNER, daß dieser Rückstand ein Alkaloid, den Opiumrausch hervorrief. Er nannte diese Droge Morphium nach MORPHEUS, dem griechischen Gott des Schlafes [43]. Später erfuhr es eine Änderung in Morphia und Morphin.

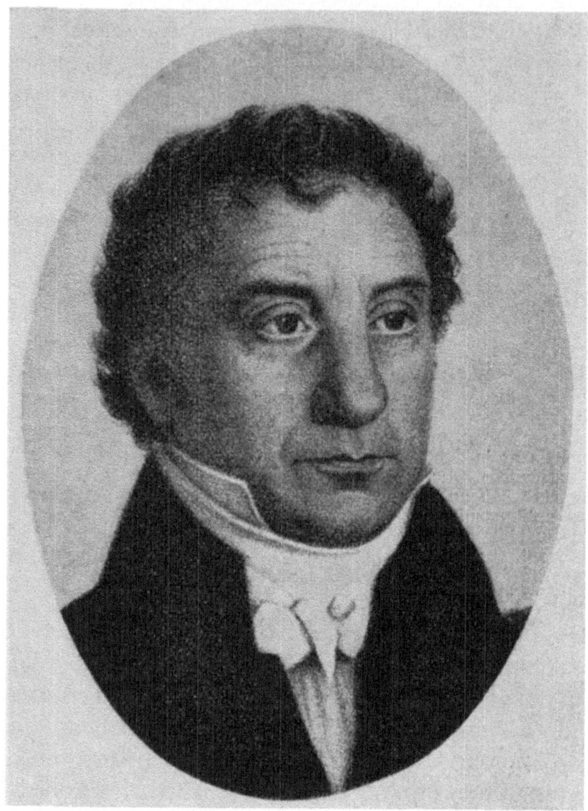

Abb. 20. FRIEDRICH WILHELM SERTÜRNER, der Entdecker des Morphins. Reproduziert nach Münch. Med. Wchn. 7, 77 (1924).

Im Jahre 1836 ersann LAFARGUE [44] einen neuen Weg der Schmerzausschaltung. Unter Verwendung eines Impfmesserchens injizierte er subcutan eine Impfpaste in die Nachbarschaft des betreffenden Körperteils mit gutem Erfolg. 1839 übernahmen die New Yorker Ärzte ISAAC E. TAYLOR und JAMES A. WASHINGTON diese Technik [44]. Sie punktierten die Haut mit einem Messerchen und injizierten dann mit Hilfe einer ANELschen Augenspritze die Morphinlösung subcutan zur lokalen Schmerzbeseitigung. Auf ähnliche Weise verabreichte 1845 F. RYND [45] aus Edinburgh Morphin

---

[1] 1804 entdeckte SÉGUIN dieselbe Substanz, ohne sie eingehend zu erforschen.

subkutan und 1853 injizierte Dr. ALEXANDER WOOD, ebenfalls aus Edinburgh, eine Morphinlösung subkutan in der Nähe einer schmerzhaften Stelle und erzeugte eine Analgesie. Im selben Jahre führte WOOD den modernen Typ der hohlen Metallnadel ein[1], im gleichen Jahr verband CHARLES GABRIEL PRAVAZ eine verbesserte Hohlnadel mit einer Spezialspritze. Während diese auf dem Kontinent zu Ehren des Erfinders Pravazspritze genannt wurde, bezeichnete man sie in England und den USA als *„hypodermic syringe"*. So gelangte die Welt in den vollen Nutzen der Morphinanwendung.

Schon um 1868 schlug W. W. GREENE (Archer [*1*]), von der *Maine Medical School*, den subkutanen Gebrauch des Morphins während Inhalationsnarkosen vor. GREENES Auffassung nach verhinderte seine Methode Schock, Delirium und Erbrechen und verkürze die Wirkung der Narkotica. CLAUDE BERNARD, der französische Physiologe, befürwortete 1869 die gleiche Technik (nach FÜLÖP-MILLER [*2*], S. 355).

1871 spritzte der Italiener SPESSA [*46*] vor dem chirurgischen Eingriff Morphinlösung in einen Fistelgang und behauptete, dadurch den Operationsschmerz verhüten zu können.

Die Anwendung des Kokains stellt den nächsten bedeutenden Meilenstein im Rahmen der Entwicklung der Anaesthesie dar. Seine Geschichte ist recht interessant. Nach BUMPUS [*47*] war den Eingeborenen von Peru bereits im Altertum die narkotische Eigenschaft der Kokapflanze durchaus bekannt. Sie erzielten während des schweren chirurgischen Eingriffes der Trepanation eine gewisse Lokalanaesthesie, indem sie Kokablätter kauten und den Speichel davon auf die frische Incision laufen ließen[2]. Die Pflanze spielte im religiösen wie im politischen Leben des Volkes eine große Rolle. So führt BRAUN [*48*] NOVINNY [*48*] dahingehend an, daß die Koka-Pflanze als ein Geschenk Gottes betrachtet wurde, „die Hungrigen sättigend, den Müden und Erschöpften neue Energien zuführend und den Unglücklichen helfend, ihre Sorgen zu vergessen".

Während einer Südamerikareise soll SCHERZER die Feststellung getroffen haben, daß die gekauten Blätter die Zunge betäuben (BRAUN [*48*]). Er brachte eine große Menge dieser Blätter von der Reise mit und beschrieb als erster in der Literatur ihre anaesthetischen Qualitäten.

---

[1] Die ersten Hohlnadeln waren Federkiele. Sie wurden von Sir CHRISTOPHER WREN für die intravenöse Injektion von Opium und crocus metallorum benützt. SIGISMUND ELSHOLTZ gebrauchte 1665 wahrscheinlich ebenfalls einen Federkiel für seine Opiatinjektionen.

[2] ROY L. MOODIE wies als vermutlich erster darauf hin. Siehe sein Werk *„Paleopathology, an Introduction to the Study of Ancient Evidences of Disease"* (Urbana, University of Illinois Press, 1923). Auf der Titelseite ist diese Technik nach der Vorstellung TOM JONES illustriert.

In Deutschland isolierte 1855 GAEDICKE [2][1] aus den Kokablättern ein Alkaloid und nannte es Erythroxylin. ALBERT NIEMANN, ebenfalls ein Deutscher, stellte 1860 das Alkaloid der Kokapflanze in Kristallform dar

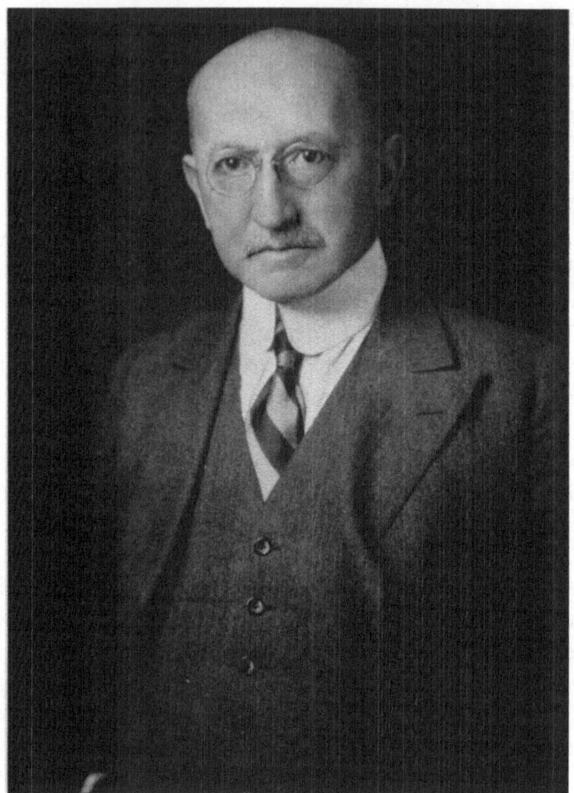

Abb. 21. CARL KOLLER.

und gab ihm den Namen Kokain. Auch er berichtete über den betäubenden Effekt dieser Droge auf der Zunge.

Bis zum Jahre 1873 schenkte man diesen wichtigen Entdeckungen keine große Aufmerksamkeit[2]. In diesem Jahr demonstrierte ALEXANDER BENNETT [49] seine anaesthetischen Eigenschaften. Fünf Jahre später, 1878, führte V. KONSTANTINOVICH VON ANREP [50] eine sorgfältige Studie über

---

[1] Laut U.S. Dispensatory ist es das Jahr 1844 und der Name des Entdeckers lautet. GAEDKEN.

[2] Einem Brief CARL KOLLERS an M. G. SEELIG (Amer. med. Ass. **117**, 1284, 1941) ist zu entnehmen, daß der peruvianische Armeechirurg MORENO Y MAYZ 1868 erkannt hatte, daß die betäubende Wirkung des Kokains für die Medizin nutzbar gemacht werden könne.

die pharmakologischen Eigenschaften des Kokains durch. Er injizierte sich selbst eine schwache Kokainlösung unter die Haut eines Armes und beobachtete dabei ein Wärmegefühl, gefolgt von Betäubung, die ca. 35 min

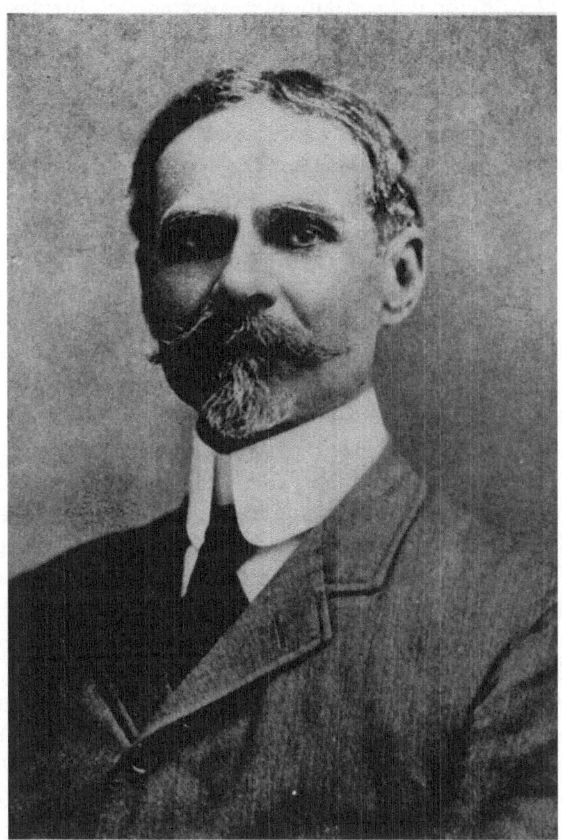

Abb. 22. J. LEONARD CORNING. Reproduziert mit freundlicher Genehmigung der New Yorker Academie of Medicine.

anhielt. Das deutete er dahingehend, daß Kokain womöglich als Lokalanaestheticum zu verwenden sei. Er experimentierte auch mit Tieren, tropfte ihnen eine Kokainlösung in den Konjunktivalsack, stellte dabei aber nur eine Dilatation der Pupillen fest. COUPART und BORDERAN jedoch konnten 1880 den Verlust des Cornealreflexes bei Tieren nach Gaben von Kokain zu zeigen. FAUVEL, SAGLIA u. a. (BRAUN [48]) hatten bereits gelernt, Kokablätter und ihre Extrakte in der Behandlung schmerzhafter Affektionen des Larynx und Pharynx einzusetzen.

Die weitere Entwicklung und Anwendung von Kokain als Lokalanaestheticum kann hauptsächlich der Initiative CARL KOLLERS (Abb. 21) zugeschrieben werden. Während dessen Tätigkeit als Chirurg am Wiener Allgemeinen Krankenhaus betrieb sein Freund, SIGMUND FREUD, Studien über die Möglichkeit, morphinsüchtige Patienten durch Behandlung mit Kokain zu heilen. Beide gemeinsam interessierten sich für dessen physiologische Aspekte. FREUD gab später diese Forschungen auf, während KOLLER sie fortsetzte. Er injizierte dabei eine schwache Lösung in ein Froschauge und bemerkte, daß das Auge schmerzunempfindlich wurde. Über seine Beobachtungen berichtete er sodann am 15. September 1884 auf dem Ophthalmologenkongreß in Heidelberg. Kurze Zeit darauf wurde die Anwendung von Kokain als Lokalanaestheticum in der Augenchirurgie allgemein üblich.

Nicht lange nach seiner Anerkennung als Lokalanaestheticum für die Augenchirurgie wurde es in der Laryngologie und Rhinologie in weitem Umfang angewandt. OTIS und KNAPP benützten es bei Operationen der männlichen Urethra, FRAENKEL führte Experimente durch, wobei die Anwendung des Mittels in der Gynäkologie demonstriert wurde. Kokainlösung wurde aber auch in Gewebe injiziert und fand schließlich weite Verbreitung in der Zahnheilkunde und in der allgemeinen Chirurgie. WILLIAM S. HALSTED[1] vom John Hopkins Hospital spritzte 1884 Kokain in die Nervenstämme und erzielte dadurch eine „Leitungsanaesthesie" in den entsprechenden peripheren Regionen. Der Mandibularis war der erste auf diese Weise blockierte Nerv. Im Jahre 1922 ehrte die *„American Dental Association"* Dr. HALSTED im Hinblick auf seine grundlegenden Forschungen, die die Anwendung der Anaesthesie in der Mund-, bzw. Kieferchirurgie außerordentlich verbessert hatten.

1885 unternahm J. LEONARD CORNING [5] (Abb. 22) Versuche, die möglichen Auswirkungen der Spinalanaesthesie zu erforschen. Er hatte experimentell beweisen können, daß subkutane Kokaingaben eine Verlängerung der Anaesthesiewirkung zur Folge hatten [52]. Er injizierte Kokainhydrochlorat in den von den processus spinales der beiden untersten Lendenwirbel begrenzten Raum eines Hundes. So erzielte er eine Epiduralanaesthesie[2] und obgleich die beiden vorderen Extremitäten davon nicht betroffen waren,

---

[1] HALSTED, W. S.: Practical comments on the use and abuse of cocaine; suggested by its invariably successful employment in more than a thousand minor surgical operations. New York Med. J. **43**, 294–295 (1885).

[2] Es gibt Leute, die glauben, daß CORNING eine Spinal- und nicht eine Epiduralanaesthesie erzielt habe. Er selbst beschreibt es wie folgt: Experiment I: einem jungen Hund injizierte ich 20 Tropfen einer 2 %igen Lösung Kokainhydrochlorat in den zwischen den Dornfortsätzen der zwei unteren Lendenwirbeln gelegenen Raum. Fünf Minuten nach der Injektion trat eine ausgeprägte Koordinationsschwäche der unteren Extremitäten auf ... Wiederum einige Minuten später bestand eine auffallende Schwäche der Hinterbeine, aber keine Anzeichen dafür an den Vorderbeinen (vgl. Hinweis 52).

erhielt er eine ausreichende Anaesthesie der Hinterbeine. Dies bedeutete für CORNING die lokale Wirkung der Substanz. Er behandelte als nächstes einen Mann, der seit langem an einer spinalen Erkrankung und einer Sameninkontinenz litt. Dieses Mal spritzte er ihm die Lösung zwischen

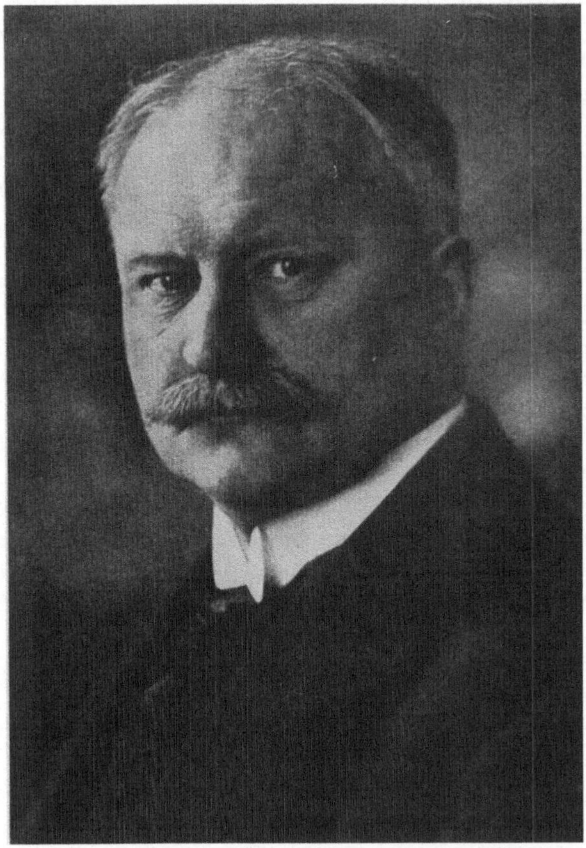

Abb. 23. AUGUST BIER wendete im Jahre 1898 die Rückenmark-Anaesthesie an.

die processus spinales des elften und zwölften Brustwirbels ein und erreichte eine Unempfindlichkeit beider unterer Extremitäten und der Genitalien. Durch diesen Erfolg ermutigt, injizierte CORNING 1888 Kokainhydrochlorat in die Umgebung des Rückenmarks. BUMPUS [47] bezeichnet CORNING als den Begründer der Regionalanaesthesie. 1887 wagte er es, mit einer Kokainlösung (man nimmt an, daß es sich um eine solche gehandelt hat) den Nervus medianus cutaneus antibrachii zu umspritzen, was eine Betäubung des von dem Nerven versorgten Gebietes zur Wirkung hatte.

1891 wies QUINCKE [*54*] auf die Nützlichkeit der Lumbalpunktion als eines diagnostischen Verfahrens hin[1]. Obgleich er die Möglichkeit einer Spinalanaesthesie nicht in Erwägung zog, zeigte er, daß die Einführung einer Nadel durch die Dura möglich ist. Nach CORNING und QUINCKE war es AUGUST BIER [*55*], der 1898 in der deutschen Universitätsstadt [*58*] Greifswald zunächst an Tieren, dann an sich selber (Abb. 23) und seinem Assistenten HILDEBRANDT eine echte Spinalanaesthesie durch die Injektion einer Kokainlösung in den Spinalkanal erzeugte. Diese Methode wandte er sodann sehr erfolgreich bei seinen Patienten an. THEODORE TUFFIER [*56*] führte unabhängig von BIER die Spinalanaesthesie mittels Kokaininjektionen zwischen dem 3. und 4. Lendenwirbel durch. Viele andere Forscher berichteten ebenfalls über ihre Ergebnisse und die Spinalanaesthesie ruhte schließlich auf einem festen Fundament. Eine weitere neue Methode der Anaesthesie wurde von CARL LUDWIG SCHLEICH begründet. Er demonstrierte auf dem Deutschen Chirurgenkongreß des Jahres 1892 eine Infiltrationsanaesthesie durch intrakutane Injektion[2]. Nach DE TAKATS [*57*] hatten bereits RÉCLUS, PERNICE und KUMMER 1890 diese Technik benützt. SCHLEICH aber erzielte bessere Resultate offenbar durch die Verwendung einer erheblich verdünnten Lösung. Seine Methode wurde 1894 in den Vereinigten Staaten eingeführt (WÜRDEMANN). 1896 berichtete BRANSFORD LEWIS über die Anwendung dieser Anaesthesieart.

1897 bewies BRAUN, daß die Toxizität des Kokains in direktem Verhältnis zu seiner Absorption und in umgekehrten zu seiner Wirksamkeit steht. Aus diesem Grunde empfahl er den Zusatz von Adrenalin zur Verringerung der Absorptionsgeschwindigkeit und zur Verlängerung der Anaesthesiedauer.

Inzwischen hatten zahlreiche Forscher weniger toxische Abkömmlinge des Kokains entwickelt. 1891 isolierte GIESEL das Tropakokain. 1903 führte FOURNEAU das Stovain[3] ein. 1904 entdeckte EINHORN das Novokain. Viele andere ähnliche Mittel gesellten sich später noch hinzu.

Die ersten Chirurgen in den USA, die sich der Spinalanaesthesie bedienten, waren wahrscheinlich TAIT und CAGLIERI [*58*] in San Franzisko. Am 26. Oktober 1899 führten sie eine Osteotomie der Tibia durch.

Dr. RUDOLF MATAS [*59*] (Abb. 24) in New Orleans, berichtete als erster Amerikaner über eine wirkliche Spinalanaesthesie. Am 10. November 1899 betäubte er einen Patienten mittels eines Verfahrens, das er „spinale subarachnoidale Methode" nannte. Außerdem hat MATAS mit verschiedenen

---

[1] Der Engländer Dr. ESSEX WYNTER entdeckte unabhängig davon die Lumbalpunktion etwa um die gleiche Zeit.

[2] HALSTED kam SCHLEICH um etwa 5 Jahre zuvor. Vgl. HALSTEDS Brief an Sir WILLIAM OSLER, gedruckt in „*Harvey Cushing*", von JOHN FULTON S. 142. Springfield Ill., Charles C. Thomas 1946.

[3] So benannt, weil der Name des Entdeckers „Ofen" bedeutet.

eigenen Erfindungen zur Entwicklung der Anaesthesie beigetragen
(SOUCHON [60]). So konstruierte er beispielsweise einen Apparat für die
massive Infiltrationsanaesthesie. Im Januar 1898 operierte er einen Patienten
und erreichte eine Betäubung des Vorderarmes und der Hand durch intra-
und paraneurale Infiltration mit Kokain und anderen Medikamenten. Dann

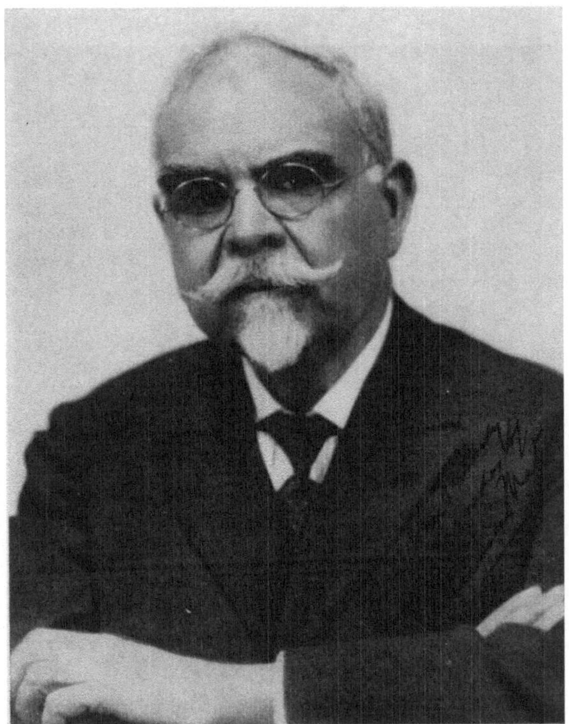

Abb. 24. RUDOLF MATAS.

entwickelte MATAS eine Anaesthesiemethode des Versorgungsgebietes des
zweiten Trigeminusastes (N. maxillaris), indem er den Nerven am foramen
rotundum blockierte. Am 29. April 1899 entfernte er mit Hilfe des beschriebenen Verfahrens den karzinomatösen Oberkiefer eines Patienten. 1899
glückten ihm auch Operationen am Unterkiefer durch eine regionale Betäubung nach einer Blockade des zweiten und dritten Trigeminusastes.

1938 verlieh die *American Medical Association* bei ihrem Jahrestreffen
MATAS die erste „*Distinguished Service Medal*". WAYNE BABCOCK [61], aus
Philadelphia, benutzte schon am Anfang seiner Laufbahn die Spinalanaesthe-
sie und ist in ausgewählten Fällen nachhaltig dafür eingetreten. In jüngster
Zeit haben BOURNE [62] u. Mitarb. die Spinalanaesthesie für die Thorax-

5*

chirurgie empfohlen. Aber von HARLAN F. NEWTON [*62A*] in Boston und
HARRY J. SHIELDS [*62B*] in Toronto war schon früher über die Anwendung
auf diesem Gebiet berichtet worden. Sie hatten ihre ersten Fälle bereits 1931
operiert.

Dr. GEORGE WASHINGTON CRILE (Abb. 25) aus Cleveland soll zu einem
früheren Zeitpunkt schon die direkte offene Injektion der Nervenstämme

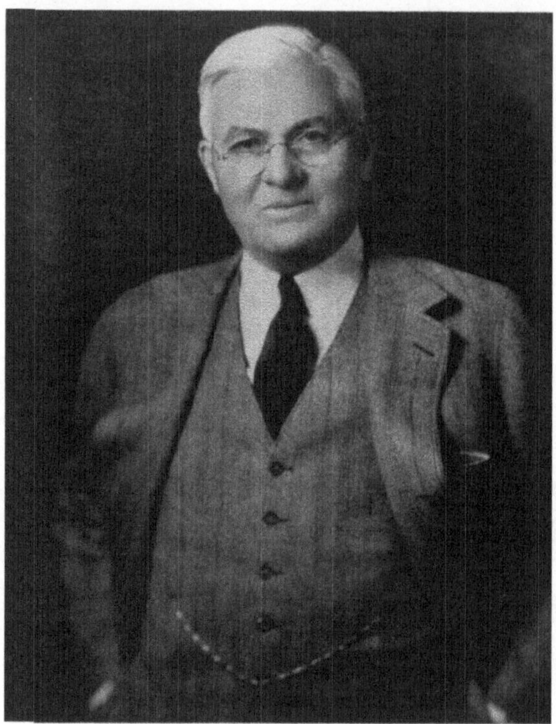

Abb. 25. GEORGE W. CRILE.

mit Kokain praktiziert haben. (MATAS [*59*]). Am 18. Mai 1857 amputierte
er schmerzlos das Bein eines Patienten. Er hatte vorher, wie oben beschrieben, die Nervenleitung des Ischiadikus und die Äste der Nn. cutanei femoris
ventralis durch Injektion unterbrochen. Dr. HARVEY CUSHING [*63*] und
andere Ärzte der Halsted-Klinik am John Hopkins Hospital bedienten sich
des gleichen Prinzips zur Operation von Inguinalhernien. Wie bereits
erwähnt, hatte HALSTED selbst 1884 durch Einspritzen von Kokain in die
Nervenstämme eine Leitungsanaesthesie erzeugt.

Während der Gebrauch der Peridural- und Epiduralanaesthesie, so wie
Corning sie angewandt hat, in den USA relativ neu ist, konnte sie in Europa

und Südamerika bereits auf eine große Anhängerschaft zurückblicken. Von
CHARLES B. ODOM [*64*] wurde der Wert dieser Methode als einer Art Blockade
aufgezeigt. Ihren Namen leitete sie von dem Raum ab, in den die Lösung
gebracht wurde. Durch die Tatsache, daß der Epiduralraum der vollständigen Länge des Spinalkanals entspricht, ist die gewünschte Analgesie durch
eine einzige Punktion für alle Operationen unterhalb des Kinns ohne Verletzung der Dura möglich. Diese Art der Anaesthesie war 1902 unabhängig
von dem Spanier FIDEL PAGÉS [*65*] für die Bauch- und Thoraxchirurgie angegeben worden. Sein früher Tod (1921) unterbrach seine Studien. Da
A. M. DOGLIOTTI [*66*] die Arbeiten CORNINGS und PAGÉS' nicht kannte,
bezeichnete er 1931 die Periduralanaesthesie als seine Entdeckung.

E. Kombinierte Anwendung der Lokal- und Allgemein-Anaesthesie (Anoci-Association). Kälteanaesthesie

Einen weiteren Beitrag zur Anaesthesiologie leisteten Dr. CRILE [*67*]
und seine Mitarbeiter am H. K. Cushing Laboratorium der Western Reserve
University, Cleveland, Ohio. Es handelte sich um die Entwicklung einer
Kombinationsmethode von Lokalanaesthesie und allgemeiner Narkose.
1908 wurde diese erstmals als „Anoci-Association" oder „Anociation" der
Öffentlichkeit vorgestellt. Vor der Verabreichung eines allgemeinen Anaestheticums blockierte man den Nerven des entsprechend versorgten
Operationsgebietes durch lokale oder intraneurale Injektion mit Novokain.
Wenn diese Technik wiederum mit einer vorausgehenden Behandlung, d. h.
einer besonderen Führung des Patienten (angewandte Psychologie) kombiniert wurde, ließen sich Angst, Schock und postoperative Komplikationen
in großem Umfange beherrschen, ja sogar vermeiden.

Über die Benützung der Kälte als Analgetikum bei Amputationen
wurde bereits gesprochen. Sir BENJAMIN WARD RICHARDSON[1], ein Schüler
JOHN SNOWS, verbesserte diese Anaesthesie im Jahre 1867 (LEAKE [*69*]). Er
schuf auch den Ätherspray zum Zwecke einer Lokalanaesthesie, der sich
besonders bei kleineren Operationen bewährte. Später wurde dieser Spray

---

[1] Von RICHARDSON stammen viele bedeutende Beiträge zur Anaesthesie. Er
brachte nicht weniger als 14 Anaesthetica auf den Markt. Von diesen wurde
Methylenchlorid am meisten gebraucht. Er erfand das erste Mundstück mit
2 Ventilen für die Chloroformnarkose (vgl. RICHARDSON, Sir BENJAMIN WARD:
in „Dictionary of National Biography", **22**: Ergänzung, S. 1169–1170). Zu
Beginn seiner Laufbahn widmete er sich Versuchen mit Gasen und seine Studien
über „anesthetic narcotism" kamen ihm später praktisch zugute, nämlich bei der
schmerzlosen Auslöschung niedrigen tierischen Lebens. Zu den therapeutischen
Substanzen, die er in die ärztliche Praxis einführte, gehörten das Wasserstoff-
superoxyd, Äthylennatrium, die Kolloide und Amylnitrit (vgl. Ms. GEORGE
MARTIN: „Life of Sir BENJAMIN WARD RICHARDSON by his daughter" ... aus Dis-
ciples of Aesculapius" von B. W. RICHARDSON, **1**, 1–12 London: Hutchinson & Co.,
1900).

durch die Anwendung von Chloräthyl abgewandelt, weil dieses schneller verdampfte und einen günstigeren Verteilungseffekt zeigte.

Die von SEVERINO im 17. Jahrhundert und von LARREY im 19. Jahrhundert bei Amputationen angewandte Kälteanaesthesie, die an früherer Stelle schon erwähnt worden ist, hat sich vor nicht allzulanger Zeit als erfolgreiche Maßnahme erwiesen.

Seine erste Arbeit über dieses Thema brachte FREDERICK M. ALLEN, New York, im August 1941 auf dem Kongreß des *International College of Surgeons* in Mexico City vor [70]. Dr. ALLEN benützte Eisstückchen, gefrorenen Schnee oder Eiswasser als alleiniges Anaestheticum bei vierunddreißig Amputationen der unteren Extremität. Bei diesen schmerzlos verlaufenen Eingriffen konnte er niemals einen Anhalt für ein Schockgeschehen, vor, während oder nach der Abkühlungsperiode beobachten. Weder Puls noch Blutdruck zeigten irgendwelche Veränderungen. Einzig der Heilungsprozeß verlief langsamer als bei anderen Methoden. Im September 1943 veröffentlichten die Ärzte Dr. HARRY E. MOCK und Dr. HARRY MOCK jr. eine Arbeit [71], in welcher sie über 101 Fälle in der Literatur und 17 eigene berichteten. Ihre Erfahrung ähnelte derjenigen ALLENS und sie waren sehr beeindruckt von dieser Anaesthesieart.

F. Rektale Anaesthesie

Die moderne Anaesthesie auf intestinalem Wege wurde unmittelbar, nachdem der Schwefeläther als Inhalationsnarkotikum üblich geworden war, versucht. Allem Anschein nach beschrieb NIKOLAUS IWANOWITCH PIROGOFF [72] (Abb. 26), der berühmte russische Chirurg, als erster dieses Verfahren. SUTTON [73] führt aus, daß es PIROGOFFS ursprünglicher Plan war, flüssigen Äther in das Rektum einzuführen. MAGENDIE warnte ihn vor diesem nicht ungefährlichen Vorhaben. PIROGOFF entwickelte daraufhin eine Methode, Äther durch Erhitzen zu verdampfen und ihn in dieser flüchtigen Form zu verabreichen. In seiner Begeisterung glaubte er, damit die Inhalationsmethode ersetzen zu können. Im gleichen Jahr beschrieben ROUX [74], Y'YHEDO [75], und DUPUY [76] eine Vollnarkose auf rektalem Weg bei Tieren[2], wobei sie flüssigen Äther allein oder mit Wasser ver-

----

[1] Der Arzt Dr. ANTONIO SAEZ aus Madrid verabreichte ebenfalls 1847 Äther als Einlauf vor der Entfernung eines riesigen Brusttumors. Vgl. „Early surgical anesthesia in Spain" von EDUARDO GARCIA DES REAL, Brit. Med. Bull. 4, 146–147 (1946).

[2] Vgl. „The simultaneous discovery of rectal anesthesia von MARC DUPUY and NIKOLAI IVANOVICH PIROGOFF", einen Bericht aus dem sich der Beitrag MARC DUPUYS erhellt, sowie einige zeitgenössische Reaktionen zu PIROGOFFS Werk von CURT PROSKAUER, J. Hist. Medicine and Allied Sciences 2, 379–384 (1947).

mischt benutzten. Trotz Pirogoffs Enthusiasmus erschienen aber bis 1884 in der medizinischen Literatur anscheinend keine weiteren Berichte über diese Art der Anaesthesie.

In jenem Jahr führte der Franzose Daniel Mollière [77] die rektale Ätherverabreichung zu Narkosezwecken wieder ein. Zunächst blies er den Ätherdampf mit Hilfe eines Blasebalgs in das Rektum. Später erwärmte er

RECHERCHES

PRATIQUES ET PHYSIOLOGIQUES

SUR

L'ÉTHÉRISATION

PAR

N. PIROGOFF

Docteur en Médecine; Académicien; Professeur à l'Académie Médico-Chirurgicale de St.-Pétersbourg; Chirurgien en chef du second Hôpital militaire; Chef des travaux anatomiques; Chirurgien consultant aux hôpitaux d'Oboukhow, de St. Marie-Madeleine et de St. Pierre et St. Paul; Conseiller d'État, Membre du Conseil Médical et Membre Correspondant de l'Académie des Sciences.

———◆———

ST. PÉTERSBOURG.

IMPRIMERIE FRANÇAISE. TROÏTZKY PÉRÉOULOK. N° 3.

Abb. 26. Titelseite von Pirigoffs Buch, in dem die intestinale Anwendungsart der Narkose zuerst beschrieben wurde. Reproduziert mit freundlicher Genehmigung der Army Medical Library.

den Ätherverdampfer im Wasserbad auf 120° Fahrenheit (48,8 °C). Der dadurch entstandene Druck preßte den Ätherdampf dann in das Rektum. Ebenfalls 1884 gaben Yversen, Hunter, Bull, Weir, Wancher und Post ihre Erfahrungen mit dieser Technik bekannt. Dabei erwähnten sie einige unbefriedigende Resultate mit mehr oder minder heftigen Diarrhoen, Melena und einen Todesfall. Nach Kleiman [5] bewirkt diese Narkoseart grobe Schleimhautläsionen.

Die genannten entmutigenden Ergebnisse führten dazu, daß die Anaesthesie durch Ätherabsorption im Dickdarm wieder verlassen wurde.

1903 jedoch griff J. H. CUNNINGHAM sie wieder auf und gestaltete sie technisch neu, indem er den Transport des Ätherdampfes mit Luft erzielte. FRANK LAHEY [78] publizierte 1905 mit ihm einen ersten Bericht über das neue Verfahren. WALTER S. SUTTON [73] vollendete CUNNINGHAMS Werk und veröffentlichte 1910 die Ergebnisse von insgesamt 140 Fällen. Statt

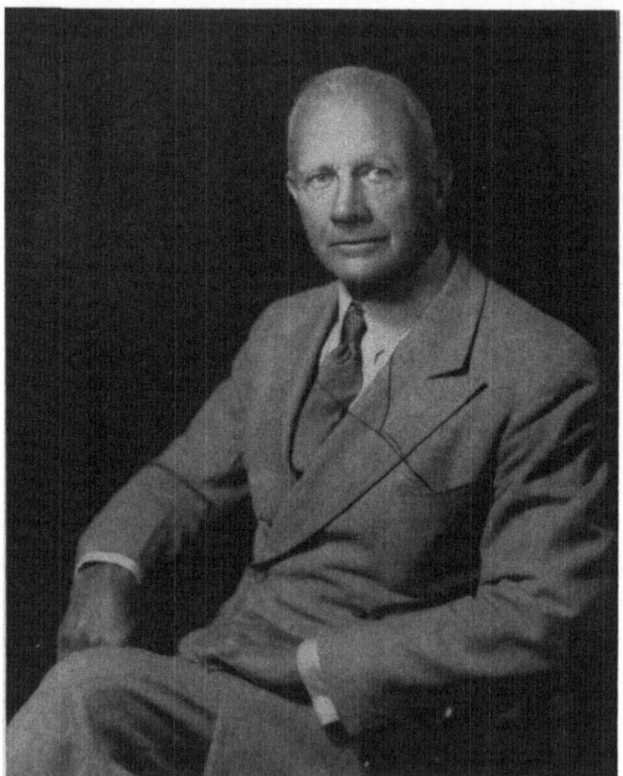

Abb. 27. JAMES T. GWATHMEY.

Luft als Vehikel empfahl er Sauerstoff und er konstruierte eigens für diese Methode einen besseren Apparat als er bisher für diese Narkoseart verfügbar war.

Am 11. August 1913 berichtete JAMES TAYLOE GWATHMEY (Abb. 27) in einer vorläufigen Mitteilung über eine Öl-Äther-Colon-Anaesthesie vor dem 17. Internationalen Medizinischen Kongreß in London. Er bezog sich neben Tierversuchen auch auf klinische Erfahrungen. Durch Zugabe von Carronöl war es ihm gelungen, die Mukosareizung zu verhindern, wenn die Mischung langsam als Einlauf verabfolgt wurde. Diese Art Narkose erwies sich als merklich erfolgreicher. Die erste öffentliche Öl-Äther-Colon-

Anaesthesie fand am 27. September 1913 am People Hospital in New York City statt. Dr. SALOMON ROTHENBERG operierte einen Patienten Dr. I. M. ROTHENBERGS. Die Technik wurde von anderen Krankenhäusern in New York City übernommen und wurde schließlich auch in anderen Gebieten der USA, ebenso wie in anderen Ländern üblich. Am 20. November 1913 hielt Dr. GWATHMEY [79] vor der New Yorker Society of Anesthetists (jetzt *American Society of Anesthetists*), einen Vortrag, worin er die kontinuierliche Anwendung der Öl-Äther-Anaesthesie in mehr als 100 Fällen schilderte.

Statt Carronöl verwandte er das günstigere Olivenöl. 1923 entwickelte GWATHMEY eine erfolgreiche Möglichkeit der Schmerzerleichterung während der Wehen durch eine Äther-Öl-Colon-Anaesthesie, jedoch mit einem geringeren Ätheranteil. 1930 beschrieb er 20000 Fälle, bei denen diese Methode erfolgreich benutzt wurde. Die endgültige Technik bestand aus drei Injektionen von Magnesiumsulfat, Morphinsulfat, das man dem ersten hinzufügte und einer rektalen Instillation von Chinin, Alkohol, Äther und Petroleum oder Olivenöl. Ein weiteres Anaesthetikum, das mit Erfolg rektal verabfolgt wurde, war Tribromäthylalkohol in Amylhydrat (Avertin). Entdeckt wurde dieses Mittel 1917 von EICHHOLZ und 1926 erstmals von BUTZENGEIGER klinisch erprobt.

G. Dämmerschlaf

Eine Form der Analgesie, der sogenannte Dämmerschlaf, erfreute sich großer Beliebtheit in der Geburtshilfe. Angeregt durch Arbeiten SCHNEIDERLINS und KORFFS über Skopolamin-Morphin wandte der Grazer Arzt VON STEINBÜCHEL diesen Dämmerschlaf in seiner geburtshilflichen Praxis an (CLAYE [82]). Ein anderer, früher Verfechter dieser analgetischen Möglichkeit war C. J. GAUSS[1], der den Dämmerschlaf wärmstens empfahl. Von STEINBÜCHEL erkannte die Möglichkeit, daß geburtshilfliche Eingriffe wie Dammnaht, Cervixdilatation nach BOSSI und gelegentlich auch Zangengeburten nach einer Prämedikation mit Skopolamin-Morphin durchgeführt werden konnten.

In einigen Fällen erwies sich eine erneute subkutane Injektion erst nach zwei Stunden als notwendig. Fühlte die Patientin dann noch immer Schmerzen, so ließ man sie Äther oder Chloroform inhalieren. Der entscheidende Beitrag VON STEINBÜCHELS bestand darin, daß er erkannte, wie wenig Inhalationsanaesthetika bei einer Prämedikation mit Skopolamin-

---

[1] Vgl. z. B. GAUSS, C. J.: Die Anwendung des Skopolamin-Morphium-Dämmerschlafes in der Geburtshilfe. Med. Klin. **2**, 136–138 (1906) und spätere Arbeiten.

Morphin nötig waren. Wegen der oft ungenügenden Schmerzausschaltung traten ungünstige Einflüsse auf die Uteruskontraktion ein und häufig war das Ergebnis eine Asphyxie der Neugeborenen. In der Geburtshilfe ist heute der Dämmerschlaf, obwohl er einstmals mit großer Begeisterung aufgenommen worden war, nicht mehr das Mittel der Wahl. Andererseits ist aber eine der Allgemeinnarkose vorausgehende Medikation bei chirurgischen Eingriffen heute, wie sie auch von CRILE empfohlen wurde, allgemein üblich.

H. Äthylen, Divinyloxyd, Cyclopropan, Cypromäther

Auf dem Gebiet der Allgemeinanaesthesie wurden noch viele weitere Mittel entdeckt, von denen einige so wenig erfolgreich waren, daß sie hier keiner Erwähnung bedürfen. Andere wiederum gewannen entscheidende Bedeutung. Eines dieser Analgetika, das Äthylen, hat eine recht interessante Geschichte.

Das Äthylen oder Olefiant-Gas, unter welchem Namen es ursprünglich in der Literatur auftauchte, wurde vermutlich erstmals von BECKER [*83*] beschrieben. Der genaue Zeitpunkt läßt sich nicht mehr mit Sicherheit feststellen. Ein anderer, in dieser Richtung tätiger Forscher der Frühzeit war JOHANNES INGENHOUSS. In JOSEPH PRIESTLEYS Buch: „*Experiments and Observations relating to Various Branches of Natural Philosophy*", (London und Birmingham, 1779–1786, 3 Bände, LUCKHARDT und LEWIS [84]) wird er als erster Hersteller dieser Substanz genannt.

In der Hoffnung, ein besseres als die gebräuchlichen Anaesthetika zu finden, erprobte THOMAS NUNNELY, ein Chirurg in Leeds, im Jahre 1849 37 Verbindungen, über die er einen ausführlichen Bericht vorlegte. Seine Erfahrungen mit dem Äthylen waren unbefriedigend. NUNNELY glaubte daher dieses Gas als Analgetikum nicht empfehlen zu können. Leuchtgas erwies sich experimentell als überlegen. Trotzdem berichtete er über die Anwendung von Äthylendichlorid als Narkotikum, und er schien zu besseren Ergebnissen gelangt zu sein als SIMPSON, der ebenfalls damit arbeitete.

Heute erinnert man sich NUNNELYs hauptsächlich wegen seiner Beschreibung der narkotischen Eigenschaften einer Mischung aus Äther und einer alkoholischen Chloroformlösung, die unter der Bezeichnung *A.C.E.-Mischung*[1] (1 Teil Alkohol, 2 Teile Chloroform, 3 Teile Äther) in der Mitte und gegen Ende des 19. Jahrhunderts weit verbreitet waren. W. J. MAYO [*86*] beschrieb in seinen Jugenderinnerungen die Anwendung der *A.C.E.-Mischung* in der chirurgischen Praxis seines Vaters

---

[1] HEWITT schreibt diese Mischung Dr. GEORGE HARLEY zu in seinem Buch: Anaesthetics, 3. Auflage, Seite 466.

WILLIAM WORALL MAYO. Als Anaesthesist betätigte sich in diesem Falle der damals erst 12 Jahre alte C. H. MAYO.

Als nächster stellte der Physiologe LUDIMAR HERMANN [87] Versuche mit dem Äthylen an und beschrieb 1864 seine schwach berauschende Wirkung. DAVY und MÜLLER studierten ebenfalls die anaesthetischen Eigenschaften. FRANZ LÜSSEM [88] gab 1885 einige nicht zufriedenstellende Untersuchungsergebnisse bekannt, bei denen er ein 75%iges Äthylen-Sauerstoffgemisch verwendet hatte. Diese ungünstigen Resultate wurden auf die mutmaßliche Gegenwart von Kohlenmonoxyd zurückgeführt. Mit dem gereinigten Produkt einer 80%igen Äthylen-Sauerstoffmischung anaesthesiert er sodann zwei Hunde und ein Meerschweinchen. Auch er selbst inhalierte diese Mischung. Dabei fielen ihm nach 18 Minuten eine Schwäche der Arme und Beine, sowie ein Schwindelgefühl und eine Gangunsicherheit auf.

Etwa um dieselbe Zeit fand auch der bereits erwähnte Sir BENJAMIN WARD RICHARDSON, daß es sich bei dem Äthylen um ein brauchbares Anaesthetikum handelte. Er hielt allerdings seinen gasförmigen Zustand für einen Nachteil.

Eine Zeitlang geriet es dann als Anaesthetikum in Vergessenheit. Erst ARNO B. LUCKHARDT [89] (Abb. 28) und R. C. THOMPSON wiesen 1918 auf Grund ihrer experimentell erhärteten und sorgfältig zusammengestellten Daten auf die narkotischen und analgetischen Eigenschaften einer Mischung aus 80% Äthylen und 20% Sauerstoff hin. Diese Versuche waren von ihnen unternommen worden, um die Wirkung des Äthylens auf tierisches Protoplasma aufzuklären. Angeregt wurden sie dazu durch die Arbeit WILLIAM CROCKERS und LEE IRVING KNIGHTS [90]. CROCKER und KNIGHT hatten 1908 die Wirkung des Äthylens auf Nelken studiert. In jenem Jahr erlitten die Nelkenzüchter große Verluste beim Versand ihrer Blumen nach Chicago. Die Nelken ließen, sobald sie in die Gewächshäuser gebracht wurden, die Köpfe hängen und ihre Blütenknospen pflegten sich nicht zu öffnen. In dem Glauben, daß das Leuchtgas für den Schaden an den Blumen verantwortlich sei, untersuchten die Botaniker des *Hull Botanical Laboratory* seine Auswirkung auf Pflanzen. Nach umfangreichen Untersuchungen erklärten sie das zu 4% im Leuchtgas enthaltene Äthylen für das eigentliche Übel.

Wegen seiner Giftwirkung auf Nelken unternahmen LUCKHARDT und THOMPSON entsprechende Versuche mit dem Äthylen bei Tieren. Es gelang ihnen jedoch nicht, bei den Versuchstieren irgendwelche Vergiftungserscheinungen hervorzurufen, vielmehr konstatierten sie seine ausgesprochen narkotische Wirkung. Der Erste Weltkrieg unterbrach ihre Studien. 1922 nahm LUCKHARDT, damals in Zusammenarbeit mit J. B. CARTER, diese wieder auf. Die früheren, unveröffentlichten Ergebnisse wurden bestätigt und die Versuche weiter ausgedehnt. Die guten Erfahrungen bei verschiedenen Tieren ließen nun auch Selbstversuche LUCKHARDTs und CARTERS zu.

Auch andere Freiwillige zog man heran. Später veranstalteten sie im Kreise interessierter Ärzte und Anaesthesisten der Universität Chicago eine private Demonstration. Die Zuschauer waren so begeistert, von den vortrefflichen Narkoseeigenschaften des Äthylens, daß es schon in kürzester Zeit, nämlich am 14. März 1923, von ISABELLA HERB für den Chirurgen ARTHUR DEAN BEVAN am Presbyterian Hospital in Chicago bei Allgemeinnarkosen gebraucht wurde. Nicht lange darnach, am 27. April 1923, berichteten LUCKHARDT und CARTER [91] über Allgemeinnarkosen mit Äthylen bei 106 chirurgischen Eingriffen[1]. In der Zwischenzeit teilte auch ISABELLA HERB [92] ihre klinischen Erfahrungen mit.

J. COTTON [93] schilderte 1917 im *Canadian Medical Association Journal* die wirksamen anaesthetischen und analgetischen Eigenschaften des Äthers mit Äthylenzusatz und WILLIAM E. BROWN [94], ebenfalls ein

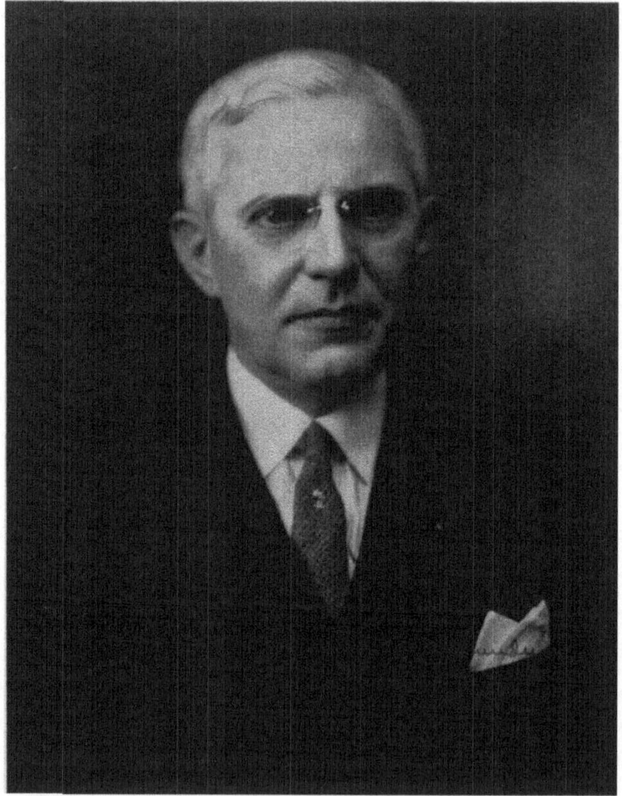

Abb. 28. ARNO B. LUCKHARDT.

___

[1] Eine hübsche Erzählung über die Geschichte des Äthylens findet sich in folgendem Bericht: LUCKHARDT, A. B.: An Adventure in Research. (Bulletin Connecticut Dental Association, Seite 45–56, Mai 1944.)

Kanadier, veröffentlichte im März 1923 eine vorläufige Mitteilung über den experimentellen Beweis des Wertes von Äthylen als Anaestheticum, in Unkenntnis der Arbeit von LUCKHARDT u. Mitarb.

Nachdem diese Substanz in die Klinik Eingang gefunden hatte, wurden noch andere Mittel für die Allgemeinnarkose entdeckt. CHAUNCEY D. LEAKE, von der Universität California (Abb. 29), bekannt durch seine pharmako-

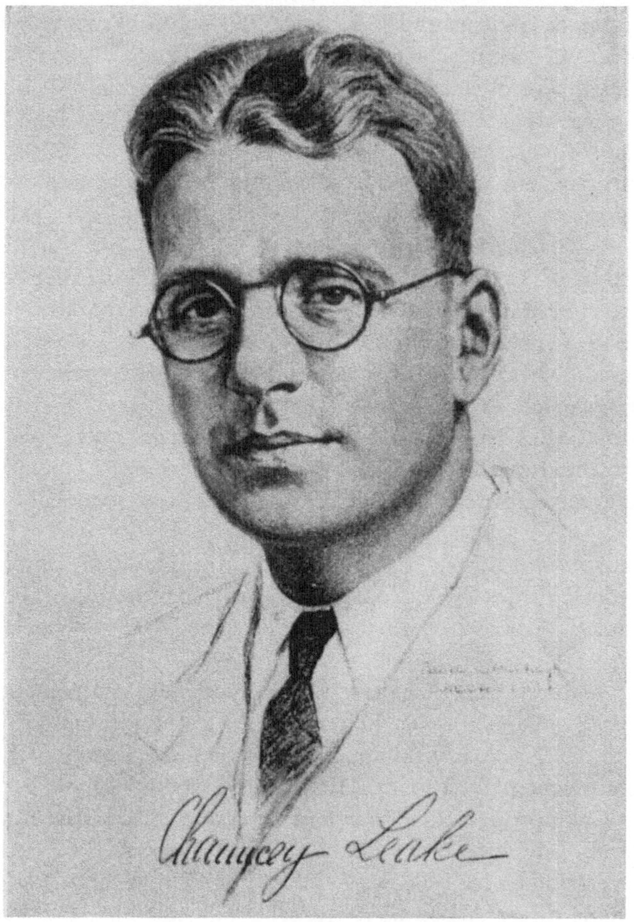

Abb. 29. CHAUNCEY D. LEAKE.

logischen Untersuchungen verschiedener Anaesthetika und seiner daraus resultierenden Enttäuschung über deren unsicheren Wirkungsmechanismus, stellte eine richtige Hypothese auf. Zusammen mit M. J. CHEN [95] schlug LEAKE vor, interessehalber eine Molekülverbindung in Anlehnung an die chemische Struktur des Äthylens und Äthyläthers herzustellen. Beide

Forscher ahnten, daß diese Verbindung ein vielversprechendes Allgemein-anaesthetikum sein würde. Als diese Vorhersage gemacht wurde, war das Divinyloxyd nur theoretisch bekannt (LEAKE [96]). LEAKES Bitte entsprechend, sandten ihm RANDOLPH MAJOR und W. L. RUIGH von der Universität Princeton 1930 eine ungereinigte Probe des vorher genannten, ungesättigten Äthers. 1931 stellten sie dann reines Divinyloxyd her. Nach pharmakologischen Studien LEAKES', P. K. KNOEFELS und GUEDELS [98] an Tieren, zeigten S. GELFAN und J. R. BELL [99], von der Universität Alberta, dessen sichere Anaesthesiewirkung beim Menschen. Die Anaesthesistin Dr. DOROTHY WOOD wandte es 1933 an der Universitäts-Klinik in San Franzisco erstmals anläßlich einer Cholecystektomie bei einer adipösen Patientin an.

Cyklopropan, ein anderes, relativ neuartiges Narkotikum, wurde 1882 von AUGUST FREUND entdeckt. Propylen, ein Isomer des Cyklopropans, wurde dabei als Verunreinigung festgestellt. Viele Jahre später stießen G. H. LUKAS und VELVIEN E. HENDERSON [101] (1928) auf der Suche nach der Ursache der Herzschädigung bei Propylennarkosen auf das Cyklopropan als mögliche Verunreinigung des Propylens. Das Cyklopropan konnte jedoch für die Herzschädigung nicht verantwortlich gemacht werden. Hingegen ließ sich experimentell feststellen, daß seine Wirksamkeit als Narkotikum die des Propylens übertraf. Außerdem zeichnete es sich bei den Labortieren durch rascheren Wirkungseintritt, geringere Toxizität bei den für die Narkose erforderlichen Konzentrationen und schnellere Ausscheidung aus.

HENDERSON und LUKAS [102] setzten ihre Forschungen weiter fort. Mit der Pharmakologie des Cyklopropans befaßten sich fernerhin M. H. SEEVERS, W. J. MEEK, E. A. ROVENSTINE und J. A. STILES [103] von der Universität Wisconsin.

Ermutigt durch die Arbeiten seiner Kollegen, untersuchte RALPH WATERS [104] (Abb. 30), der Leiter der Anaesthesieabteilung derselben Universität, die Narkosewirkung dieses Stoffes an Tieren. Als nächsten Schritt verabreichten WATERS u. Mitarb. sich gegenseitig zur größten Zufriedenheit Cyklopropan. 1930 wandten sie es zum ersten Mal für Eingriffe in Narkose an. Im Oktober des Jahres 1933 lud man eine Gruppe Anaesthesisten aus verschiedenen Teile des Landes an die Universität Wisconsin ein, die Ergebnisse dieser Arbeit in Augenschein zu nehmen. Die Einführung erwies sich als Erfolg und die Mitglieder der dortigen Anaesthesieabteilung veröffentlichten den ersten klinischen Bericht über die Verwendung von Cyklopropan bei Allgemeinnarkosen.

1939 versuchten JOHN C. KRANTZ jr., C. JELLEF CARR, SYLVAN E. FORMAN und WILLIAM E. EVANS jr., von der pharmakologischen Fakultät der Universität Maryland, die Synthese einer Verbindung von Äther und Cyklopropan.

Ihnen glückte die Entwicklung eines brauchbaren Herstellungsmodus für aliphatische Cyklopropyläther. Die erste Verbindung dieser Reihe, deren Struktur sie aufzuklären und darzustellen vermochten, war der Cyklopropylmethyläther. Sie gaben ihm den Namen „Cypromäther".

Ihre pharmakologischen Versuche haben gezeigt, daß dem Cypromäther eine stärkere analgetische Wirkung innewohnt als dem Äthyläther. Nach diesen experimentellen Forschungsergebnissen, die so zufriedenstellend

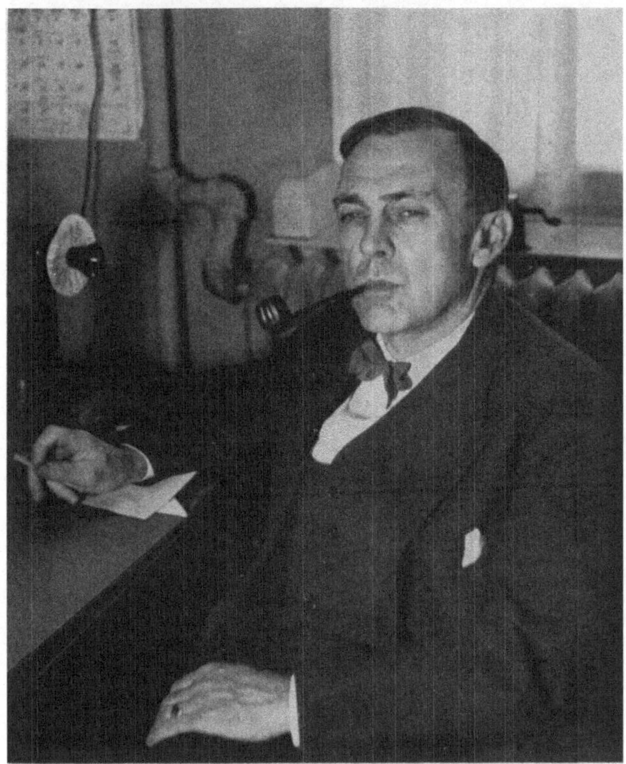

Abb. 30. RALPH M. WATERS.

verlaufen waren, daß einer klinischen Erprobung nichts mehr im Wege stand, wurde ein Patient, der sich freiwillig dazu bereit erklärt hatte, in Cypromäthernarkose operiert. Er erwachte daraus wieder ohne Zwischenfälle.

1940 berichteten CONSTANCE BLACK, GEORGE E. SHANNON und JOHN C. CRANTZ jr. [107] über die ersten eigenen 25 Fälle, die in Cypromäthernarkose operiert worden waren.

I. Intravenöse Anaesthesie und verwandte Verfahren

Die Entdeckung einer Methode der direkten Übertragung von Flüssig-
keiten in den Blutstrom wird von seinen Zeitgenossen OLDENBURG [*108*]
und CLARCK [*109*] dem berühmten Architekten Sir CHRISTOPH WREN (Abb.
31) geschrieben. Die ersten Versuche damit wurden 1656 im Hause des französischen Botschafters, des Herzogs von Bordeaux, durchgeführt. WREN

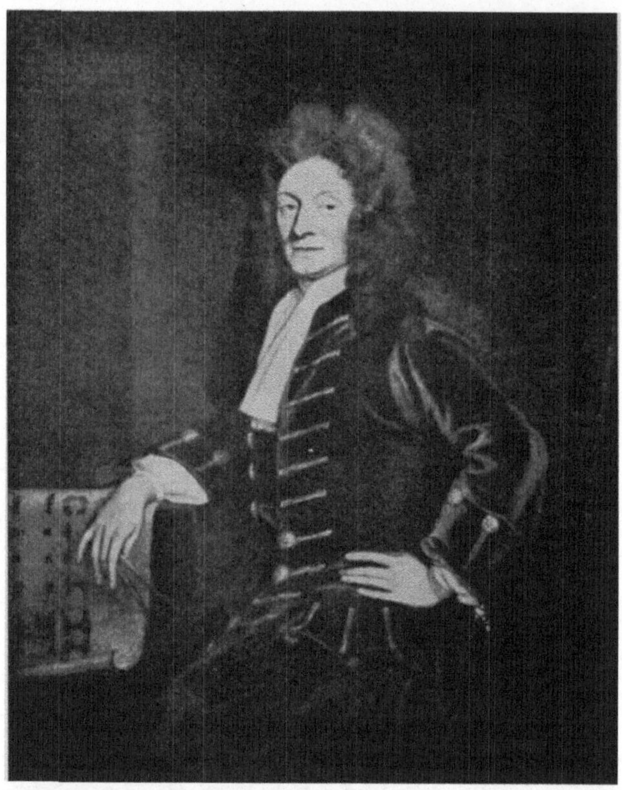

Abb. 31. SIR CHRISTOPHER WREN, der Entdecker der intravenösen Injektion von
Medikamenten. Reproduziert nach der Titelseite zu Ann. Med. Hist. Juli 1929.
Mit freundlicher Genehmigung des Verlages Paul B. Hoeber, Inc.

war zu dieser Zeit Professor der Astronomie an der Universität Oxford.
Er unterband bei einem großen mageren Hund die Venen und führte eine
Spritze durch eine herzwärts von der unterbundenen Stelle angelegte
Öffnung ein. Die Spritze bestand aus einer Tierblase an der ein Federkiel
angebracht war und die einmal mit einer Opiumlösung, ein anderes Mal
mit einer Lösung von Crocus metallorum gefüllt war. WREN stellte fest, daß
intravenöse Opiumgaben den Hund rasch einschläferten, ohne ihn zu töten.

Eine große Einzeldosis freilich, die er auf dieselbe Weise einem anderen Hund eingespritzt hatte, führte zum Erbrechen und hatte den Tod des Tieres zur Folge. Wahrscheinlich war sich WREN über die erreichte Narkosewirkung nicht im klaren, denn er hatte seine Versuche in der Hoffnung

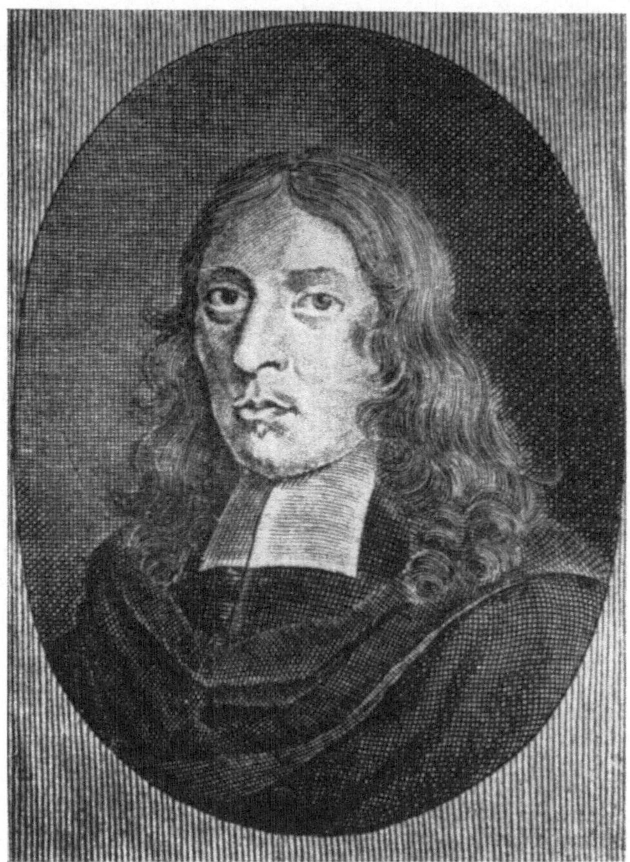

Abb. 32. RICHARD LOWER, der als erster Bluttransfussionen an Tieren vornahm. Reproduziert aus STIRLING, W.: Einige Apostel der Physiologie. London: Waterloo and Sons 1902.

unternommen, ein neues therapeutisches Verfahren zu entdecken. Nach STURGIS [*110*], injizierte WREN auch Bier und Wein in die Blutbahn, vermutlich um deren medikamentöse Auswirkungen kennenzulernen.

Um das Jahr 1665 herum wurde das erste Mal der selbständige Versuch einer intravenösen Narkose unternommen (JARMAN [*111*]). Zu dieser Zeit spritzte SIGISMUND ELSHOLTZ eine Opiatlösung zur Erzielung einer Ge-

fühllosigkeit. Ungefähr um die gleiche Zeit (Februar 1665) übertrug
RICHARD LOWER [*114*] (Abb. 32) erstmals Blut auf Tiere. Am 15. Juni 1667
führte JEAN-BAPTISTE DENIS VON MONTPELLIER, unterstützt von Dr.
EMMEREZ, die erste Blutübertragung beim Menschen durch. Der Bericht
über Dr. LOWERS Experimente [*112*] erschien in den ‚Philosophischen
Transaktionen' der Königlichen Gesellschaft am 17. Dezember 1666, und
der über Dr. DENIS Versuch [*113*] am 22. Juli 1667, ebenfalls in den
‚*Transaktionen*'. Bei all diesen frühen Versuchen wurde das Blut von Tieren,
in der Regel von Schafen, benutzt. Bei einem von DENIS' Fällen kam jedoch
auch das Blut eines Kalbes zur Verwendung. LOWER und EDMUND KING
[*114*] übertrugen ebenfalls Blut auf einen Mann namens Arthur Coga und
zwar am 23. November 1667. In einem von DENIS' Fällen war dieses Vorgehen von der Hoffnung getragen, den verwirrten Geisteszustand eines
Patienten bessern zu können. Wegen der gefährlichen Nebenwirkungen bei
diesen ersten Übertragungsversuchen und des Todes von einem von
DENIS' Patienten (wahrscheinlich nicht als Folge der Transfusion sondern
durch Intoxikation bedingt) wurde in Frankreich die Blutübertragung auf
Menschen von Rechts wegen verboten und auch vom englischen Parlament
1670 durch ein Gesetz für illegal erklärt. Über viele Jahre hinweg wurde
dieses Verfahren nicht mehr praktiziert.

JAMES BLUNDELL [*116*], der hervorragende englische Geburtshelfer und
Physiologe, ist zum bahnbrechenden Erneuerer des Transfusionswesens
geworden. Zahlreiche seiner Patientinnen starben ihm unter den Händen
hinweg infolge einer Blutung während der Geburt oder in der Nachgeburts-
periode. BLUNDELL vertrat die Auffassung, daß durch Gaben von Blut, ihr
Leben zu retten gewesen wäre. Seine Forderung, daß man bei der Blutübertragung nur solches von einem artgleichen Tier verwenden dürfe,
übertrug er auch auf Menschen, als er seine erste Transfusion bei einer
Patientin vornahm (26. September 1818). Unglücklicherweise war die
Patientin schon unrettbar verloren und so konnte ihr durch dieses therapeutische Vorgehen das Leben nicht wiedergeschenkt werden. BLUNDELL
wiederholte sein Vorgehen noch bei vielen anderen Gelegenheiten, und
nach STURGIS [*110*] überlebten von 10 seiner Patientinnen 5 die Bluttransfusionen. Trotz der Fehlschläge glaubte er fest an die therapeutischen Vorteile der Blutübertragung und sagte der Welt voraus, daß sie deren Wert
noch einmal erkennen werde.

Ein anderes Verfahren, das der Bluttransfusion und der intravenösen
Narkose nahesteht, ist die parenterale Zufuhr von Kochsalzlösungen bei
Patienten im Schockzustand. Nach ADAMS [*45*] war es LATTA aus Leith in
Schottland, der diese Methode im Jahre 1831 einführte. Gegen Ende des
19. Jahrhunderts stellten zahlreiche Forscher die Wirksamkeit physiolo-
gischer Kochsalzinfusionen bei chirurgischen und traumatisch bedingten
Schockzuständen fest (HIRSH [116]). Eine Zeitlang übertrafen die Koch-

salzinfusionen an Zahl sogar die Bluttransfusionen, da man sowohl das Problem der Gerinnbarkeit als auch das der Beschaffung von Blutspendern umgehen konnte.

1835 führte Theodor Bischoff [117] einige, sehr aufschlußreiche Versuche aus. Er konnte zeigen, daß bei Blutübertragungen von einem Tier auf das einer anderen Rasse, Vergiftungserscheinungen und der Tod eintraten. Er erkannte aber auch, daß ungerinnbar gemachtes Blut von einem Versuchstier ohne weiteres vertragen wurde. Nach Hirsh [116] war es John Braxton-Hicks, der als erster das Anwendungsgebiet der chemischen Antikoagulantien 1868 umriß. Er fügte dem zu Transfusionen gebrauchten Blut Natriumphosphat hinzu, dessen antikoagulierende Wirkung ihm aufgefallen war.

Erst 1914 setzte indessen der eigentliche Erfolg auf dem problematischen Gebiet der Antikoagulantien ein. Zu dieser Zeit beschrieb A. Hustin [118, 119] in Belgien ein neues Verfahren der Blutübertragung, bei welchem eine Lösung von Glukose und Natriumzitrat als gerinnungshemmender Stoff benützt wurde. Im selben Jahr führte Professor Luis Agote [120] in Buenos Aires die Übertragung von Zitratblut durch, ohne daß es zu einem Zwischenfall kam. 1915 gab Richard Lewisohn [121] in New York ein Verfahren zur Dosierung des Natriumzitrats an. Dabei blieben die gerinnungshemmenden Eigenschaften voll erhalten, während die toxischen Nebenwirkungen ausgeschaltet wurden. Nach experimenteller Prüfung dieses Verfahrens, das sich als einwandfrei erwies, erfuhr man, daß er mit dieser Methode zweien seiner Patienten ohne Zwischenfälle Blut übertragen hatte.

Abgesehen von der Problematik der Gerinnbarkeit, blieb die Frage offen, warum im Verlaufe einer Transfusion ein bestimmtes menschliches Blut sich nicht mit dem eines anderen Patienten vertrug. Denn auch bei ausschließlichem Gebrauch menschlichen Blutes für Transfusionszwecke, ergaben sich in zahlreichen Fällen Komplikationen größeren Ausmaßes.

Im Jahre 1900 beschrieben Karl Landsteiner [122] und Samuel Shattuck [123] unabhängig voneinander die Unverträglichkeit verschiedener menschlicher Blutgruppen. In einer Fußnote seiner Arbeit weist Landsteiner darauf hin, daß es drei Blutgruppen gäbe. Eine vierte Gruppe wurde unabhängig davon durch die beiden Studenten Castello und Sturli 1902 (Sturgis [110]) entdeckt. Erst die Lösung des Problems der Blutgruppenübereinstimmung und der Gerinnbarkeit machte die erfolgreiche Bluttransfusion überhaupt möglich. In unseren Tagen hat sich die Blutbank als Einrichtung zur Aufbewahrung von Blut über 10 Tage hinweg bewährt. Auch Blutserum und Plasma finden in gewissen Umfang als Blutersatz [124] Verwendung und haben sich besonders in Kriegszeiten als wertvoll erwiesen.

Die erste Monographie über die intravenöse Narkose, die in Druck erschienen ist, stammt von Pierre-Cyprien Oré [125] (Abb. 33) und ist aus

6*

dem Jahre 1875. Schon 1872 hatte er eine vorläufige Mitteilung über diesen Gegenstand veröffentlicht. Oré [*126*] experimentierte an Tieren mit intravenös verabreichtem Chloralhydrat. Nachdem diese Tierversuche glatt

ÉTUDES CLINIQUES

SUR

L'ANESTHÉSIE CHIRURGICALE

PAR LA MÉTHODE

DES INJECTIONS DE CHLORAL DANS LES VEINES

PAR LE D' ORÉ

Lauréat de l'Institut, Chirurgien honoraire des Hôpitaux,
Docteur ès-Sciences naturelles,
Professeur de Physiologie et Lauréat de l'École de Médecine de Bordeaux,
Membre et Lauréat de l'Académie des Sciences (Médaille d'argent et Médaille d'or) ;
Membre honoraire de la Société de Médecine de Gand ; Associé national de la Société d'Anthropologie ;
Correspondant de la Société de Chirurgie, de la Société de Biologie,
de la Société des Sciences, Lettres et Arts d'Évreux,
des Sociétés de Médecine de Marseille, Caen, Metz, Poitiers ; de la Société de Médecine
et de Chirurgie pratique de Montpellier ; Officier de l'Instruction publique ; Chevalier de la Légion d'honneur
et de l'Ordre de la Conception du Portugal.

PARIS

J.-B. BAILLIÈRE ET FILS
LIBRAIRES-ÉDITEURS DE L'ACADÉMIE DE MÉDECINE
16, rue Hautefeuille, 16

1875

Abb. 33. Titelseite der ersten Monographie über die Intravenöse Anaesthesie. Reproduziert mit freundlicher Genehmigung der Army Medical Library.

verlaufen waren, sah er sich in die Lage versetzt, auch am Menschen damit Allgemeinnarkosen auszuführen. Am 16. Februar 1874 erstattete Oré der Französischen Akademie der Wissenschaften einen Bericht über den ersten Fall dieser Anaesthesieart am Menschen. Seine Darstellung war von großem Enthusiasmus getragen. Er verlieh darin seiner Überzeugung Ausdruck, daß das Chloralhydrat der Inhalationsnarkose mit Äther oder Chloroform überlegen sei. Trotzdem wurde die intravenöse Narkose noch lange außer acht gelassen. Wie schon GREENE [127] vermutet hat, konnte sich ORÉS Mittel wegen der Anforderungen, die man an ein Narkoticum stellen muß, neben den anderen nicht behaupten. Es hatte eine lange Nachwirkung und seine für chirurgische Zwecke erforderliche Dosis lag nahe an der toxischen. Vor und nach der Einführung der Barbiturate im Jahre 1903, die die intravenöse Anaesthesie revolutionieren sollten, erprobte man unablässig neue Verbindungen.

1899 arbeitete H. DRESSER in München mit Hedonal [45] (Methyl-propylkarbinolurethan) und 1905 konnte seine Brauchbarkeit für Narkose-zwecke bei intravenöser Verabreichung durch N. P. KRAKOW u. Mitarb. in Petersburg bestätigt werden. Aus diesem Jahr liegt ein Bericht FEDO-ROWS aus Petersburg vor, der die guten Ergebnisse bei 530 Patienten, denen er Hedonal in physiologischer Kochsalzlösung verabreicht hatte, schilderte [111].

1909 benützte BIER [45] die intravenöse Leitungsblockade zur Schmerz-ausschaltung an den Gliedmaßen. Er bediente sich einer Lösung von Pro-kainhydrochlorid, die in die dem Operationsfeld nahen Venen gespritzt wurde. Gleichzeitig meldete sich in Deutschland LUDWIG BURCKHARDT mit intravenösen Chloroform- und Ätherinjektionen bei Allgemeinnar-kosen zu Wort. Die dabei auftretenden großen technischen Schwierig-keiten führten jedoch dazu, daß diese Methode bald wieder verlassen wurde. 1912 machte J. GOYANES in Madrid Mitteilung über intraarterielle Injek-tionen von Prokainhydrochlorid [45].

H. NOEL und H. S. SOUTTER [128] beschrieben 1913 den intravenösen Gebrauch des Paraldehyds für Narkosezwecke. In den Jahren nach dem Ersten Weltkrieg nahm die intravenöse Verabreichung von Paraldehyd ein bemerkenswertes Ausmaß an. Bis heute hat es seine zwar begrenzte aber gesicherte Stellung unter den intravenösen Narkosemitteln behaupten kön-nen (GREENE [127]). Es dient hauptsächlich als Basisnarkoticum bei größeren und zur Vollnarkose bei kleineren Operationen.

ELISABETH BREDENFELD [129] berichtete 1916 aus der Schweiz über eine intravenöse Mischspritze aus Morphium und Skopolamin. Im gleichen Jahr schlugen C. H. PECK und S. J. MELTZER [130] die klinische Anwendung von Magnesiumsulfat zur intravenösen Narkose vor. Ein anderes, intra-venös verabfolgtes Anaestheticum war der Äthylalkohol. NAKAGAWA [131] erprobte ihn experimentell in Japan im Jahre 1921. M. C. MARIN [47] in Mexiko festigte den klinischen Ruf dieses Mittels 1929. Zur selben Zeit berichtete MARTIN KIRSCHNER [132] über das Avertin (Tribromäthyl-alkohol in Amylwasserstoff) und seine intravenöse Anwendung.

Nach GREENE [127] war keiner der vorgenannten Verbindungen mit Ausnahme des Paraldehyds ein dauerhafter Erfolg beschieden. Die mit diesen Mitteln erzeugte intravenöse Narkose gestattete keineswegs eine so universelle Kontrolle wie die Inhalationsnarkose, noch war sie so zuverlässig und sicher wie diese. Darüber hinaus stand mit der Einführung der

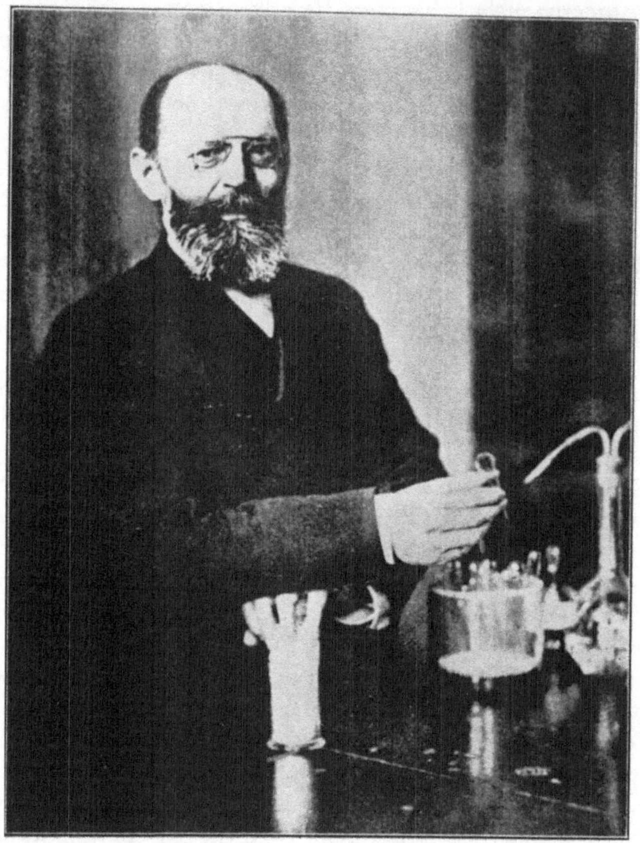

Abb. 34. EMIL FISCHER, der die ersten Barbiturate synthetisierte. Reproduziert aus MOEWE, F. J.: Geschichte der Chemie. New York: McGraw-Hill 1918.

Endotrachealnarkose im Jahre 1909 (auf die später noch näher eingegangen wird) ein Verfahren zur Verfügung, das im herkömmlichen anaesthetischen Sinne ungefährlicher als die intravenöse Narkose war[1].

---

[1] Mit der Einführung des Evipannatriums (1933) und des Pentothalnatriums (1934) konnte sich die intravenöse Anaesthesie erfolgreich neben der Endotrachealnarkose behaupten. Bei bestimmten Eingriffen hat jede der genannten Narkosearten ihren Vorteil, insofern als sie bei Eingriffen am Gesicht und am Hals dem Chirurgen ungehinderten Zugang zum Operationsfeld ermöglicht.

Die Grundlage für die relativ junge intravenöse Anaesthesie und ihren ununterbrochenen Siegeszug bildeten die Barbiturate. Das Veronal (Barbital) war das erste derartige Mittel, dessen Synthese 1902 in Berlin EMIL FISCHER [133] (Abb. 34), einem der bedeutendsten physiologischen Chemiker aller Zeiten, gelang. Dieses erste Barbiturat besaß eine sehr lang anhaltende Wirkung bei einem sehr verzögerten Wirkungseintritt. Es führte bei den Patienten zu einem tiefen Schlaf, aus dem sie erst nach 24–48 Std wiedererwachten. Andere lang wirkende Barbiturate sind das Phenobarbital, Soneryl, Dial, Neonal. 1920 unternahm BARDET in Frankreich Versuche mit dem Somnifen (einer Verbindung aus Veronal und Alurat). 1924 führten FREDET und PERLIS die Technik der intravenösen Injektion dieses Mittels ein. Im selben Jahr benützte BOGENDÖRFER in Würzburg das Dial (Diallylbarbitursäure) für Anaesthesiezwecke. Die intraperitoneale Anwendung von Dial empfahlen JOHN F. FULTON u. Mitarb. bei neurologischen Operationen an Tieren. Am 2. Juni 1929 benützten sie es auf den Rat JOHN BEATTIES hin erstmals in Oxford. Nach ihrer Übersiedelung nach Yale haben FULTON und seine Kollegen Dial, Natriumamytal und Pentobarbital (Nembutal) in nahezu 5000 Fällen als Anaestheticum im Tierversuch mit gutem Erfolg angewandt. Pernoston oder Pernokton fand als erstes Barbiturat in großem Umfang bei der intravenösen Allgemeinnarkose Verwendung. In Deutschland geht seine Einführung auf R. BUMM [45] zurück (1927). Es zeichnete sich durch einen raschen Wirkungseintritt aus und war aus diesem Grunde für die Narkose besser geeignet als die vorher genannten Barbiturate.

In das Jahr 1929 fällt auch die intramuskuläre Somnifengabe zur Erzielung einer Narkose (GEYER [136]). Im gleichen Jahr erfolgte auch die Mitteilung der intravenösen Anwendung von Natriumamytal durch G. ZERFAS, J. T. C. McCALLUM u. Mitarb. [137, 138]. JOHN S. LUNDY (Abb. 35) von der Mayo Clinic, beschrieb die anaesthetische, hypnotische und antispasmodische Eigenschaft der Barbiturate unter besonderer Berücksichtigung des Natriumamytal. Dieses spezielle Barbiturat fand in den Vereinigten Staaten von Nordamerika zwischen 1929 und 1938 häufiger als irgendein anderes intravenöses Narkosemittel Verwendung (ADAMS [45]). Nach GREENE spielt das Natriumamytal noch immer eine große Rolle bei der Behandlung von Patienten mit neurologischen und psychiatrischen Erkrankungen, aber die Einführung neuer, noch kürzer wirkender Barbiturate hat seine Verwendung weiter eingeschränkt. Das Natriumamytal wurde seit seiner Entdeckung 1928 in der experimentellen Chirurgie als Anaestheticum bei Tieren gebraucht. JOHN F. FULTON [139] benützte es als erster für diese Zwecke am 21. Januar 1929. Zahllose Forscher benützten es etwa zur gleichen Zeit in ihren Laboratorien.

Über die intravenöse Anwendung von Pentobarbital (Nembutal) berichteten 1930 R. H. FITCH, R. M. WATERS und A. J. TATUM [141]. LUNDY

[*142*] kam nach einer ausgedehnten Untersuchungsreihe mit Natriumamytal und Neonal, die er im selben Jahr durchgeführt hatte, zu dem Ergebnis, daß die mit diesen Barbituraten erzeugte intravenöse Narkose wegen
unvorhersehbarer Nebenwirkungen nicht zu rechtfertigen war. 1931 jedoch

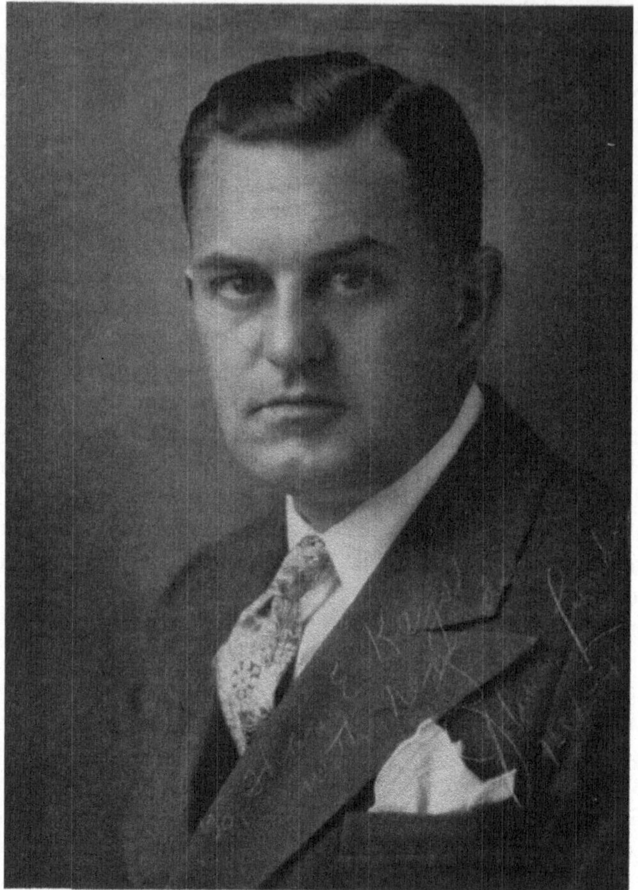

Abb. 35. John S. Lundy.

setzte er sich für die intravenöse Anwendung des Pentobarbitals als Schlafmittel ein. Eine Bereicherung im praktischen Gebrauch der intravenösen
Anaesthesie stellte die Entwicklung des Evipans dar. Es wurde erstmals von
den Chemikern Kropp und Taub synthetisch hergestellt (Bogendörfer
[*134*]). H. Weese und W. Scharpff beschrieben 1932 seine pharmakologische und klinischen Eigenschaften. Dieses neue Barbitursäurederivat
besitzt einen sehr rasch einsetzenden hypnotischen Effekt. Die eintretende
Narkosetiefe ist dementsprechend nur sehr kurz anhaltend. 1933 stellte

Weese [145] eine verbesserte Verbindung, das Evipannatrium, her, das als intravenöses Narkosemittel verwendbar war. Das Evipan (in den USA Evipal genannt) bot sich wegen seines raschen Abbaus im Körper als sehr sicheres Narkoticum von kurzer Wirksamkeit an. Geyer [136] berichtete, daß mit diesem Mittel über 4 Millionen Patienten operiert worden sind. Eine der ersten Arbeiten über die klinische Anwendung des Evipans veröffentlichten Jarman und Abel 1933.

1934 führte Lundy die Methode der intermittierenden Pentothalgaben ein (Natriumsalz der Äthylmethylbarbitursäure). Er stellte auch Versuche mit einem verwandten Barbiturat, dem Natriumsalz der Allylbutylthiobarbitursäure, an. Seiner Meinung nach war von den beiden Verbindungen das Natriumpentothal im Vergleich zum Evipannatrium für die Narkose besser geeignet. Lundy wies auch auf die erheblich stärkere Wirkung des Natriumpentothals hin. Darüber hinaus ließ sich damit für den Chirurgen eine bessere Entspannung erzielen, als dies bei den üblichen Barbituraten der Fall war. Seit seiner Einführung in den USA fand es weite Verbreitung. An der Mayo Clinic wurde es allein oder in Kombination mit anderen Narkosemitteln bis zum 31. Januar 1941 einschließlich bei 31 931 Operationen [148] angewandt. Erst vor kurzem empfahl J. R. Fulton [149], intravenöse Pentothalgaben unter ärztlicher Leitung in Kriegszeiten anzuwenden. Er trat auch für dessen Anwendung bei frischen Verbrennungsfällen ein. Der Medizinische Forschungsbeirat in Großbritannien [150] hat die Pentothalnarkose, ebenso wie die mit gasförmigen Stoffen bei der Lokalbehandlung schwerer Verbrennungen empfohlen.

Ein anderes, kurz wirkendes Barbiturat, das Eunarkon, wurde von Otto Gandow [151] 1936 als intravenöses Narkosemittel eingeführt. Die Verwendung weiterer Barbiturate, des Natriumsalzes der Isoamyläthylthiobarbitursäure, befürworteten 1938 S. C. Cullen und E. A. Rovenstine [152]. In England gelangen neuerdings neue ultrakurz wirkende Barbiturate zur Anwendung[1].

Nach Lundy u. Mitarb. [153] erfuhren der Anwendungsbereich und die Sicherheit bei der Ausführung der intravenösen Narkose eine weitere Verbesserung durch die gleichzeitige Gabe von Sauerstoff oder einer Mischung aus 50% Sauerstoff und 50% Lachgas. Die intravenöse Narkose erweist sich auch zur Einleitung bei anderen Arten der Allgemeinnarkose als sehr wertvoll, ebenso wie zur Ergänzung der Spinal-, Lokal- und Leitungsanaesthesie, wann immer das angezeigt erscheint.

Jüngst hat Mousel [154] vorgeschlagen, sich der intravenösen Anaesthesie besonders in jenen Fällen zu bedienen, bei denen einer Explosionsgefahr und Bränden vorgebeugt werden sollte. Aus demselben Grund sei sie auch

---

[1] Persönliche Mitteilung von Dr. Noel Gillespie, State of Wisconsin General Hospital, Madison 6, Wisconsin.

bei der Einrichtung von Frakturen unter dem Bildschirm von großem Wert. Ein weiterer Vorteil besteht nach GREENE [*127*] in deren Verwendung bei Operationen im Kopf- und Halsbereich, da sie sich vom Operationsgebiet entfernt abspielt. Für Patienten, die sich einer kurz dauernden Operation unterziehen müssen, stellt der schnelle und angenehme Übergang vom Wachzustand in eine völlige Bewußtlosigkeit einen Hauptvorteil der intravenösen Narkose dar.

Ein neues Anwendungsgebiet ist seine Verwendung bei Zahnoperationen. HUBBELL [*155*] berichtete über 13 000 intravenöse Narkosen bei denen allein eine 2,5%ige Pentothallösung verabreicht worden war. In 4% der Fälle wurden zusätzlich noch Sauerstoff gegeben. Alle Eingriffe, wie Zahnextraktionen oder Kieferoperationen wurden in der Praxis durchgeführt. Die ersten Veröffentlichungen darüber stammen aus der Feder von WYCOFF [*156*], BULLARD [*157*], HUBBELL und ADAMS [*158*].

J. Endotracheale Anaesthesie

Es ist bekannt, daß schon vor 1543 VESAL einem Tier durch die Luftröhre einen Tubus eingeführt hat (Abb. 36), wobei der Thorax eröffnet und die Lungen freigelegt wurden. Er blies durch den Tubus Luft ein und hielt auf diese Weise eine künstliche Atmung aufrecht. Dieses bedeutsame Experiment findet sich bemerkenswerterweise im allerletzten Abschnitt seiner ‚Fabrica‘ mit folgenden Worten wiedergegeben:

„... als nächstes wirst Du mit der Präparierung beginnen, die zu beschreiben ich bereits vor kurzem versprochen habe, nämlich der eines trächtigen Schweines oder einer Sau, obgleich es in Hinblick auf die Stimme besser ist, ein Schwein zu nehmen, denn wenn ein Hund einige Zeit festgebunden war, so wird er, ungeachtet was man mit ihm anstellt, nach einiger Zeit weder bellen noch heulen, so daß man nicht sagen kann, ob seine Laute schwächer werden oder ganz aufhören ... (Beschreibung der Methode, wie man ein Tier festbindet) ... dann pflege ich einen langen Einschnitt am Halse zu machen, mit einem scharfen Messer dabei die Haut und die darunterliegenden Muskeln bis hinunter zur Luftröhre abzupräparieren, wobei man darauf achten muß, nicht abzugleiten und wichtige Venen zu verletzen. Dann umgreife ich mit beiden Händen die Luftröhre und trenne sie stumpf nur mit den Fingern von den darüberliegenden Muskeln. Ich halte mich beiderseits fern von den Carotiden und zuführenden Nerven, die dem sechsten Paar Hirnnerven entstammen und die ich manchmal mit einem Faden (Ligatur) unterbinde, manchmal auch durchtrenne und dies erst auf der einen Seite, mit dem Ergebnis, daß, wenn der Nerv unterbunden ist oder durchschnitten wurde, klar ersichtlich wird, wie die Stimme unvermittelt leiser wird, und wenn beide durchtrennt sind, sie völlig erlischt, und wenn ich die Ligatur löse, die Stimme wiederkehrt, in der Tat unverzüglich ... (Beschreibung der Inspektion des Abdomens und des Thorax)

Aber um das Tier sozusagen wieder zum Leben zu erwecken, muß man versuchen, im Hauptteil der Luftröhre eine Öffnung zu machen, in die man ein Schilfrohr oder Zuckerrohr einführen kann; Du wirst dann da hineinblasen, so daß sich die Lunge wieder entfalten und das Tier wieder Luft holen kann. Tatsächlich wird schon durch einen leichten Hauch im Falle des lebenden Tieres sich die Lunge wieder in ihrer vollen Ausdehnung im Thorax entfalten und das Herz wird sich wieder füllen und einen merkwürdigen Bewegungsablauf zeigen. Nachdem man so die Lungen ein um das andere Mal aufgeblasen hat, beobachtet man die Aktivität des Herzens durch Palpation und Inspektion, solange man Lust verspürt dazu (weitere Beschreibung der Thoraxhöhle) ... Nach dieser Beobachtung solltest Du die Lungen wieder aufblasen und bei diesem Vorgehen, aus

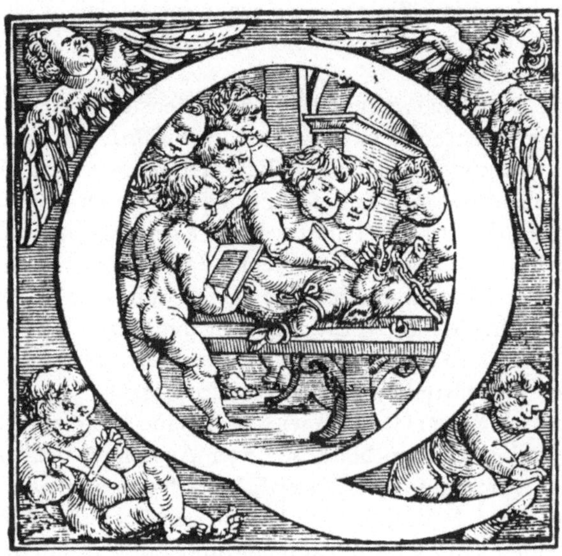

Abb. 36. Das Initial „Q" aus Vesalius „Fabrica" 1543. Es zeigt eine Tracheotomie zur Vorbereitung der Einführung eines Schilfrohrs.

welchem ich mehr mir zum Nutzen gereichendes Wissen geschöpft habe als bei irgendetwas anderem, bist Du imstande, ein intensives Wissen über die unterschiedlichen Ausschläge des Herzens zu sammeln. Denn wenn Du die lange Zeit erschlafften Lungen völlig kollabieren läßt, werden die Ausschläge des Herzens und die Pulsation der Arterien wellenförmig und langsamer, ja sogar spiralförmig, aber wenn die Lungen wieder entfaltet werden, zeigen sich diese wieder kräftiger und entfalten eine stärkere Pulsation und verwunderliche Vielfalt der Bewegung ... (Beschreibung der Inspektion eines Fötus)

Und indem ich Sorge trage, die Lungen von Zeit zu Zeit wieder zu entfalten, hört die Bewegung des Herzens und der Arterien nicht auf ... (Beschreibung der Inspektion der Herzohren)[1]

---

[1] Diese Übersetzung wurde kritisch verglichen mit derjenigen BENJAMIN FARRINGTONS. [Vgl. FARRINGTON, BENJAMIN: *„The last Chapter of the ‚De Fabrica' of Vesalius"*. *Das letzte Kapitel in Vesals „De Fabrica"*. Transactions Royal Society of South Africa **20**, 1–14 (1932).] FARRINGTON gelangt dabei zu der Feststellung, daß es sich dabei um das einzige Experiment in diesem Kapitel handelt, dessen erstmaliger Ausführung sich VESAL rühmt.

ROBERT HOOK [*159*] führte 1667 genau das gleiche Experiment der *Royal Society* vor. Diesen frühen Versuchen folgte die Erprobung der endotrachealen Intubation als therapeutische Maßnahme bei Asphyxie und zur Rettung Ertrunkener, allerdings oft mit vernichtendem Erfolg. JOHN SNOW [*34*], dessen Beiträge zur Anaesthesie bereits einmal erwähnt wurden, zählte anscheinend zu den ersten, die die endotracheale Intubationsnarkose bei Tieren versucht haben. Er tracheotomierte ein Kaninchen und führte durch die resultierende Öffnung einen weitlumigen Tubus ein. Aus einem mit Chloroform gefüllten Beutel ließ er sodann das Tier dadurch aus- und einatmen.

FRIEDRICH TRENDELENBURG [*160*] hat offensichtlich als erster dieses Verfahren beim Menschen angewandt. 1869 führte er nach vorheriger Tracheotomie einen weiten Tubus in die Trachea ein, um so die Aspiration von Blut in die Lungen im Verlaufe einer Operation im Bereich der oberen Luftwege zu verhindern. Der Tubus war mit einer aufblasbaren Manschette versehen, wodurch sich eine wasserdichte Verbindung mit dem Tracheallumen ergab. Der Tubus war außerdem noch durch einen längeren Gummischlauch mit einem Trichter verbunden, der mit Gaze oder Flanell überzogen war. Die Narkose wurde dadurch aufrechterhalten, daß man auf die Gaze oder den Flanellstreifen Chloroform tropfte.

1880 beschrieb WILLIAM MACEWEN [*161*] eine Möglichkeit zur Durchführung der endotrachealen Narkose unter Ausschluß der Tracheotomie. Sein Bestreben ging dahin, die Anaesthesie aufrechtzuerhalten und gleichzeitig eine mögliche Aspiration von Blut in den oberen Luftwegen bei der Entfernung eines Tumors am Zungengrund zu verhindern. Zu diesem Zwecke führte er durch den Mund einen Metalltubus in die Luftröhre ein und verabreichte durch diesen Chloroform. Die Glottisgegend wurde tamponiert und daraufhin die Operation durchgeführt.

Um den Erfordernissen der Narkose bei der Hals-Nasen-Ohren-Chirurgie Rechnung zu tragen, modifizierte KARELL MAYDL, Professor der Chirurgie an der Prager Universität, 1893 den O'Dwyer Intubations-Apparat, um ihn in der Behandlung von Diphtheriepatienten einsetzen zu können. MAYDL [*163*] gelang es, eine anscheinend zufriedenstellende Verbindung zwischen dem Trendelenburg-Trichter und dem O'Dwyer-Tubus herzustellen.

VIKTOR EISENMENGER [*164*] konstruierte in Anlehnung an MAYDLS Methode eine Maschine und beschrieb diese im selben Jahr (1893), in welchem MAYDL seine Arbeit durchgeführt hatte. Sie wies einen weitlumigen halbstarren Trachealtubus auf, so wie er von TRENDELENBURG angegeben worden war und besaß eine aufblasbare Manschette.

TRUEHEAD in Galvestone (Texas) berichtete 1869 über einen Apparat, der dazu diente, über eine Intubationskanüle Luft in die Lungen zu blasen (MATAS [*165*]).

Das Mundstück desselben führte zu einem Blasebalg, der automatisch Luft in die Trachea blies und sie wieder absaugte. Dieses Gerät TRUEHEADS stellte einen Vorläufer des O'Dwyer-Apparates dar.

1880 veröffentlichte O'DWYER eine vorläufige Mitteilung über die Intubation des Larynx bei Fällen von Asphyxie infolge akuter oder chronischer Verlegung des Larynx. Etwas später entwickelte GEORGE H. FELL

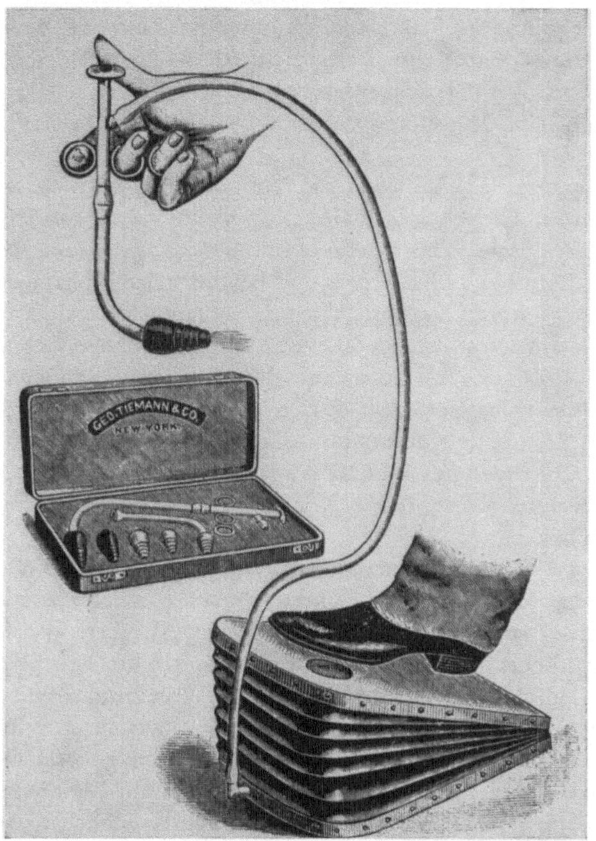

Abb. 37. Der ursprüngliche Fell-O'Dwyer-Apparat. Reproduziert aus den Medizinischen und Chirurgischen Berichten des Presbyterian Hospital (N. Y. 1896).

in Buffalo (Staat New York, USA) einen Apparat zur künstlichen Beatmung. Dieses führte er am 7. September 1893 auf dem Internationalen Kongreß für Medizin in Washington vor. Er bestand aus einem handlichen Blasebald und einem damit verbundenen Tubus, der in die Luftröhre eingeführt wurde. FELL änderte sein erstes Modell dahin ab, daß er den Tracheotomietubus durch eine Gesichtsmaske ersetzte. Diese saß fest auf Nase und Mund. Auf natürlichem Wege wurde so die Luft in den Kehlkopf gedrückt und durch einen seitlichen Auslaß an dem zuführenden Schlauch konnte die Ausatmungsluft entweichen. Wegen der Nachteile mit denen der oro-nasale Apparat von FELL behaftet war, brachte O'DWYER eine äußerst notwendige Modifikation daran an. O'DWYERS Verbesserung bestand aus einer langen Intubationsröhre, die mit einem konischen Endstück versehen war und eine Graduierung aufwies, so daß sie sich verschiedenen Larynxgrößen anpassen konnte. Das äußere Ende teilte sich in zwei gegabelte Abschnitte: in den einen strömte die Luft aus dem Blasebalg hinein, der andere diente zum Luftaustritt (Abb. 37). Obgleich O'Dwyers Apparat von vielen Experimentatoren vorweggenommen worden war, zeichnete sich seine Methode durch eine bemerkenswerte Einfachheit und Wirksamkeit aus.

MATÁS opferte dem Versuch, die Thoraxchirurgie zu verbessern, viel Zeit und Mühe. Die Hauptschwierigkeit stellte dabei zunächst der ausgedehnte chirurgische Thoraxschnitt dar. Durch ihn gelangte rasch und ungehindert Luft von außen herein und bewirkte den Kollaps der Lungen. Die Folge davon waren Zyanose, eine ungenügende Sauerstoffsättigung des Blutes und der Atemstillstand. Die Chirurgen der Alten Schule erzielten eine gewisse Besserung bei penetrierenden Thoraxverletzungen, indem sie die Öffnung verschlossen. Sahen sie sich indessen mit Tumoren des Thoraxraumes oder des oberen Mediastinums konfrontiert, so weigerten sich die allermeisten Chirurgen des 18. und 19. Jahrhunderts zu operieren, denn die schlechten Resultate chirurgischer Eingriffe bei derartigen Fällen waren zur Genüge bekannt.

MATÁS las 1897 von den Experimenten TUFFIERS und HALLIONS [*166*]. Diese Forscher führten in den Kehlkopf eines Hundes einen langen, mit einem Blasebalg verbundenen Kupfertubus ein. Auf diese Weise erreichten sie eine künstliche Beatmung und die Pleura konnte bedenkenlos durch den Interkostalschnitt eröffnet werden. Die Wundränder wurden auseinandergezogen und damit ein ungehinderter Luftaustausch ermöglicht.

Die Pleurahöhle wurde durch eine kleine Lampe ausgeleuchtet. Damit löste man das Problem, das mit einer Operation am Ösophagus oder am Vagus verbunden war, ohne mit der Atmung in Konflikt zu kommen. Um diese Zeit etwa las MATÁS in den „*Medical and Surgical Reports of the Presbyterian Hospital*" in New York, in einer Ausgabe von 1896, einen Artikel über die Verwendung des Fell-O'Dwyer-Apparates zur Behandlung von Opiumvergiftungen bei nicht chirurgischen Fällen. In derartigen Situationen wurde die künstliche Beatmung mit dem besagten Apparat durchgeführt und der Atemstillstand überwunden. Beim Durchblättern der zwei vorher genannten Arbeiten kam MATÁS der Gedanke, daß damit die Probleme der Thoraxchirurgie einer Lösung nahe gerückt waren. Er unterbreitete 1898 seine Vorstellungen der Medizinischen Gesellschaft des Staates Louisiana und empfahl die Verwendung des Fell-O'Dwyer-Apparates zur Vermeidung ungünstiger Ergebnisse bei akuten Pneumothoraxfällen im Verlaufe chirurgischer Eingriffe am Thorax. Dr. F. W. PARHAM [*168*], ein Kollege, zog aus diesen Bemerkungen die Nutzanwendung. Er resezierte, ausgehend von den Vorstellungen MATÁS, mit Erfolg die Thoraxwand bei einem Sarkom.

MATÁS war nicht nur der erste Befürworter der laryngealen Sauerstoffinsufflation, sondern er baute auch den Fell-O'Dwyer-Apparat so um, daß man ihn zur Aufrechterhaltung der Narkose auch dann benutzen konnte,

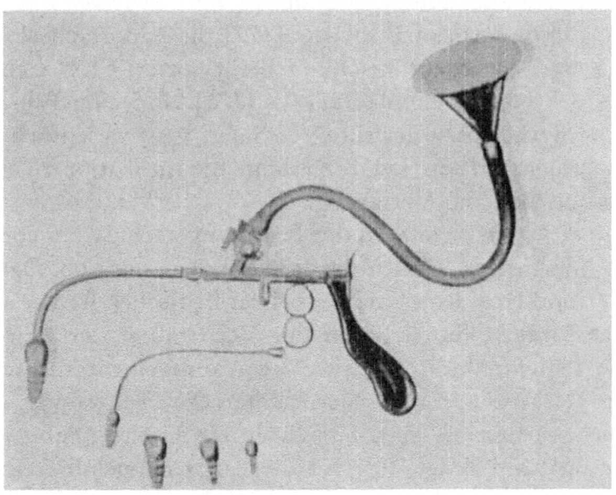

Abb. 38. Die Modifikation des O'Dwyer-Intubation-Apparates von MATÁS mit Ansatzteilen für die Narkose. Reproduziert aus MATAS, R.: Intralaryngeale Gasinsufflation. J. Amer. Med. Ass. **34**, 1468-1473 (1900).

wenn eine künstliche Beatmung durchgeführt wurde (Abb. 38). Er änderte die Larynxkanüle dahingehend ab, daß er sie mit einem Y-Stück und eine Verschlußstutzen versah. Das Ganze wurde mit einem Gummischlauch verbunden und mündete in einen Trichter. Letzter war mit Flanell überzogen und diente zur Inhalation.

Im Jahre 1900 veröffentlichte FRANZ KUHN seine ersten Mitteilungen [*169*] über eine Reihe von Endotrachealnarkosen und 1902 über die nasale Intubation [*170*]. Einige Jahre vorher (1895) hatte ROSENBERG [*171*] die lokale Kokainanwendung für die Nase empfohlen, um der Idiosynkrasie eines Patienten gegenüber Chloroform zu begegnen. KUHN empfahl als erster die Kokainanwendung als nützliches Mittel bei der Intubation. Er [*172*] schrieb 1911 ein Lehrbuch über die Intubation. Er machte sich um diese Technik besonders verdient, denn seine fortschrittliche endotracheale Narkose stellte den Vorläufer aller heute üblichen Methoden dar.

1907 machten sich BARTHÉLEMY und DUFOUR [*173*] in Nancy zum Anwalt des Insufflationsprinzips bei der Endotrachealnarkose[1].

Diese Arbeit nahm in vielem die Forschungsergebnisse MELTZERS und JOHANN AUERS aus dem Jahre 1909 vorweg. Sie bewiesen, daß eine volle Sauerstoffsättigung des Blutes erhalten werden konnte, wenn in die Trachea eines Tieres, dessen Atmung gelähmt war, Luft eingeblasen wurde. Nicht lange danach (1910) glückte CHARLES A. ELSBERG [*175*] die klinische Beweisführung der Arbeit von MELTZER und AUER. 1912 konnten CHARLES H. PECK [*176*] und viele andere die Anwendung dieses Prinzips in der klinischen Anaesthesie demonstrieren. In der Zwischenzeit hatten 1911 F. J. COTTON und WALTER BOOTHBY [*177*] die endotracheale Insufflation mit einer Lachgas-Sauerstoffmischung befürwortet. CHEVALIER JACKSONS Vollendung, der von ALFRED KIRSTEIN [*176*] 1895 eingeführten Verwendung des Laryngoskops unter direkter Sicht, trug wesentlich zum Erfolg der endotrachealen Narkose bei. Sie machte die Intubation zu einem nahezu unfehlbaren und sicheren Verfahren.

Eine weitere Verbesserung in der Beatmungstechnik der endotrachealen Anaesthesie brachte der Verlauf des I. Weltkriegs mit sich. Damals dienten I. W. MAGILL und E. S. ROWBOTHAM bei der Britischen Armee als Anaesthesisten in der Einheit, die sich mit der Versorgung der Kriegsverletzten befaßte. Ihr Patientenkreis war wie kein anderer für die endotracheale Insufflations-Narkose geeignet. Sie machten die Feststellung, daß sich die Technik noch verbessern ließ. Es wurde ein zweiter Tubus in die Luftröhre eingeführt, um einen Weg für die Ausatmungsluft freizuhalten, ein Verfahren, das sich bewähren sollte. Für Operationen im Mundbereich führten sie den Tubus durch die Nase in den Pharynx ein und dann mit Hilfe einer Zange oder eines Führungsstabes weiter in die Trachea. Mit zunehmender Erfahrung waren MAGILL und ROWBOTHAM in der Lage, die Trachea ‚blind' zu intubieren, ohne die Anwendung weiterer Instrumente.

Dabei gelangten sie zu der Einsicht, daß sich die Anaesthesie einfacher gestalten ließ, wenn man nur einen weitlumigen Tubus verwandte, durch welchen man den Patienten ein- und ausatmen ließ. Die ersten Maschinen von GWATHMEY und McKESSON in den USA und diejenige BOYLES in England, die über das halbgeschlossene System verfügten, waren in einzigartiger Weise für diese Art der Inhalation bei der Endotrachelanarkose geschaffen. Eine technische Weiterentwicklung geht auf JOSEPH W. GALE

---

[1] Ich darf an dieser Stelle Dr. GILLESPIE für die Mitteilung vieler Tatsachen in diesen umd den folgenden Abschnitten danken. Vgl. GILLESPIE, N. A.: Endotracheal Anesthesia. (Madison: University of Wisconsin Press 1941.)

GILLESPIE war, soweit ich unterrichtet bin, der erste, der darauf hinwies, daß BARTHÉLEMY und DUFOUR 2 Jahre vor MELTZER und AUER das Insufflationsprinzip in der Endotrachealnarkose demonstriert haben.

und RALPH M. WATERS [*179A*] zurück. Von ihnen wurde eine Methode der Bronchusintubation mittels eines Tubus angegeben, der mit einer aufblasbaren Manschette versehen war, so daß eine Lungenhälfte isoliert werden konnte, z. B. bei Operationen wie Lobektomien und Pneumonektomien. Die Vorteile der Endotrachealnarkose und die Tatsache, daß dieses Vorgehen den physiologischen Atemverhältnissen so nahekommt, haben ihm eine Vorrangstellung gesichert, die sich bis zum heutigen Tag unverändert erhalten hat.

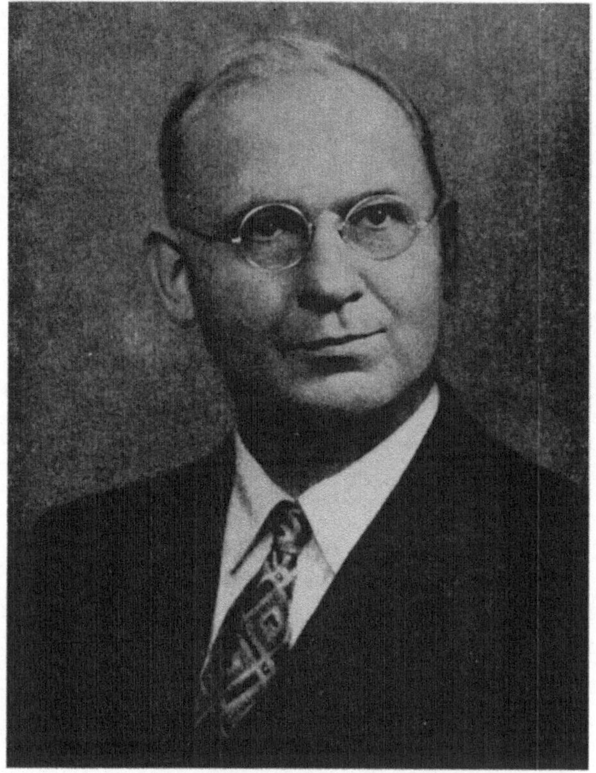

Abb. 39. DENNIS E. JACKSON.

K. Kohlendioxydabsorption

1915 veröffentlichte DENNIS E. JACKSON [*180*] (Abb. 39) einen Aufsatz, in dem er eine Methode zur Einleitung und Erhaltung einer längeren Anaesthesie oder Analgesie mit Lachgas, Chloräthyl, Äther, Chloroform, Bromäthyl, Somnoform und anderen Substanzen zusammen mit Sauerstoff angab. Er wandte sein Verfahren erstmals bei einem Versuchstier an. Es basierte auf dem Rückatmungsprinzip gasförmiger oder flüchtiger Anaesthetika, aus denen das ausgeatmete Kohlendioxyd entfernt wurde. Als Absorber fanden dabei Natrium- oder Kalziumhydroxyd Verwendung. Zusätzlich

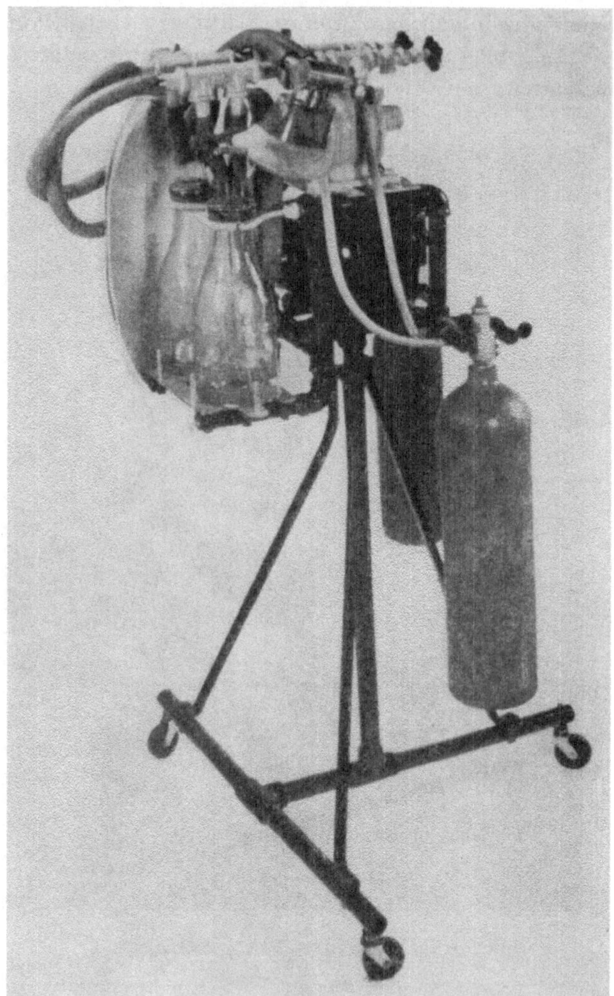

Abb. 40. Modell von Dennis Jacksons erstem Narkosegerät.

wurde während der ganzen Zeit genug Sauerstoff gegeben, um das Tier bei guter körperlicher Verfassung zu erhalten. JACKSON hatte nie Gelegenheit, diese Versuche an Menschen auszuführen, war jedoch überzeugt, daß seine Methode auch bei Patienten erfolgreich sein würde. Er führte sein

Instrumentarium 1916 auf der 67. Jahresversammlung der Amerikanischen Medizinischen Gesellschaft in Detroit vor. Er wagte dort auch die Feststellung, daß die Kosten seiner Lachgas-Sauerstoff-Anaesthesie ungefähr 32 Cents betragen. Damit lagen sie weit unter dem, was der Patient bei den bisher üblichen Verfahren zu bezahlen hatte, nämlich 2.50 Dollar pro Stunde. Nur wenige Leute unter den Zuhörern hielten die Methode für praktisch durchführbar. Eine gewisse Unterstützung erfuhr JACKSON durch Dr. OTTO SCHWARZ und dessen Sohn, Dr. HENRY SCHWARZ jr., sowie Dr. WILLARD BARTLETT. Die beiden Drs. SCHWARZ von der Medizinischen Fakultät der Universität Washington in St. Louis führten eine Anzahl gynäkologischer Untersuchungen in Lachgas-Sauerstoffanaesthesie durch, wobei sie Jacksons Maschine benutzten (Abb. 40). Dr. PESSEL benutzte in zahlreichen Fällen Jacksons Maschine mit gutem Erfolg. So narkotisierte er einen von Dr. BARTLETTS Patienten, dem die Schilddrüse entfernt wurde. Im Sommer des Jahres 1918 bot Dr. JACKSON sein Gerät dem Sanitätskorps der Armee der Vereinigten Staaten an, ohne dafür nennenswertes Interesse zu finden.

Dr. RALPH WATERS, der damals in der Stadt Sioux in Iowa lebte, zeigte indessen lebhaftes Interesse. Er schrieb 1920 an Jackson und bat um einen Sonderdruck und eine Gebrauchsanweisung. JACKSON entsprach seinem Wunsch und Dr. WATERS [181] bewies die klinische Brauchbarkeit der von JACKSON im Tierexperiment so ausgezeichnet beobachteten Methode. WATERS Maschine war etwas einfacher als die JACKSONS. Sie bestand aus einer Maske, einem Behälter für Sodalime-Körner, der sich in einen großen Gummibeutel öffnete, einem Gummischlauch, der vom Beutel zum Lachgas- und zum Sauerstoffbehälter führte. Der große Vorteil dieser Narkoseart lag naturgemäß in den erheblich geringeren Kosten für den einzelnen Patienten, so wie dies JACKSON prophezeit hatte.

1924 verbesserte WATERS, wie bereits erwähnt, die von JACKSON angegebene Technik der Kohlendioxydabsorption. GUEDEL [182] und WATERS schrieben gemeinsam 1928 einen Aufsatz über den Wert der aufblasbaren Manschette. Die Kohlendioxydeliminierung bereitet zusammen mit der aufblasbaren Manschette den Boden für die Entwicklung der eigentlichen endotrachealen Inhalationsnarkose.

BRIAN C. SWORD begann etwa um das Jahr 1926 mit der Erforschung der Möglichkeiten des „geschlossenen Systems". Nach seinen eigenen Angaben [183] bestand der Nachteil der gewöhnlich zur Kohlendioxydabsorption gebrauchte Methode darin, daß Behälter und Beutel sich über dem Gesicht und damit in zu großer Nähe des Operationsgebietes befanden. In einem Versuch, dieser Schwierigkeiten Herr zu werden, wandte sich SWORD an Professor YANDELL HENDERSON von der Medizinischen Fakultät der Yale Universität. RICHARD VON FOREGGER war bei den Kontruktionsarbeiten behilflich und 1928 entstand das erste Modell. Es war so kon-

7*

struiert, daß die Ein- und Ausatmung in derselben Richtung erfolgte. Dies machte die Trennung des Gasflusses durch Ventile und zwei Schläuche notwendig: einen für die Einatmung und einen für die Ausatmung. Beide Schläuche waren durch ein Y-Stück miteinander verbunden, so daß sie an eine Maske angeschlossen werden konnten. Zwei Fuß (61 cm) davon entfernt befanden sich der Kanister und der Atembeutel zur Rückatmung. Bei Verwendung dieses Kreislaufsystems war es gleichgültig, wo sich der Atembeutel befand, auf alle Fälle war er aus dem Operationsgebiet verbannt.

In diesem Zusammenhang ist die Feststellung interessant, daß J. A. HEIDBRINKS erste Maschine, eine verbesserte Ausgabe des TETERschen Originalapparates, bereits eine Rückatmung vorsah. Dr. HEIDBRINK [184] brachte 1906 an dem TETERschen Apparat zahlreiche Verbesserungen an. Dieser hatte zwei Beutel, einen für das Lachgas, einen für den Sauerstoff. Dr. HEIDBRINK fügte noch einen dritten für die Rückatmung hinzu.

1927 entwickelte Dr. HEIDBRINK einen ‚Kreislaufabsorber‘, den er noch im selben Jahr auf einer Medizinischen Tagung in Minneapolis vorstellte. Er brachte ihn aber geraume Zeit nicht auf den Markt, weil er glaubte das Absorbtionsprinzip würde die Anaesthesie-Technik erschweren. In der Zwischenzeit fanden die ‚Kreislaufabsorber‘ von Dr. RICHARD VON FOREGGER und Dr. BEN MORGAN Anklang. Dieser Umstand erzwang auch die Ausstattung der HEIDBRINK-Maschine mit einem Absorber und ein zweikammerigen Absorber wurde gebaut.

L. Physiologische Faktoren

Im Jahre 1847 veröffentlichten ALFRED-ARMAND-LOUIS-MARIE VELPEAU [185] und FRANÇOIS MAGENDIE [186] ihre Beobachtungen über physiologische Veränderungen unter dem Einfluß von Äther mit. DUCROS beanspruchte nach HAHN [186A] zu Beginn desselben Jahres den Ruhm für sich, die Wirkung auf den Körperkreislauf als erster entdeckt zu haben. Er stützte sich dabei auf die von ihm im März 1842 und 1846 durchgeführten Untersuchungen. 1850 veröffentlichte MORTON [186B] eine kurze Studie.

Die grundlegenden Kenntnisse auf diesem Gebiet verdanken wir jedoch dem berühmten Schüler MAGENDIES, CLAUDE BERNARD. Dieser erkannte, daß eine erfolgreich praktizierte Medizin nur dann bestehen kann, wenn sie auf gesicherten physiologischen Grundlagen beruht und seine Forschungsergebnisse eröffneten den Zugang zu allen möglichen Gebieten. Es war sein großes Glück, daß er seine Arbeiten gerade zu der Zeit ausführte, als die Anaesthesie sich als notwendiger und erwünschter Partner der Chirurgie die ersten Lorbeeren verdiente. Gewiß, die Anaesthesie wurde in Europa meistenteils noch von ungeschulten Kräften verabreicht, ein Zustand der auch heutzutage noch nicht überall beseitigt ist. BERNARD [187] scheute indessen keine Mühe, der Anaesthesie eine wissenschaftliche Grundlage zu geben und seine Monographie [*188*] darf als ein Meilenstein gelten[1]. Die Gefahren der Narkose wurden von ihm deutlich erkannt und auch vom theoretischen Standpunkt her untersucht.

Wie OLMSTED [*189*] überzeugend nachzuweisen vermochte, ging die um 1870 vorherrschende Meinung über die Auswirkung der Anaesthetika dahin, sie als einen Zustand von Asphyxie aufzufassen. BERNARD glaubte nicht daran und entwickelte eigene Vorstellungen, die auf seiner Beobachtung der Chloroformwirkung auf Muskel- und Nervengewebe basierten [*190*]. Er stellte fest, daß in Chloroformnarkose der Muskel als erstes seine Reaktion auf Reize verlor, in Kontraktion verharrte und opaleszent wurde. Letzteres traf auch für die Nervenzellen zu, doch pflegte, wenn der Versuch nicht zu lange ausgedehnt worden war, das Nervengewebe seine ursprüngliche Struktur wieder anzunehmen und nach der Eliminierung des Anaestheticums funktionierte auch die Reizleitung wieder. Auf diesen Beobachtungen basierte BERNARDS Theorie, daß die Anaesthesie durch eine reversible Koagulation des Eiweißes der Nervenzelle hervorgerufen würde. Höchst bemerkenswert ist die Unterstützung die BERNARDS These durch eine 1930 von BANCROFT [*192*] und RICHTER von der Cornell Universität herausgegebene Studie erfuhr. Sie wurde jedoch zwei Jahre später von HENDERSON und LUCAS [*193*] in Toronto aufs heftigste angegriffen.

EDMUND W. ANDREWS [*194*], ein Chirurg in Chicago, fand die Anwendung reinen Lachgases als Anaestheticum etwas schwierig. Er folgerte daraus, daß der im Lachgas enthaltene Sauerstoff für die Sauerstoffversorgung des Blutes nicht verfügbar war. Schon bei dem geringsten Versuch, die Anaesthesie damit aufrechtzuerhalten, zeigte der Patient bald ausgeprägte Zeichen der Asphyxie. Mit Lachgas allein ließ sich deshalb keine zufriedenstellende Narkose bei längeren Operationen herbeiführen. Auf der Suche nach einem Ausweg aus diesem Dilemma stellte ANDREWS Untersuchungen darüber an, ob mit Sauerstoff angereichertes Lachgas ein sicheres Mittel darstellen würde. Bei Versuchen an Ratten hatte sich ihm eine Mischung aus einem Viertel Sauerstoff und drei Vierteln Lachgas bewährt. Er benutzte ein Gemisch aus einem Drittel Sauerstoff und zwei Dritteln Lachgas (das er in einem Kanister unter Druck gebrauchsfertig auf Lager hielt) vereinzelt bei seinen Patienten mit Erfolg bei kürzeren Eingriffen. Seine Schlußfolgerung war jedoch, daß das günstigste Mischungsverhältnis bei einem Fünftel Sauerstoff liege, was nach seinen Berechnungen den atmosphärischen Verhältnissen gleichkam.

---

[1] In einer bedeutsamen Arbeit, die einen ausgezeichneten Überblick über die Geschichte der Anaesthesie vermittelt, hat BERNARD vermutlich als erster eine Prämedikation bei der Narkose vorgeschlagen, bestehend aus Morphium und anderen zentral hemmenden Stoffen. Er machte sich auch als einer der ersten zum Fürsprecher derer, die von der Notwendigkeit einer ausreichenden Sauerstoffversorgung in Narkose überzeugt waren.

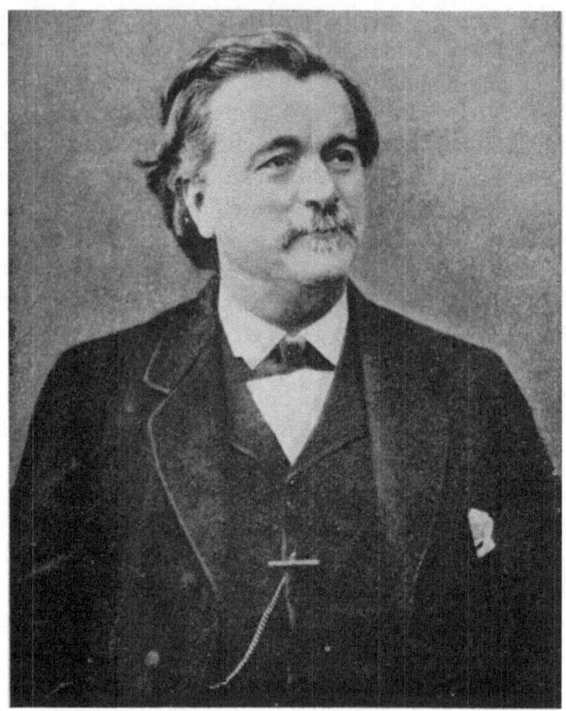

Abb. 41. PAUL BERT.

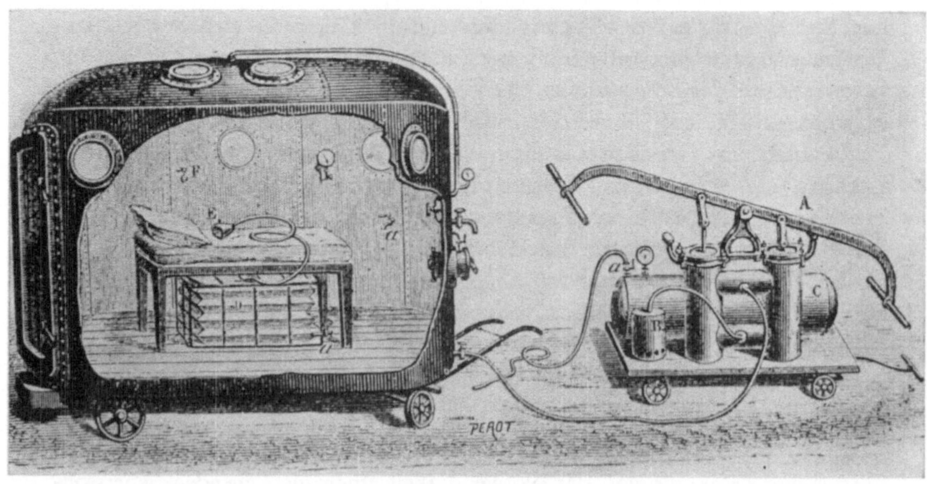

Abb. 42. Paul Berts Narkosegerät.

PAUL BERT (Abb. 41) war einer der bekanntesten Schüler CLAUDE BERNARDS. Ähnlich wie sein Lehrer, zeigte auch er reges Interesse für die Dinge, die sich mit der Entwicklung der Anaesthesie befaßten, und auch er war stets auf der Suche nach einem Narkosemittel, das für den Patienten ohne Gefahr war und doch die gewünschten Narkoseeigenschaften aufwies. Die Lachgasanwendung für kleinere, kurzdauernde Operationen erfreute sich damals besonders bei der Zahnextraktion großer Beliebtheit. BERT gelangte, ohne die Arbeit von ANDREWS gekannt zu haben, zu der Feststellung, daß reines Lachgas nur höchstens 2 min lang gegeben werden darf, wenn die Asphyxie nicht bedrohliche Formen annehmen soll [195].

Auf Grund seiner umfassenden Kenntnis der Gasdrucke gelang es ihm, diese Schwierigkeiten zu meistern. Er verwandte eine Mischung von drei Vierteln Lachgas[1] und einem Viertel Sauerstoff, die er unter geringem Überdruck einatmen ließ. Dadurch führte er dem Versuchstier den zur Atmung notwendigen Sauerstoff und die zur Aufrechterhaltung der Narkose nötige Menge Lachgas zu. Auf diese Weise war es ihm möglich, die Gefahr einer Asphyxie auszuschalten.

Wegen der zufriedenstellenden Ergebnisse mit Tieren, empfahl BERT, die Lachgas-Sauerstoff-Narkose unter Überdruck bei Operationen am Menschen. Sie verlief erfolgreich, aber BERTS Methode entbehrte, obwohl glänzend ersonnen, unglücklicherweise der praktischen Durchführbarkeit, da sie einen umständlichen und kostspieligen apparativen Aufwand erforderte (Abb. 42).

BERT setzte seine Versuche mit Anaesthetika weiter fort, besonders mit dem Chloroform. Er vertrat aber die Meinung, daß das Lachgas aus folgenden Gründen besser sei: 1. dem Fehlen der üblichen Excitationsphase, 2. der Ruhe für den Chirurgen, der die Gewißheit hat, daß sich während der Operation die Menge des Anaestheticums nicht ändere und dem Patienten folglich keine Gefahr drohe, 3. die fast augenblickliche Aufhebung der Gefühllosigkeit, sogar nach einer Narkose von 25 min, 4. das fast völlige Fehlen von Unbehagen, Übelkeit und Erbrechen, 5. seine bemerkenswerte Ungefährlichkeit.

Wie bereits früher auf diesen Seiten ausgeführt wurde, war in den USA der Schwefeläther das Mittel der Wahl und wurde von vielen Chirurgen für harmloser als das Chloroform gehalten, während man in England glaubte, daß das Chloroform sicherer und zuverlässiger sei. In Frankreich lenkte MARIE-JEAN-PIERRE FLOURENS [196] schon bald die Aufmerksamkeit auf die toxische Wirkung des Chloroforms. Sein Gebrauch führte zu vielen Todesfäl-

---

[1] BERT änderte später sein Mischungsverhältnis in ein Sechstel Sauerstoff und fünf Sechstel Lachgas bei einem Druck von 1/5 des atmosphärischen Druckes.

Vgl. BERT, PAUL: Sur la possibilité d'obtenir, à l'aide du protoxyde d'azote, une insensibilité de long durée, et sur l'innocuite de cet anesthésique. Compt. rend. Acad. d. Sc. **87**, 728–730 (1878).

len und sein eifrigster Verfechter, SIMPSON, war daran nicht unschuldig. Er behauptete, daß die Letalität bedingt sei durch Bewußtlosigkeit infolge plötzlichen Kreislaufversagens und Asphyxie als Folge des Atemstillstandes.

JAMES SYME in Edinburgh, einer der Chirurgen, die in Großbritannien als erste in Äthernarkose operierten, schrieb die Todesfälle nach Chloroformanwendung einzig und allein dem Versagen der Atmung zu. Seine Ansicht erhellt sich aus dem Ausspruch: „Achte auf die Atmung, kümmere Dich nicht um den Puls!" Durch die einflußreiche Stellung SYMES (sein Schwiegersohn war Lord LISTER) wurde dies die vorherrschende Meinung in ganz Schottland und weiten Teilen Englands. In London kursierte das Wort: „Halte den Finger am Puls". Aber auch dort glaubten viele Ärzte an SYMES Behauptung. JOHN SNOW, der sich mit recht dürftigem Handwerkszeug und beschränkten Mitteln behelfen mußte, gelangte zudem durchaus richtigen Schluß, daß obgleich in der Regel der Atemstillstand dem Herzstillstand vorausgeht, es doch manchmal vorkommt, daß das Herz zuerst versagt.

Im Jahre 1855 legte in Paris eine Chloroform-Kommission einen Bericht vor, der SYMES Vorstellungen über das Auftreten des Atemstillstandes gefolgt vom Herzversagen unterstützte. Die Engländer gaben sich damit jedoch nicht zufrieden und 1879 nannte die Britische Medizinische Gesellschaft ein „Komitee für Anaesthetika" zur weiteren Klärung des Problems. Dieses gelangte zu folgenden Beschlüssen in bezug auf das Chloroform: 1. daß der Blutdruckabfall die Folge einer verminderten Herzleistung ist, 2. daß diese Wirkung nur dem Chloroform und nicht dem Äther zuzuschreiben ist, 3. daß während der Inhalation von Chloroform durch einen plötzlichen Herzstillstand jederzeit der Tod eintreten kann. Diese Mitteilung fand weite Verbreitung und drängte SYMES Ideen in den Hintergrund.

Das Interesse daran wurde jedoch durch seinen Lieblingsschüler, EDWARD LAWRIE, wieder geweckt. OSBORNE [201] zufolge, geht auf LAWRIE die Bildung der ersten Hyderabad-Kommission [197] zurück, bei der er selbst den Vorsitz hatte. Er besaß aber keineswegs die erforderlichen fachlichen Qualifikationen, außer einem grenzenlosen Enthusiasmus in dieser Sache und der vorgefaßten Meinung, daß SYMES im Recht war. Es ist müßig zu erwähnen, daß LAWRIES Bericht, die Behauptung von SYMES unterstützte. Die medizinische Fachwelt versagte den Ergebnissen der ersten Hyderabad-Kommission ihre Zustimmung, worauf 1889 die zweite Hyderabad-Kommission berufen wurde.

Wegen seiner großen Erfahrungen auf anderen Forschungsgebieten fiel die Wahl des Leiters der zweiten Untersuchungskommission auf LAUDER BRUNTON. Ein flüchtiger Blick auf die Beschlüsse dieses Gremiums [198] läßt die Meinung aufkommen, daß ein Vorsitzender mit ausgeprägteren wissenschaftlichen Fähigkeiten berufener gewesen wäre. BRUNTON fand,

1. daß das Versagen der Atmung der einzige Faktor war, der die Herzleistung gefährdet, 2. daß das Herz niemals vor der Atmung seine Funktion einstellt, 3. daß die Vaguswirkung sich auf das Herz vorteilhaft auswirkt, da so eine rasche Verteilung des Chloroforms verhindert wurde, 4. daß das Chloroform keine direkte Wirkung auf den Herzmuskel besitzt, 5. daß der Blutdruckabfall während der Narkose für das Herz vorteilhaft ist, 6. daß sich das Glasgower Komitee ungeeigneter Methoden bedient hatte und dem Chloroform ankreidete, was in Wirklichkeit eine Folge der Asphyxie war.

Inmitten dieser allgemeinen Verwirrung führte EDWARD HENRY EMBLEY in Melbourne seine folgenschweren Experimente durch. Die erste Veröffentlichung über diesen Gegenstand trug den Titel: *„Die Frage nach der Sicherheit in* SYMES *Lehre von der Chloroformnarkose"* [199]. Er stellte darin fest, daß nicht nur SYME, sondern auch die renommierte Hyderabad-Kommission zu falschen Ergebnissen gelangt war. Er setzte seine Studien darüber weiter fort und sein großes Werk wurde 1902 im *British Medical Journal* veröffentlicht. Es bewirkte die endgültige Abkehr von den Ergebnissen der Hyderabad-Kommission und führte zur Entthronung von SYMES Doktrin, indem es experimentell den Gegenbeweis für SIMPSONS Vermutungen lieferte. EMBLEY bewies, 1. daß der Herzmuskel sehr empfindlich auf eine Chloroformintoxikation reagiert, 2. daß es eine ausgeprägte Vaguswirkung besitzt, 3. daß Todesfälle bei der Narkoseeinleitung durch Bewußtlosigkeit hervorgerufen werden und mit der Atmung nichts zu tun haben, 4. daß ein Atemstillstand hauptsächlich durch einen Bluttdruckabfall bedingt wird, 5. daß in der Erhaltungsphase der Narkose eine allgemeine Unterdrückung sämtlicher Vitalreaktionen eintritt und der Vagusreiz das Zustandekommen von Synkopen verhindere. Der einzig wichtige und von EMBLEY übersehene Punkt ist die Fibrillation des Herzmuskels, wie sie in tiefer Chloroformnarkose ausgelöst werden kann (OSBORNE [201]). In der Folge konnte er nach vielen weiteren Versuchen den Beweis antreten, daß in Chloroformnarkose nicht nur die Aktivität der Herzmuskelzellen schwindet, sondern daß auch eine Lähmung der Muskeln in der Wandung der Arteriolen eintritt.

Wie HOFF [202] in New Haven so brilliant gezeigt hat, erfuhr die Problematik der Chloroformanwendung eine endgültige Lösung durch A. G. LEVY. In einer vorläufigen Mitteilung umriß er die Ergebnisse wie folgt: 1. in wissenschaftlich unantastbaren Laborversuchen erwiesen sich die Synkopen und der plötzlich eintretende Tod als Folge der oberflächlichen Chloroformnarkose, 2. die Ursache der Synkopen war ein unvermittelt auftretendes Kammerflimmern, 3. intravenöse Adrenalingaben führten bei leichter Chloroformnarkose unweigerlich zum Tode, und dieses plötzlich eintretende Ereignis stand in ursächlichem Zusammenhang mit dem Kammerflimmern. LEVY [204] stellte später noch genauere Untersuchungen über die betreffenden Punkte an und bewies ihre Übereinstimmung mit der klinischen Fragestellung.

ARTHUR E. GUEDEL (Abb. 43) erhielt im Herbst 1941 die zum dritten Mal zur Verleihung gekommene Henry Hill Hickman-Medaille. Damit sich der Leser von der Bedeutung dieser Ehrung eine Vorstellung machen kann, darf hier kurz ihre Entstehungsgeschichte erläutert werden. Am 17. November 1931 empfing die Königliche Medizinische Gesellschaft vom HENRY HILL HICKMAN Gedächtniskomitee die Summe von 200 Pfund Sterling zur Schaffung einer Bronzemedaille als Erinnerung an HICKMAN. Diese wurde und wird noch immer von einem Beirat der Königlichen Medizinischen Gesellschaft auf Empfehlung der Sektion Anaesthesie verliehen. Sie wird höchstens alle 3 Jahre für verdienstvolle Originalarbeiten auf dem Gebiet der Anaesthesie oder verwandter Fächer gewährt. 1935 verlieh man sie erstmalig an WESLEY BOURNE in Montreal (Abb. 44, 45 a und b). Die zweite Medaille empfing 1938 IVAN WHITSIDE MAGILL, in London, über dessen Beitrag bereits gesprochen wurde. 1944 gelangte sie zum vierten Mal zur Verleihung an RALPH M. WATERS, Professor der Anaesthesie an der Universität Wisconsin.

Das Interesse GUEDELS an der Anaesthesie läßt sich über viele Jahre hinweg zurückverfolgen. 1909 beschrieb er eine Methode, nach der Patienten durch Eigenverabreichung eines Lachgas-Luftgemisches in der Geburtshilfe und ‚kleinen Chirurgie‘ die gewünschte Analgesie erreichten. Dieses Verfahren war auch für die ärztliche Praxis geeignet. Sein erster Bericht [205] erschien 1911. Diese Narkoseart erwies sich besonders für geburtshilfliche Fälle als wertvoll. Wenn die Patientin eine Wehe nahen fühlte, drückte sie sich die Maske auf das Gesicht und nahm mehrmals einen tiefen Atemzug. Damit war bei jeder Wehe eine vorübergehende Anaesthesie erreicht. In der Broschüre [206] „Die Verwendung von Lachgas durch den Patienten" [*The Self-Administration of Nitrous Oxide*] schreibt GUEDEL, daß 75% der Gasmischung rückgeatmet werden. Sein Gerät wies ein Atemventil auf, das den Luftgehalt in der Gasmischung regelte und den Anteil des rückgeatmeten Gases bestimmte.

Obgleich GUEDEL einen bedeutsamen Beitrag zur Entwicklung neuer Anaesthetika geleistet hat, – er lieferte den Beweis für die Narkosewirkung des Divinyloxyds, wie bereits früher ausgeführt wurde, und befaßte sich in seinen Arbeiten mit dem Cyklopropan und der Kohlendioxydabsorption – so bleibt sein größtes Verdienst, auf die Bedeutung der physiologischen Faktoren bei der Inhalationsnarkose mit Nachdruck hingewiesen zu haben. Im Mai 1920 [207] erschien seine erste Arbeit über dieses Thema in Druck. Sie spiegelte die Erfahrungen wider, die er bei den Amerikanischen Expeditionstruppen im I. Weltkrieg gewonnen hatte. Damals hatte er in Frankreich die Gelegenheit wahrgenommen, seinen Kollegen die Bedeutung gewisser Reflexe in den verschiedenen Narkosestadien zu erläutern.

GUEDELS Beschreibung der ‚Narkosezeichen[1]‘ findet sich in seiner jüngst veröffentlichten und auf den letzten Stand gebrachten Monographie.

Dr. GUEDEL beschrieb auch die unterschiedlichen Reaktionen des Körpers in den verschiedenen Narkosephasen. Er unterschied zwischen verschiedenen Atemtypen, den Stellungen der Augäpfel und Pupillen, dem

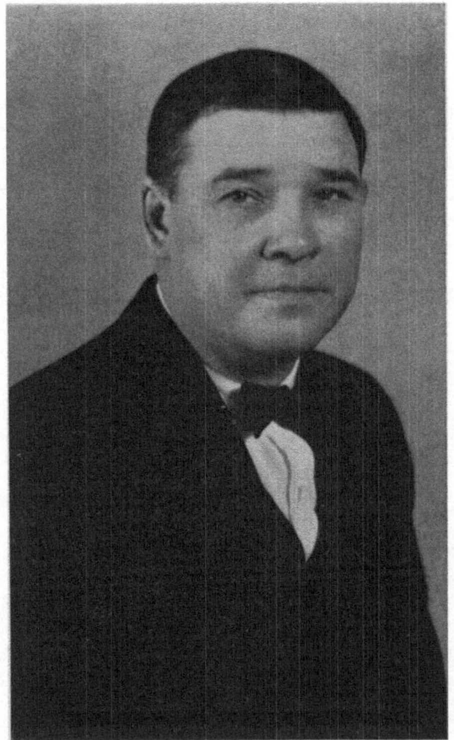

Abb. 43. ARTHUR E. GUEDEL.

[1] Dr. NOEL GILLESPIE hat in seinem Aufsatz *The signs of anaesthesia* (*Anesthesia and Analgesia* 22, 275–282, 1943) darauf hingewiesen, daß die Reflexe während der Narkose* von gleicher Bedeutung sind wie die Atemveränderungen. In dem erwähnten Artikel führt GILLESPIE aus, daß PLOMLEY in der Ausgabe des „Lancet" vom 30. Januar 1847 einen ersten Versuch unternahm, die „Narkosestadien" zu definieren. Einige Monate später beschrieb JOHN SNOW „die fünf Grade der Narkose" *five degrees of narcotism*. Vgl. SNOW, J.: „On the Inhalation of the Vapour of Ether in Surgical Operations". Seite 1–4. London: Churchill 1847.

Seit SNOW und HEWITT (und in England noch bis zum Jahr 1928) unterschied man bei der Narkose die folgenden 4 Stadien: 1. die Einleitung, 2. das Stadium der Exzitation, der Atempause, des Deliriums oder der Träume, 3. die Schmerzfreiheit bei chirurgischen Eingriffen, 4. die Überdosierung oder das Stadium der Bulbärparalyse.

*Anmerkung des Übersetzers: gemeint ist hier die Inhalationsnarkose.

Lidreflex, dem Schluckreflex und dem Erbrechen. GUEDELS Leistung beruht auf seiner ausgezeichneten Schilderung der Unterscheidungsmerkmale des dritten Narkosestadiums.

ALBERT H. MILLER [209] aus Providence, Rhode Island, veröffentlichte 1925 die Ergebnisse seiner Studien über die aufsteigende Atemlähmung, wie man sie bei Patienten in Allgemeinnarkose fand[1]. Dr. MILLER konnte zeigen, daß sich während der Narkoseeinleitung eine Atmung vom nor-

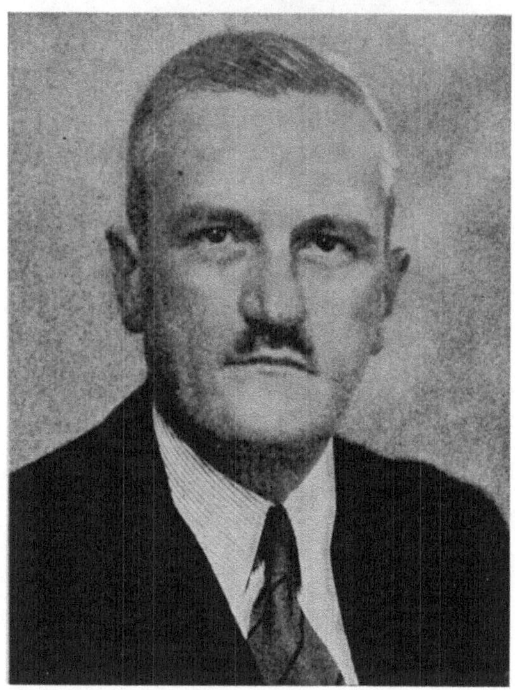

Abb. 44. WESLEY BOURNE.

malen oder gemischten Typ beobachten läßt. In dem Maß wie die Narkosetiefe zunimmt, tritt nach einer Periode verlangsamter Atmung schließlich Bauchatmung auf. Nach einigen wenigen Atemzügen setzt die Thoraxatmung wieder ein, die aber erst nach und nach an Umfang zunimmt. Ganz zum Schluß setzt die Bauchatmung ein. Wenn die Narkose weiter vertieft

---

[1] Das Phänomen der Lähmung der Interkostalmuskulatur wurde von JOHN SNOW erstmals 1858 beschrieben. Vgl. SNOW, JOHN: „On Chloroform and other Anaesthetics". Seite 421 (Über das Chloroform und andere Anaesthetika.) London: Churchill 1858.

wird, kommt es zu einer beinahe völligen Lähmung der Interkostalmuskulatur und dementsprechend zu einer extremen Bauchatmung. Diese zeigt das Stadium der tiefen Narkose an.

Darüberhinaus verdienen einige, vielen Anaesthesisten vertraute Begriffe in dieser geschichtlichen Abhandlung einer besonderen Erwähnung. Ein derartiger ist die ‚kombinierte Narkose'. Dieser Begriff stammt von

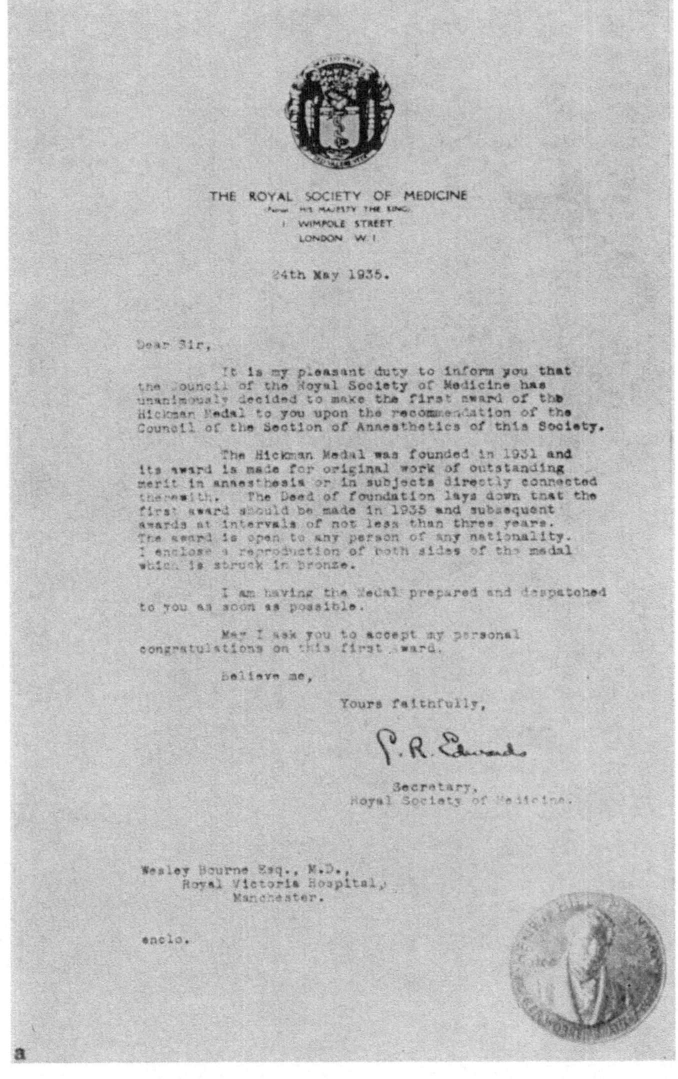

THE ROYAL SOCIETY OF MEDICINE
(Patron: HIS MAJESTY THE KING)
1 WIMPOLE STREET
LONDON W. 1.

24th May 1935.

Dear Sir,

It is my pleasant duty to inform you that the Council of the Royal Society of Medicine has unanimously decided to make the first award of the Hickman Medal to you upon the recommendation of the Council of the Section of Anaesthetics of this Society.

The Hickman Medal was founded in 1931 and its award is made for original work of outstanding merit in anaesthesia or in subjects directly connected therewith. The Deed of foundation lays down that the first award should be made in 1935 and subsequent awards at intervals of not less than three years. The award is open to any person of any nationality. I enclose a reproduction of both sides of the medal which is struck in bronze.

I am having the Medal prepared and despatched to you as soon as possible.

May I ask you to accept my personal congratulations on this first award.

Believe me,

Yours faithfully,

Secretary,
Royal Society of Medicine.

Wesley Bourne Esq., M.D.,
Royal Victoria Hospital,
Manchester.

enclo.

Abb. 45a. Brief der Royal Society of Medicine an Dr. BOURNE mit der Ankündigung der ersten Verleihung der Hickman Medaille.

LUNDY [210], der 1926 damit den gleichzeitigen Gebrauch verschiedener Anaesthetika und Methoden kennzeichnete. Bei dieser Kombinationsnarkose sollte durch eine Prämedikation bereits eine teilweise Schmerzausschaltung bewirkt werden. Mit der Verwendung von Lokalanaesthetika und eines oder mehrerer anderer Mittel sollte eine Allgemeinnarkose das ihre dazu beitragen, den Patienten schmerzfrei zu machen. Erst kürzlich

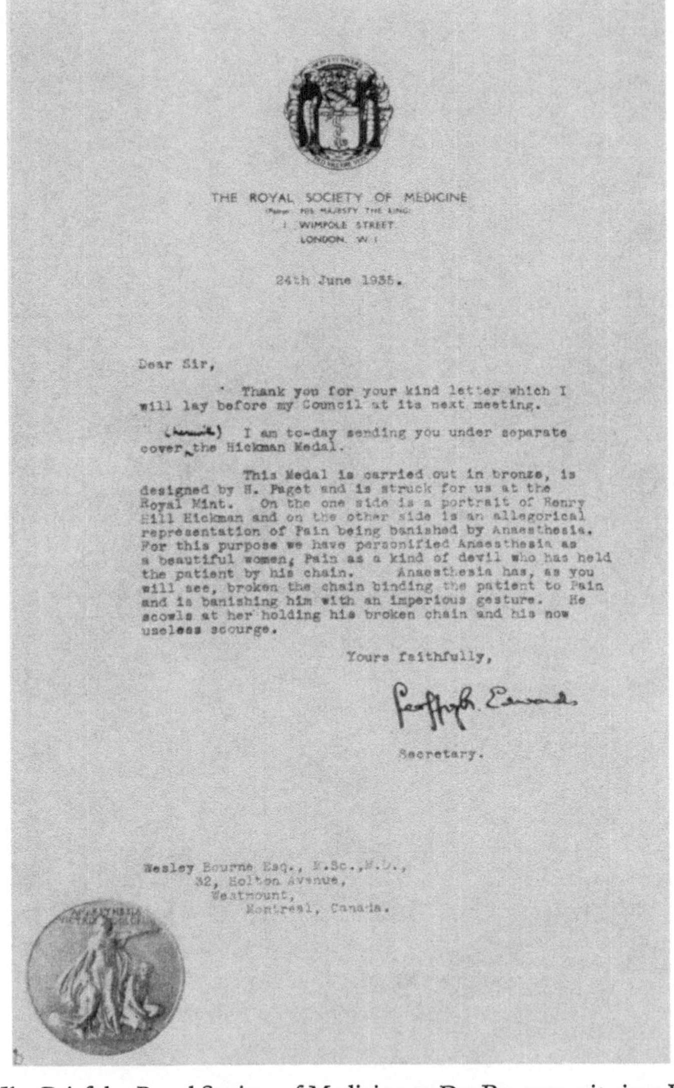

Abb. 45b. Brief der Royal Society of Medicine an Dr. BOURNE mit einer Beschreibung der Hickman Medaille.

hat LUNDY darauf hingewiesen, daß in dem Maße wie uns neue Anaesthetika zur Verfügung stehen, die Tendenz vorherrscht, verschiedene Mittel und Methoden während einer Operation anzuwenden. Der Vorteil dieser neuen Entwicklung besteht in einer größeren Anpassungsfähigkeit und einer zunehmenden (relativen) Sicherheit.

Der ‚prozentuale Ätheranteil' und die ‚Äther-Dampfspannung' sind Begriffe, die noch einer eingehenden Klärung bedürfen. Dr. WALTER BOOTHBY, der jahrelang das Stoffwechsellabor am *‚Peter Bent Brigham Hospital'* (Boston) leitete und an der *‚Havard Medical School'* von 1914 bis 1916 Vorlesungen über Anaesthesie hielt, untersuchte diese Thematik und entwickelte die genannten Ausdrücke. Ihm verdanken wir wichtige Erkenntnisse auf dem Gebiet der physiologischen Anaesthesie. Daneben machte er zahlreiche technische Erfindungen. BOOTHBYS Interesse an Narkosegeräten geht bis ins Jahr 1910 zurück.

Angeregt wurde er durch die Begeisterung Dr. F. COTTONS und dessen Forschungsergebnisse an der Cleveland Clinic. In der Folge entwickelte BOOTHBY [212] mit Unterstützung COTTONS und ALBERT EHRENFRIEDS den COTTON-BOOTHBY Lachgas-Sauerstoff-Ätherapparat. Wie bereits erwähnt wurde, geht auch die Anwendung der Lachgas-Sauerstoff-Narkose mit endotrachealer Beatmung auf COTTON und BOOTHBY [177] zurück. KARL CONNELL zeigte mit seinem 1913 eingeführten ‚Anaesthetometer', daß die Spannung des Narkosegases d. h. die Dampfspannung des Äthers, wie sie für eine Narkose beim Menschen erforderlich ist, bei 50 mmHg liegt. BOOTHBY [213] bestätigte CONNELLS Arbeit und stellte fest, daß die für den Menschen optimale Ätherdampfmenge bei 47–53 mmHg vorhanden ist. Er bewies ferner, wie wenig sich die Patienten hinsichtlich ihrer Reaktion auf Äther unterscheiden.

Das Anaesthetometer CONNELLS ließ sich auch zur Bestimmung des prozentualen Äthergehaltes verwenden. BOOTHBY [214] nahm an, daß die Narkose von der im Blut und in den Geweben vorliegenden Ätherdampfspannung abhängig ist. Sie entspricht einer definitiven Ätherdampfmenge in der Alveolarluft von 15%. Darüber hinaus konnte er zeigen, daß zur raschen Narkoseeinleitung etwa 30% Ätherdampf in der Raumluft innerhalb von 2–12 min verabreicht werden müssen.

FRANK MANN [215, 216] benützte CONNELLS Apparat zur Prüfung der Gefäßreaktion an Hunden bei verschiedenen Ätherdampfspannungen. Dabei fand er, innerhalb einer bemerkenswert konstanten Streubreite, wenig unterschiedliche physiologische Reaktionen. Die niedrigste Ätherdampfspannung, bei welcher man mit Hunden arbeiten konnte, lag bei 36 mmHg. Werte zwischen 36 und 45 mmHg wurden von tierischen Lebewesen allgemein toleriert, in einem Bereich zwischen 48–50 mmHg trat unweigerlich der Tod ein.

M. Pharmakologische Faktoren

Wie schon betont, hatte WESLEY BOURNE, Anaesthesist am Royal Victoria Hospital in Montreal und Dozent der Pharmakologie an der McGILL Universität, die Ehre, als erster die HICKMAN Medaille verliehen zu bekommen. BOURNE kann für sich auch in Anspruch nehmen, als erster den akademischen Grad eines 'Master of Science' auf dem Gebiet der Pharmakologie für eine Arbeit über Anaesthetika erhalten zu haben. Die Verleihung erfolgte an der McGILL Universität. Die Abhandlung trug den Titel: „Wärmeregulation und Flüssigkeitsaustausch: der Einfluß von Äther auf Hunde" [217]. Der erste derartige Grad, auf dem Gebiete der Anaesthesie wurde in den USA 1936 durch die Universität Minnesota an Dr. EDWARD B. TUOHY verliehen. Zahlreiche dieser Diplome sind seither vergeben worden. Interessanterweise sind Anaesthesiediplome bereits 1935 vom 'Royal College of Physicians and Surgeons' in England verliehen worden.

Dr. BOURNE hat durch zahlreiche Forschungsergebnisse auf physiologischem und pharmakologischem Gebiet zum Fortschritt in der Anaesthesie beigetragen. Einige seiner bedeutendsten Leistungen sollen hier kurz gestreift werden. Ganz am Anfang seiner Laufbahn bewies BOURNE [219] zusammen mit STEHLE, daß nur reiner Äther die wirksamen Narkoseeigenschaften besaß, die man ihm gemeinhin zuschrieb. Es herrschte nämlich auch die Ansicht, daß diese durch die im Äther befindlichen Verunreinigungen hervorgerufen würden. BOURNE untersuchte nun diese Verunreinigungen [220] und stellte ihre Unschädlichkeit fest, falls sie in geringen Mengen vorkamen. Damit widersprach er den Behauptungen verschiedener Hersteller. Später bestätigten STORM VAN LOEWEN u. Mitarb. und Sir HENRY DALE in voneinander unabhängigen Untersuchungen BOURNEs Erfahrungen. BOURNE kam auf Grund seiner Studien, die der Vorbereitung seiner Dissertation dienten, zu der Erkenntnis, daß Hunde unter dem Einfluß der Äthernarkose ihre Fähigkeit der Temperaturregulierung verloren. Bei der Erörterung des Acidoseproblems in Narkose, das er mit STEHLE gemeinsam untersucht hatte, stützte BOURNE [221] sich auf Daten, die er an Lebewesen gewonnen hatte und die eine Aussage über die Phosphorsäure als eines verantwortlichen Faktors erlaubten. Er [222] vermochte auch zu beweisen, daß die in Narkose auftretende Acidose durch reichliche Mengen einer rektal verabreichten, ausgewogenen Lösung von Natronlauge und Kaliumphosphat, wenn sie unmittelbar postoperativ gegeben wurden, behoben werden konnten. Zur selben Zeit befaßte sich CHAUNCEY D. LEAKE [223–225] ebenfalls mit dem Problem der Acidose, insbesondere den blutchemischen Veränderungen in Äthylen-Sauerstoff- und Lachgas-Sauerstoff-Anaesthesie.

BOURNE [226–229] u. Mitarb. studierten ihrerseits die Auswirkungen der Anaesthetika auf die Leber. Sie kamen zu dem Ergebnis, daß bei Operationen an Patienten mit schwerer Leberschädigung Äthylen das

Mittel der Wahl darstellte. Ihren Aussagen zufolge beeinflußten weder das Natriumamytal noch der Tribomäthylalkohol im Avertin die Leberfunk-funktion. STEHLE und BOURNE [230] führten auch Untersuchungen über die Veränderungen der Funktion und des Zustandes der Niere in Narkose durch.

Obgleich RAGINSKY und BOURNE [231] sich gegen eine routinemäßige Verwendung von Kreislaufmitteln in Narkose aussprachen, räumten sie dem Epinephrin bei tiefer Äthernarkose und nach Avertinanwendung eine klinische Bedeutung ein. In einer jüngst veröffentlichten Mitteilung hielten BOURNE [232] u. Mitarb., anläßlich einer Diskussion über die Anwendung der Spinalanaesthesie bei Thoraxoperationen, den Gebrauch analeptischer Maßnahmen dann für gerechtfertig, wenn ein stärkerer Blutdruckabfall bei gleichzeitiger Tachykardie aufgetreten war.

Eine andere Arbeit von der pharmakologischen Fakultät der McGILL Universität stammt von BOURNE [233] u. Mitarb. und ist den Auswirkungen der Anaesthetika und Sedativa auf das betroffene Nervensystem gewidmet. Diese Autoren fanden, daß die Anzeichen einer gesteigerten Reizleitung in ihrer Mehrzahl rasch durch Amytal, Natriumpenthotal, Alkohol und Avertin aufgehoben wurden. Sie [234] verfolgten auch die Veränderung der bedingten Reflexe bei Hunden unter dem Einfluß von Anaesthetika und Sedativa.

Wegen ihrer einmaligen Bedeutung muß hier die Prämedikation und die postoperative Betreuung erwähnt werden. Wie bereits früher ausgeführt, war CLAUDE BERNARD einer der Pioniere auf diesem Gebiet. Weitere Forscher der Anfangsperiode sind VON STEINBÜCHEL, CRILE, ELIZABETH BREDENFELD, LUNDY und BOURNE. 1930 hielt CHAUNCEY D. LEAKE [234A] einen Vortrag mit dem Titel :,,Chemische Hilfsmittel bei der Allgemein-narkose". Hierin deutete er an, daß chemische Verbindungen nicht nur als Sedativa zur Prämedikation verwendet werden sollten, sondern auch zur Korrektur des präoperativen Stoffwechsels, als Hilfe bei der Narkose-einleitung, zur Erhaltung der Narkose und zum schnelleren Wieder-erwachen unmittelbar nach der Narkose, zur Beseitigung postoperativen Erbrechens und zur Erzielung einer postoperativen Schmerzfreiheit.

LEAKE [234B] führte eine Versuchsreihe durch über die zur Prä-medikation benützten Sedativa und verdammte die Routine-Prämedikation vor der Narkose.

P. K. KNOEFEL [234C] lenkte 1933 die Aufmerksamkeit auf die Tat-sache des verzögerten Schockzustandes bei längerer Narkose mit Äther und Chloroform, als dessen Ursache er eine Konzentration und Verminderung des zirkulierenden Blutvolumens annahm. Er erklärte ihn als das Ergebnis einer generalisierten Stimulierung des sympathischen Nervensystems und der damit verbundenen Adrenalinausschüttung. KNOEFEL vertrat die Meinung, daß möglicherweise das Avertin und ähnliche Substanzen, wenn sie als Prämedikation gegeben wurden, der Tendenz einer Schockentstehung begegnen könnten.

A. L. TATUM, A. S. ATKINSON und K. H. COLLINS [*234 D*] von der Universität Chicago widmeten sich dem Studium der akuten Kokainvergiftung, einem häufigen Ereignis klinischer Anwendung des Kokains zur Lokalanaesthesie. Sie konnten das Risiko der toxischen Anaesthesiewirkung durch prophylaktische Gaben einer Mischung aus einem Natriumsalz der Barbitursäure und Paraldehyd bei Versuchstieren weitgehend ausschalten. P. K. KNOEFEL, R. P. HERWICK und A. S. LOEVENHART [*234 E*] von der Universität Wisconsin arbeiteten gleichfalls an dem Problem der Ausschaltung toxischer Reaktionen bei der Verwendung von Lokalanaesthetika. In ihren Tierexperimenten bewiesen sie die große prophylaktische Bedeutung des Natriumamytals. Sie konnten auch den Beweis liefern für die bedeutsame Rolle der Hypnotika, und zwar nicht nur bei der Prophylaxe der mit einer Krampfbereitschaft einhergehenden Vergiftungserscheinungen, sondern auch bei darnach auftretenden Lähmungserscheinungen, die sie erfolgreich mit diesen und ähnlichen Mitteln bekämpften.

N. Narkosegeräte*

JAMES WATT, ein Ingenieur, baute für THOMAS BEDDOES [*235*] ein Gerät, das man vielleicht als das erste moderne Gas-Inhalations-Gerät bezeichnen kann. Eine Abbildung von DAVYS „Gasmaschine" findet sich auf S. 35. Nach MILLER [*236*] wurde sie gleichfalls von WATT für DAVY entwickelt. Die Ätherinhalationsvorrichtung, darunter die verbesserte Ausgabe von MORTON, fand in den USA bald keine Verwendung mehr, sondern machte dem Ätherschwamm Platz. Dieser Meerschwamm, der wahrscheinlich nicht viel anders aussah als der von THEODERICH im 13. Jahrhundert benutzte, wies, wie MILLER ausführte, eine dem Gesicht entsprechende Aussparung auf und wurde mit Äther getränkt. Wegen seiner großen Oberfläche entwickelte sich ein für Narkosezwecke ausreichender Ätherdampf.

In England bevorzugte man Apparate mit geschlossenem Inhalationssystem. Es darf hier an die bereits erwähnten, von JOHN SNOW herbeigeführte Verbesserung erinnert werden. Sein Nachfolger, JOSEPH T. CLOVER, machte 1862 Mitteilung über einen Chloroforminhalator, bei dem im Gegensatz zu den bisherigen der prozentuale Anteil an Chloroform und Luft genau reguliert werden konnte. Nach BARBARA DUNCUM [*236 A*] hielt CLOVER nach dem Tode SNOWS die anerkannte Führungsposition unter den Anaesthesisten Englands inne.

---

* Beispiele für eine Reihe ausgezeichneter Illustrationen über die Entwicklung der Narkosegeräte finden sich in KING, A. CH.: "The evolution of anesthesia apparatus, a brief pictorial survey". (Die Entwicklung der Narkosegeräte, ein kurzer, bebilderter Abriß.) British Medical Bulletin 4, 132–139 (1946).

Gegen Ende des Jahres 1860 fanden zur Narkose eine Mischung aus Äther und Chloroform Verwendung. Wie früher schon berichtet wurde, führte COLTON den Lachgasgebrauch für Zahnextraktionen wieder ein. 1876 erschien GOODWILLES patentierter Inhalator für Lachgas, Äther und Chloroform auf dem Markt. Er ähnelte dem JOHN SNOWS und bedeckte Nase und Mund. Das spielte eine Rolle, weil es eine Vermischung des Gases mit Luft ermöglichte.

In dem Katalog von 1867 der S. S. White Dental Manufacturing Company ist eine komplette Lachgasmaschine abgebildet (MILLER [236]). In ihm findet sich auch die Abbildung eines Inhalators, der Mund und Nase bedeckt.

Dr. EDMUND W. ANDREWS führte 1868, wie bereits ausgeführt, die Verwendung einer Mischung von Sauerstoff und Lachgas in die praktische Anaesthesie ein. Diese Technik fand jedoch erst allgemeinen Anklang, als Sir FREDERIC HEWITT sie sich viele Jahre später zu eigen machte. Er hat als erster eine handliche Apparatur entwickelt. Durch die Verwendung eines verformbaren Beutels reduzierte er den hohen Lachgas- und Sauerstoffdruck. Der Beutel wurde wegen des bestehenden hohen Tankdruckes und des intermittierenden Gasflusses fast niemals völlig leer. Die Gasströme ließen sich durch handbetätigte Ventile steuern und durch Behälter, die dem Überdruck einen Widerstand entgegensetzten.

JOSEPH CLOVER [178] berichtete über einen Ersatzbeutel, der die teilweise Rückatmung der Narkosegase gestattete und 1876 führte er [237] die abwechselnde Verabreichung von Gas und Äther ein. Zu diesem Zwecke brachte er an seinem Atembeutel einen Verschlußstutzen an, durch den für Narkosezwecke Lachgas geleitet werden konnte.

S. J. HAYES, ein Pittsburgher Zahnarzt, ließ sich 1882 einen Apparat zur Durchführung einer Anaesthesie unter Verwendung von Narkosegasen patentieren. Äther und Chloroform wurden dabei gemischt und in einem Wasserbad erhitzt.

1855 beschrieb FREDERIC HEWITT ein Mundstück, das er zur Rückatmung des Lachgases verwandte.

Die S. S. White Dental Manufacturing Company brachte 1899 eine Maschine mit einer Vorrichtung zur Messung der relativen Gasmengen heraus. Es handelte sich dabei um das von ihnen entwickelte Lachgas-Sauerstoff-Gerät. In der Konstruktion ähnelte es der von HEWITT in England durch zahlreiche Verbesserungen vervollkommneten Maschine.

CHARLES K. TETER [238], ein Zahnarzt in Cleveland, war durch seine praktische Tätigkeit in Upper Sandusky, Ohio, an der Verbesserung eines Gerätes zur Verabreichung von Lachgas und Sauerstoff, ebenso wie von anderen Narkosegasen interessiert. Sein erstes Modell wurde 1903 von der Cleveland Dental Manufacturing Company gebaut. Es fand begeisterte Aufnahme und bis zu einem gewissen Grad geht die allgemeine Verbreitung

8*

der Lachgas-Sauerstoff-Narkose auf TETERS Einfluß zurück. Dr. TETER wandte diese Anaesthesieart bei weit über Hunderttausend Fällen von Zahnextraktionen und Tonsillektomien ohne einen einzigen Todesfall an.

1909 erfolgte die Ernennung Dr. TETERS zum leitenden Anaesthesisten am St. Lukas Krankenhaus in Cleveland. 1912 wurde er zum „Anaesthesisten mit besonderer Verwendung" am Lakeside Hospital derselben Stadt ernannt.

Um 1909 wurde nach HEIDBRINK [239] die A. C. Clark-Maschine hergestellt. Hier wurde versucht, einen konstanten Beuteldruck aufrechtzuerhalten. Ein zentrales Ventil mit einem Ansatzstück für jedes Gas sollte die gleichmäßigen Anteile derselben gewährleisten. Die Kontrolle war jedoch zu ungenau, um mit der Inhalationsanaesthesie ein gutes Resultat zu erzielen.

Von 1906 bis 1910 arbeiteten E. I. McKESSON in Toledo (USA) und J. A. HEIDBRINK, die beide schon mehrmals erwähnt wurden, unabhängig voneinander an der Herstellung einer Gasmaschine, die diese Mängel nicht mehr aufwies. McKESSON erfand ein Gerät, das einen sich jeweils dem Beutel anpassenden Druck erzeugte. Es hatte Ähnlichkeit mit der Clarkschen Maschine. besaß jedoch einen exakt funktionierendes Ventil. 1910 verbesserte McKESSON das erste Lachgas-Sauerstoff-Narkosegerät mit intermittierendem Gasfluß dahingehend, daß nunmehr eine genaue Kontrolle beider Gase möglich war. Im selben Jahr entwickelte McKESSON das Prinzip der fraktionierten Rückatmung. Er führte die Möglichkeit der Rückatmung des ersten Teiles der Ausatmungsluft ein. Bei jeder Ausatmung konnte durch das Auslaßventil die restliche Luft entweichen.

In der Zwischenzeit arbeitete HEIDBRINK weiter an seiner Maschine. Er fabrizierte ein ‚00‘ genanntes Gerät, das später, nach einigen geringfügigen Änderungen als Modell T auf den Markt kam. HEIDBRINKS Gerät war mit Reduzierventilen versehen, die als Flowmeter dienten. Er ist einer der ersten Vertreter der ‚steuerbaren‘ Anaesthesie (timed anesthesia).

WILLIS D. GATCH [241] veröffentlichte 1910 einen bemerkenswerten Beitrag zur Lachgas-Sauerstoff-Anaesthesie, wie sie mit seiner Rückatmungsmethode möglich war. In seiner Arbeit findet sich auch eine Beschreibung seines Gerätes. GATCH hatte auch einen durchsichtigen Tropfbehälter eingebaut und verabreichte gelegentlich nach dem Gasgemisch Äther. KARL CONNELL entwarf ungefähr zur selben Zeit ein Narkosegerät. 1918 bestellte die Regierung Narkosegeräte bei McKESSON, CONNELL, VON FOREGGER und HEIDBRINK.

1911 begannen J. T. GWATHMEY [242] und WILLIAM C. WOOLSEY ihre Experimente mit Narkosegeräten. LANGSDORF baute 1912 ein Lachgas-Sauerstoff-Gerät für sie. Im selben Jahr gelangte das Ohio-Einwegventil [243]-Narkosegerät von der ‚*Ohio Chemical and Manufacturing Company*‘ auf den Markt. Gleichzeitig tauchte auch der Boothby-Cotton-Apparat [244] mit Dosimetern auf. Dieser gestattete die Verwendung automatischer Reduzierventile und bot so die Gewähr für einen konstanten Gasfluß.

1914 sorgte BOOTHBY für eine genaue Kalibrierung der Flowmeter.

FOREGGER baute 1914 ein Lachgas-Sauerstoff-Gerät ohne Reduzierventile. Der erste Gwathmey-Apparat, der von FOREGGER noch ohne Reduzierventile geliefert wurde, aber Steuerungsventile für Lachgas-Sauerstoff aufwies, erschien 1915 im Handel. BOYLE[1] modifizierte den ersten GWATHMEY-Apparat. Dieses veränderte Modell ist, abgesehen von wenigen Verbesserungen, noch immer das in England am häufigsten gebrauchte Standardgerät.

Wie MILLER [236] treffend bemerkt hat, entwarfen zwischen 1910 und 1920 viele weitere Forscher Narkosegeräte, darunter COBURN, CUNNINGHAM, FLAGG, GUEDEL, PEARIRO, MILLER und MORGAN.

1923 baute LUNDY das erste Modell der ‚Seattle-Gas-Maschine‘ für seine Zwecke um. Dieser Apparat war mit vier Ventilen ausgestattet für die Verwendung von Sauerstoff, Lachgas, Kohlendioxyd und Äthylen. Damit war das erste Gerät für den Anschluß aller dieser Gase geschaffen. 1925 schuf LUNDY zusammen mit HEIDBRINK das erste LUNDY-HEIDBRINK-Modell. Die Auslieferung an die Mayo Clinic erfolgte am 20. August 1925. Ihr folgte 1932 das Lundy-Heidbrink-Kinetometer Narkosegerät, das sich besser für die Verwendung von Absorbern eignete.

O. Protokolle und Statistiken

Wie BEECHER [245] ausführte, hat die Einführung der Anaesthesie in der Klinik die Ausübung der Medizin vermutlich stärker verändert als irgendeine andere einzelne Erfindung vorher. Unter dem Führen eines Protokolls versteht man die Kontrolle und fortlaufende Registrierung des Zustandes des narkotisierten Patienten. Ihr kommt größte Bedeutung zu. Während die frühen historischen Aufzeichnungen ihrer Natur nach Krankenberichten gleichen, finden sich, soweit man dies mit Sicherheit sagen kann, bis 1894 keine genauen Aufzeichnungen. Am 30. November 1894 (möglicherweise schon früher) begann E. A. CODMAN, vom Massachussetst General Hospital, auf Vorschlag seines Vorgesetzten, F. B. HARRINGTONS, individuelle Eintragungen vorzunehmen. Diese Blätter wiesen folgende Informationen auf: 1. Art der Operation, 2. Name des Operateurs, 3. genauer Beginn der Äthernarkose, 4. genaues Ende der Ätheranwendung, 5. Menge des Äthers,

---

[1] Persönliche Mitteilung Dr. NOEL GILLESPIES.

der für die Narkose des Patienten erforderlich war, 6. Prämedikation, 7. Grad der Sekretion, 8. Zustand des Herzens, 9. Pulskontrolle während der gesamten Operation, 10. Registrierung der Atmung im Verlaufe der gesamten Operation. HARVEY CUSHING war zu Beginn seiner Laufbahn bereits überzeugt von der Bedeutung, die der Abfassung jedes einzelnen Narkoseprotokolls zukam. Er glaubte damit, die Technik der Ätheranwendung seinerseits verbessern zu können. BEECHER stieß auf ein Anaesthesieprotokoll mit dem von CUSHING eigenhändig eingetragenem Datum des 17. Juli 1895. Es unterschied sich etwas von dem CODMANS, da letzterer seine wichtigste Aufgabe in der sorgfältigen Registrierung der Pulsfrequenz sah. Sein Protokoll vermerkte insbesondere die Temperatur, den Puls und die Atemfrequenz. CUSHING fügte noch eigene handschriftliche Anmerkungen hinzu, wie Erbrechen – Dauer, Menge und den Zeitpunkt, zu welchem der Patient wieder aus dem Ätherrausch erwachte, Verhalten, Zeitpunkt des Auftretens der Bradykardie etc. – alles Dinge, von denen er annahm, daß sie für den jeweiligen Fall charakteristisch wären.

Anläßlich einer Reise nach Italien 1901 begegnete CUSHING [*246*] Dr. ORLANDI, einem Kollegen SCIPIONE RIVA-ROCCIS. Dr. RIVA-ROCCI hatte 1896 sein Sphygmomanometer eingeführt und zur Zeit von Dr. CUSHINGS Besuch wurde mit einem selbstkonstruierten Blutdruckapparat nach RIVA-ROCCI bei jedem Patienten des alten St. Matthäus-Krankenhauses in Pavia täglich einmal routinemäßig der Blutdruck gemessen. Dr. ORLANDI zeigte CUSHING ein Exemplar seiner aufblasbaren Armmanschette, die CUSHING angelegt wurde, und CUSHING führte praktisch den gleichen Apparat am Johns Hopkins Hospital ein. Er bestand auf dessen Anwendung bei allen seinen Operationen und man kann behaupten, daß CUSHINGS Anstrengungen den Beginn der Blutdruckmessung in den USA kennzeichnen.

G. W. CRILE erkannte bald die Bedeutung der Blutdruckregistrierung. Nachdem er von CUSHING auf den Riva-Roccischen Apparat aufmerksam gemacht worden war, verwandte er ihn bei einer Reihe experimenteller und klinischer Fälle, bei denen er früher das Gärtnersche Tonometer benützt hatte. In einem seiner Versuche bei der Arbeit an Hunden bestimmte CRILE [*247*] den arteriellen Druck in tiefer Narkose. Seine Feststellungen sind insofern interessant, als er den niedrigsten Wert mit 80, den höchsten Wert mit 170, den mittleren Druck mit 125 mmHg angab. Für seine experimentelle Forschung auf dem Gebiet der Blutdruckmessung bei chirurgischen Patienten wurde CRILE 1923 mit dem CARTWRIGHT-Preis der „*Alumni-Association*" des „*College of Physicians and Surgeons*" in New York ausgezeichnet.

McKESSON [*248*] begann 1907, nachdem die ersten Berichte CODMANS und CUSHINGS sowie CRILES bekannt geworden waren, mit genauen Blutdruckkontrollen in Narkose.

Bald folgten diesem Beispiel andere Anaesthesisten. GILBERT BROWN [249] in Adelaide (Australien) schrieb 1911 einen Aufsatz für den „*Lancet*“, worin er sich auf 300 Narkoseprotokolle stützte. JOHN LUNDY [250] setzte sich bereits 1923 für die allgemeine Einführung dieser Methode im Nordwesten der Pazifikküste ein. WATERS führte von 1927 an ausführliche Aufzeichnungen mit prä- und postoperativen Angaben. 1934 deutete E. A. ROVENSTINE [251] in Madison, Wisconsin, an, daß es den statistischen Angaben über Narkoseprotokolle an einer überzeugenden Beweiskraft (d. h. einer statistischen Signifikanz) ermangle. Er betonte die Notwendigkeit genormter Aufzeichnungen bei der Zusammenstellung und der Reproduktion von Statistiken in der Anaesthesie. Desgleichen empfahl er eine Zusammenstellung umfassender Angaben chirurgischer und anaesthesiologischer Verfahren, welche seither regelmäßig einmal jährlich erscheint. 1937 berichtete NOSWORTHY über den Wert von Anaesthesie-Journalen. Seitdem sind große Erfolge in der Vereinheitlichung der Narkoseprotokolle erzielt worden, aber es bedarf noch vieler weiterer Anstrengungen. Die amerikanische Gesellschaft der Anaesthesisten rief 1936 ein Komitee ins Leben, das sich dem Problem der Narkoseprotokolle widmen sollte. Es stellte einheitliche Richtlinien zu deren Führung auf, und dieses System hat bisher weite Verbreitung gefunden [253]. Annähernd 35 Anaesthesisten und Institutionen haben ihren Wunsch nach Einführung dieser Methode bekundet. Wie groß die Begeisterung war, mit welcher die Einführung genauer Aufzeichnungen und Statistiken begrüßt wurde, erhellt sich aus nachfolgenden, bedeutsamen Forschungsergebnissen. EISENHART, SIMPSON und GILLESPIE [254], von der mathematischen und anaesthesiologischen Fakultät der Universität Wisconsin, erarbeiteten gemeinsam eine mathematische Analyse einer statistischen Untersuchung über Kreislaufzwischenfälle bei abdominellen Operationen in Äther- und Cyklopropannarkose. NOSWORTHY [255] schlug ein vereinfachtes Verfahren der Katalogisierung mittels Karten vor. SAKLAD, GILLESPIE und ROVENSTINE [256] empfahlen eine gesonderte Zusammenstellung und Aufschlüsselung der Rubriken bei Fällen mit Inhalationstherapie. Schließlich teilten Major WANGEMAN und Major MARTIN [257] in einer aufschlußreichen Arbeit ihre Ergebnisse bei der erfolgreichen Verwendung des modifizierten Hollerith-Lochkartensystems in zwei Allgemeinen Armeekrankenhäusern zur Auswertung chirurgischer und anaesthesiologischer Komplikationen mit.

P. Abschließende Bemerkungen

Eines der jüngsten Attribute der anaesthetischen Ausrüstung stellt das Curare dar. Diese neuartige Verbindung blockiert die Überleitung von den motorischen Nerven zu den Muskeln ohne Beeinträchtigung des Kreislaufes. Wie DITTRICK [258] ausgeführt hat, ist das Curare bereits im 16. Jahrhundert wohlbekannt gewesen. Es wurde von Botanikern und Forschern beschrieben. Gewisse Indianerstämme Südamerikas benutzten es schon seit Jahrhunderten auf der Jagd und im Kampf. T. Spencer Wells [*259*] berichtete 1859 über die Anwendung des Curare bei 3 Tetanusfällen. Heutzutage findet es als Hilfsmittels bei Allgemeinnarkosen Verwendung. Griffith und Johnson [*260*] machten 1942 und S. C. Cullen [*261*] 1943 Mitteilung über die guten Ergebnisse bei der Beseitigung der Abwehrspannung bei Bauchoperationen.

Dieser Beitrag wäre unvollständig, wollte man die Tatsache, daß die Anaesthesie nunmehr ein Stadium der Vollkommenheit erreicht hat, unberücksichtigt lassen. Die unablässigen und nie erlahmenden Anstrengungen des verstorbenen Francis Hoeffer McMechan (1879–1939) und Mrs. McMechan in Cleveland, den internationalen Aspekten der Anaesthesie mehr Berücksichtigung zu verschaffen, haben inzwischen dauerhafte Früchte getragen. McMechan bereitete 1912 die Gründung der Amerikanischen Vereinigung der Anaesthesisten mit vor. In Erkenntnis der Notwendigkeit einer Fachzeitschrift für Anaesthesie, wandte er sich an den Herausgeber des ‚*American Journal of Surgery*‘, Dr. Joseph Mac Donald. McMechan redigierte in der Folgezeit das ‚*Quarterly Supplementum of Anesthesia and Analgesia*‘, das von 1914 bis 1922 als Beilage des ‚*Journal of Surgery*‘ erschienen ist. 1922 wurde die ‚*International Anesthesia Research Society*‘ ins Leben gerufen und Dr. McMechan zum Herausgeber des offiziellen Organs ‚*Current Researches in Anesthesia and Analgesia*‘, der ersten Fachzeitschrift auf diesem Gebiet, ernannt.

Nach seinem Tode 1939 folgte ihm Howard Dittrick als Herausgeber. Dr. McMechans Frau, Laurette van Varsevelde McMechan, die in direkter Linie von der Schwester Baron Larreys abstammt, und Dr. Dittrick führten McMechans Arbeit in einer Weise fort, die ihnen die Wertschätzung der Ärzteschaft sicherte.

Einer technischen Entwicklung darf hier noch gedacht werden. Es handelt sich um die kontinuierliche Spinalanaesthesie unter Verwendung einer biegbaren Nadel nach William T. Lemmon. Lemmon [*262*] machte in den vergangenen Jahren die Beobachtung, daß die Spinalanaesthesie manchmal unwirksam war und die erzielte Wirkung häufig zu rasch abklang. Um diesem Übel abzuhelfen, entwickelte er ein Verfahren bei welchem er Prokainhydrochlorid in den Liquorraum injizierte. Beim Abklingen der ersten Injektion verabreichte er weitere Dosen. Zur Vermeidung oder Abschwächung manchmal beobachteter toxischer Nebenwirkungen legte er eine 10%ige intravenöse Glukoseinfusion an. Der Vorteil dieses Verfahrens nach Lemmon besteht darin, daß sie die Verwendung eben noch wirksamer, minimaler Mengen erlaubt, wodurch die intrathekale Injektion besser dosiert werden kann und damit einen der Hauptvorteile der Inhalationsnarkose aufweist. Edwards und Hingson [*263*] entwickelten als jüngsten Beitrag, ausgehend von der glänzenden Beherrschung der kontinuierlichen Spinalanaesthesie durch HINGSON, die kontinuierliche Analgesie für die Geburtshilfe.

EDWARD B. TUOHY [263A] fügte dem Verfahren von EDWARDS und HINGSON eine weitere Verbesserung hinzu. Er verwandte einen Ureterenkatheter anstelle der biegbaren Nadel. Die ersten Veröffentlichungen über die kaudale Anaesthesie stammen von SICARD [264] und CATHELIN [265] aus dem Jahre 1901.

Dem Bestreben, die Sicherheit bei der Anwendung von Narkosegasen zu erhöhen, verdanken wir zwei weitere wichtige Errungenschaften. Die Explosion eines Narkosegemisches mit tödlichem Ausgang in Boston im Jahre 1938 gab Anlaß zu den Untersuchungen von PHILIP WOODBRIDGE [266], damals an der Lahey Clinic, J. WARREN HORTON vom ‚Massachussetts Institute of Technology‘ und dem verstorbenen KARL CONNELL von der New Yorker Abteilung dieses Institutes. Statische Elektrizität schien die Narkosegase entzündet und so zu einer Explosion geführt zu haben. Die ideale Methode zur Verhütung elektrostatischer Aufladungen, die zur Zündung explosiver Stoffe führen konnten, erschien nach diesen Untersuchungen in einer Verbindung aller Personen und Gegenstände durch elektrisch wirksame Leiter oder einer Verbindung mit einem elektrisch leitenden Bodenbelag. Sie glaubten jedoch, daß dieses Verfahren unpraktisch war und entwickelten deshalb ‚Schutzleiter mit hohem Widerstand‘, durch deren Gebrauch sich die häufig auftretenden, besonderen Gefahren des Operationssaales erheblich vermindern ließen.

C. W. JONES, R. E. KENNEDY und G. J. THOMAS [267] haben die explosiven Eigenschaften des Cyklopropans untersucht. Dies geschah im Rahmen eines gemeinsamen Forschungsprojektes des ‚United States Bureau of Mines‘ und Forschern der ‚School of Mines‘ von der Universität Pittsburgh, der ‚American Society of Heating and Ventilating Engineers‘ und verschiedenen Krankenhäusern und Firmen in und um Pittsburgh. Dieses Komitee empfahl die Verwendung von 20% Cyklopropan und 80% Sauerstoff im Narkosegemisch wegen der großen Explosionsgefahr derartiger Gemische und der tödlichen Unfallfolgen, aufzugeben. Es wurde auch ein Mittel zur Verhütung von Explosionsgefahren gefunden. Eine Verringerung des Sauerstoffanteils im Narkosegemisch und sein Ersatz durch ungefährliche Gase sollten das Problem lösen. Eine größere Menge eines neutralen Gases im Narkosegemisch führte schließlich zu einer Sauerstoffkonzentration, die weder explodiert noch sich entzünden kann[1].

---

[1] Einige Anaesthesisten glauben, daß bei der Verwirklichung dieses Planes, mehr Menschen der Anoxie zum Opfer fallen würden, als vorher durch Explosionen umgekommen sind. Zur Begründung führen sie an, daß bei diesem Verfahren der Sauerstoffanteil niedriger sein würde als in der normalen Atmosphäre.

In den USA stellten die Bildung des ‚*American Board of Anesthesiology, Inc.*‘[1] im Jahre 1937 in Verbindung mit dem ‚*American Board of Surgery, Inc.*‘ und des ‚*American Board of Anesthesiology, Inc.*‘ ,1941 als eigener, größerer Fachausschuß gegründet, und das erste Treffen der Sektion Anesthesiologie der ‚*American Medical Association*‘ 1941 zwei wichtige Ereignisse dar.

In Europa fanden derartige Zusammenschlüsse relativ spät statt. 1952 erfolgte in Zürich die Gründung einer Schweizerischen und Österreichischen Gesellschaft für Anaesthesiologie. Noch im selben Jahr konstituierte sich in Salzburg anläßlich des ‚Ersten Österreichischen Anaesthesiologenkongresses‘ der ‚Berufsverband Deutscher Anaesthesisten‘[2].

Einer Bemerkung von RALPH WATERS kann man vielleicht am besten entnehmen, wieweit sich die Anaesthesie zu einer selbständigen Disziplin entwickelt hat. WATERS betonte, daß der klinischen Anaesthesie die Fähigkeit fehle, bestehendes Wissen richtig einzuordnen und anzuwenden. Diese Beobachtung eines bedeutenden Anaesthesisten zeigt, daß man sich nicht mehr allein mit der Entwicklung neuer Techniken und Drogen – so bedeutend diese sein mögen – befaßt, sondern auch mit Aufgaben, wie sie von WATERS umrissen wurden: „Wie in der Vergangenheit wird sich auch in der Zukunft eine dauerhafte Weiterentwicklung vollziehen. Grundlage hierfür wird die Einbeziehung wissenschaftlicher Tatsachen sein – unermüdliches Lernen, unbeschränkte Einsicht und die Anwendung des Erfahrungsgutes.

Literatur zum Abschnitt I

[1] ARCHER, W. H.: The history of anesthesia. Proc. Dental Centenary Celebration. S. 33–363. März 1940.
[2] FÜLÖP-MILLER, R.: Triumph over pain. Ins Englische übertragen von EDEN und CEDAR PAUL. New York: The Literary Guild of America, Inc., S. 438 1938.

---

[1] Zur Zeit gibt es 15 „*American Boards*“ in den verschiedenen Fachrichtungen der Medizin. Ihr Zweck ist die Verbesserung des Standards der ärztlichen Fortbildung, der Facharztausbildung und der Ausübung der Facharztpraxis in den USA und Kanada. Jeder dieser „Board“ verleiht den Kandidaten deren allgemeine fachliche Qualifikation, fachärztliche Ausbildung und praktische Spezialausbildung den Anforderungen genügen, das Facharztdiplom. Darüber hinaus müssen erfolgreiche Bewerber umfassende Prüfungen ablegen, ehe sie ihr Diplom erhalten*.

[2] Anmerkung des Übersetzers.

*Auch hier bestehen Unterschiede innerhalb der einzelnen Staaten der USA. Doch steht es den Kandidaten frei, das Land zu wählen, in welchem er sein „Board“ ablegen möchte. Auch ist die Ausübung der Praxis in einigen Staaten auf den Staat beschränkt, in welchem die Prüfung abgelegt worden ist. (Anmerk. d. Übers.)

[3] PRINZ, H.: Dental Chronology . . ., S. 15. Philadelphia: Lea Febiger 1945.

[4] HOMER: Odyssee. Übersetzt von G. H. PALMER. S. 42. Cambridge (Massachussetts): Houghton Mifflin Co. 1929.

[5] KLEIMAN, M.: Histoire de l'anesthésie. Anesth. et Analg. 5, 122–138 (1939).

[6] HERODOTUS: 4. Buch, 75. Kapitel der Originalausgabe.

[7] THEODORICH: Chirurgia Theodorici, Liber IV, Cap. VIII. Aus: Collectio chirurgica Veneta. Folio 146. Venedig, 1498.

[8] BABCOCK, M. E.: Brief outline of the history of anesthesia. Grace Hosp. Bull. 10, 16–21 (1926).

[9] ENCYCLOPAEDIA BRITANNICA. 9. Auflage, Band 8, S. 568, 1888.

[10] FROBENIUS: An account of a spiritus vini aetherus . . . Phil. Trans. B. 36, 283–289 (1730).

[11] LEAKE, C. D.: Valerius Cordus and the discovery of ether. Isis 7, 14–24 (1925). Vgl. auch: TALLMADGE, G. K.: The third part of the De Extractione of Valerius Cordus. Isis 7, 394–411 (1925).

[11 A] TURNER, M.: An account of the extraordinary medicinal fluid, called aether . . ., S. 16. London: J. Wilkie 1743?

[12] PARACELSUS: Opera medico-chimica sive paradoxa . . . S. 125. Franckfurt: 1605.

[13] MOORE, J.: A method of preventing or diminishing pain in several operations of surgery. 50 S. London: T. Cadell 1784.

[14] ESDAILE, J.: Mesmerism in India, and its application in surgery and medicine . . . XXXI, 287 S. London: Longman, Brown, Green und Longmans 1846.

[15] ELLIOTSON, J.: Numerous cases of surgical operations without pain in the mesmeric state; with remarks upon the opposition of many members of the Royal Medical and Chirurgical Society and others to the reception of the inestimable blessings of mesmerism . . . 56 S. Philadelphia: Lea und Blanchard 1843.

[16] BRAID, J.: Neurypnology; or the rationale of nervous sleep, considered in relation with animal magnetism. Illustrated by numerous cases of its successful application in the relief and cure of disease. XXII, 265 S. London: John Churchill 1843.

[17] DAVY, H.: Researches, chemical and philosophical; chiefly concerning nitrous oxide, or dephlogisticated nitrous air, and its respiration. 580 S. London: J. Johnson 1800.

[18] WILKS, S., and G. T. BETTANY: A biographical history of Guy's Hospital 388–389. London: Ward, Lock, Bowden und Co. 1892.

[19] RICE, N. P.: Trials of a public benefactor, as illustrated in the discovery of etherization. S. 82. New York: Pudney and Russell 1858.

[20] FARADAY, M.: Effects of inhaling the vapors of sulphuric ether. In: Quart. J. Sc. and the Arts Miscellanea (Abschnitt XVI). 4, 158–159 (1818).

[21] Wellcome Historical Medical Museum, London: Andenken, HENRY HILL HICKMAN Gedächtnisausstellung. 1830–1930 im Wellcome Historical Medical Museum, S. 85. London: Wellcome Foundation, Ltd., 1930.

[22] BUXTON, D. W.: Vorwort aus dem Wellcome Historical Medical Museum, London, Andenken, HENRY HILL HICKMAN, Gedächtnisausstellung 1830–1930. S. 13–17. London: Wellcome Foundation, Ltd., 1930.

[23] LYMAN, H. M.: Artificial anaesthesia and anaesthetics. S. 6. New York: William Wood und Co., 1881.

[24] BIGELOW, H. J.: Insensibility during surgical operations produced by inhalation. Boston med. surg. J. 35, 309–317 (1846).

[25] WARREN, J. C.: Inhalation of ethereal vapor for the prevention of pain in surgical operations. Boston med. surg. J. **35**, 375–379 (1846).

[26] TAYLOR, F. L.: C. W. LONG and the discovery of ether anesthesia. S. 81. New York: Paul B. Hoeber, Inc. 1928.

[27] COLTON, G. Q.: Anaesthesia. Who made and developed this great discovery? S. 15. New York: A. G. Sherwood and Co., 1886.

[28] QUISTORPIUS, J. B.: G. D. S. P., Disputatio inauguralis medica de anaesthesia (von dem unempfindlich seyn) ... Collation A–F⁴, 24 ll. Rostochii: J. Wepplingi 1718.

[29] COCK, F. W.: The first operation under ether in Europe. London University College Hosp. Mag. **1**, 127–144 (1911).

[30] GARRISON, F. H.: An introduction to the history of medicine. 4. Ed. S. 506. Philadelphia: W. B. Saunders Co., 1929.

[31] Medical Intelligence: insensibility during surgical operations produced by inhalation. Boston med. surg. J. **35**, 413–414 (1846).

[32] DANA, F. JR.: Mesmerism. Boston med. surg. J. **35**, 425–428 (1846).

[33] OSLER, W.: The first printed documents relating to modern surgical anaesthesia. Proc. roy. Soc. Med. (Sekt. Hist. Med.) **11**, 65–69 (1918); Nach einem Nachdruck in den Ann. med. Hist. **1**, 329–332 „1917" (1918).

[34] SNOW, J.: On chloroform and other anaesthetics: their action and administration. Herausgegeben von B. W. RICHARDSON, mit einem Geleitwort des Autors; 443 S. London: John Churchill 1858.

[35] THOMS, H.: „Anesthésie à la reine", a chapter in the history of anesthesia. Amer. J. Obstet. & Gynec. **40**, 340–346 (1940).

[36] SIMPSON, J. Y.: The obstetric memoirs and contributions of JAMES Y. SIMPSON. Herausgegeben von W. O. PRIESTLEY und H. R. STORER. Band 2, 733 S. Philadelphia: J. B. Lippincott & Co., 1856.

[37] GUTHRIE, S.: New mode of preparation a spirituous solution of chloric ether. Silliman J. **21**, 64–65; On pure chloric ether, **22**, 105–106 (1832).

[38] SOUBEIRAN, E.: Recherches sur quelques combinaisons du chlore. Ann. Chim. **48**, 113–157 (1831). Ebenso in J. de Pharm. **17**, 657–672 (1831); **18**, 1–24 (1832).

[39] LIEBIG, J. VON: Über die Verbindungen, welche durch Einwirkung des Chlors auf Alcohol, Äther, ölbildendes Gas und Essiggeist entstehen. Justus Liebig's Annalen **1**, 182–230 (1832). Ebenso in Ann. Chim. **49**, 146–204 (1832) und Poggendorf's Annalen **24**, 245–295 (1832).

[40] ROBINSON, V.: Pathfinders of medicine. 810 S. New York: Medical Life Press 1929.

[41] CLARK, A. J.: Aspects of the history of anaesthetics. Brit. med. J. **2**, 1029–1034 (1938).

[42] Anaesthetics agents. Tr. A. M. A. **1**, 176–224 (1848).

[42 A] WILLIAMS, H. W.: On the value of the operation of extraction of cataract, and on the use of anaesthetic agents in ophthalmic surgery. Boston med. surg. J. **44**, 389–391 (1851).

[43] SERTÜRNER, F. W.: Über das Morphium, eine neue salzfähige Grundlage und die Mekonsäure als Hauptbestandteil des Opiums. Gilbert's Ann. d. Physik. **55**, 56–89 (1817).

[44] BARTHOLOW, R.: Manual of hypodermic medication. 170 S. 2. Aufl. Philadelphia: J. B. Lippincott & Co., 1873.

[45] ADAMS, R. C.: Intravenous anesthesia: chemical, pharmacological and clinical consideration of the anesthetic agents including the barbiturates. Thesis: University of Minnesota, Graduate School 1940.

[46] Spessa, A.: Modo di rendere insensibile una parte nella quale devesi practicare qualche atto operatorio. Bull. d. sc. med., Bologna, S. 5. **11**, 224–226 (1871).

[47] Bumpus, H. C.: History of regional anesthesia in urology. J. Amer. med. Ass. **96**, 83–88 (1931).

[48] Braun, H.: Local anesthesia, its scientific basis and practical use. 411 S. 2. Aufl. Philadelphia: Lea & Febiger 1924.

[49] Bennett, A.: An experimental inquiry into the physiological actions of theine, caffeine, guaranine, cocaine, and theobromine. Edinb. med. J. Pt. **1**, **19**, 323–34 (1873).

[50] Anrep, V. von: Über die physiologische Wirkung des Cocain. Arch. f. d. ges. Physiol. **21**, 38–77 (1880).

[51] Corning, J. L.: On the prolongation of the anaesthetic effects of the hydrochlorate of cocaine, when subcutaneously injected. An experimental study. N. Y. med. J. **42**, 317–319 (1885).

[52] —: Spinal anaesthesia and local medication of the cord. N. Y. med. J. **42**, 483–485 (1885).

[53] —: A further contribution on local medication of the spinal cord, with cases. M. Rec. (N. Y.) **33**, 291–293 (1888).

[54] Quincke, H.: Die Lumbalpunction des Hydrocephalus. Berlin. klin. Wschr. **28**, 929–933; 965–968 (1891).

[55] Bier, A.: Versuche über Cocainisierung des Rückenmarks. Deutsche Ztschr. f. Chir. **51**, 361–369 (1899).

[56] Tuffier: Analgésie chirurgicale par l'injection sousarachnoidienne lombaire de cocaine. C. R. Soc. Biol. (Paris) **51**, 882–884 (1899).

[57] De Takáts, G.: Local anesthesia: a short course for students and surgeons. 221 S. Philadelphia: W. B. Saunders Co. 1928.

[58] Tutt, D., and G. Caglieri: Experimental and clinical notes on the subarachnoid space. Tr. Med. Soc. California. Abstracted J. Amer. med. Ass. **35**, 6–10 (1900).

[59] Matas, R.: Local and regional anesthesia with cocain and other analgesic drugs, including the subarachnoid method, as applied in general surgical practice. Philad. Med. J. **6**, 820–843 (1900). Vgl. auch: Report of successful spinal anesthesia. J. Amer. med. Ass. **33**, 1659 (1899).

[60] Souchon, E.: Original contribution of Louisiana to medical science; a bibliographic study. 12 S. New Orleans (Louisiana) Privatdruck, 1916.

[61] Babcock, W. W.: Spinal anesthesia, an experience of twenty-four years. Amer. J. Surg. **5**, 571–576 (1928).

[62] Bourne, W., M. D. Leigh, A. N. Inglis, and G. R. Howell: Spinal anesthesia for thoracic surgery. Anesthesiology **34**, 272–281 (1942).

[62 A] Newton, H. F.: Spinal anesthesia in thoracoplastic operations for pulmonary tuberculosis. J. thorac. Surg. **4**, 414–428 (1935).

[62 B] Shields, H. J.: Spinal anesthesia in thoracic surgery. Anesth. Analg. **14**, 193–198 (1935).

[63] Cushing, H. W.: Cocaine anaesthesia in the treatment of certain cases of hernia and in operations for thyroid tumors. Johns Hopk. Hosp. Bull. **9**, 192–193 (1898).

[64] Odom, C. B.: Epidural anesthesia. Amer. J. Surg. **34**, 547–558 (1936).

[65] Pagés, F.: Anestesia metamérica. Rev. san. mil., Madrid. **11**, 351–365; 385–396 (1921).

[66] Dogliotti, A. M.: Eine neue Methode der regionalen Anaesthesie: die peridurale segmentäre Anaesthesie. Zbl. Chir. **58**, 3141–3145 (1931).

[67] CRILE, G. W.: Phylogenetic association in relation to certain medical problems. Boston med. surg. J. **163**, 893–904 (1910).

[68] —: Surgical aspects of Graves' disease with reference to the psychic factor. Ann. Surg. **47**, 864–869 (1908).

[69] LEAKE, C. D.: The historical development of surgical anesthesia. Scient. Mthly. **20**, 304–328 (1925).

[70] ALLEN, F. M., L. W. CROSSMAN, V. HURLEY, C. E. WARDEN, and W. RUGIERO: Refrigeration anesthesia. J. int. Coll. Surg. **5**, 125–131 (1942).

[71] MOCK, H. E., and H. E. MOCK, jr.: Refrigeration anesthesia in amputations. J. Amer. med. Ass. **123**, 13–17 (1943)

[72] PIROGOFF, N. (I.): Recherches pratiques et physiologiques sur l'éthérisation. 109 S. St. Petersbourg: F. Bellizard & Cie 1847.

[73] SUTTON, W. S.: Anesthesia by colonic absorption of ether and oil-ether colonic anesthesia. 1. Teil. Anesthesia by colonic absorption of ether. Aus: GWATHMEY, J. T.: Anesthesia. S. 433–438. 2. Aufl. New York: Macmillan Co, 1924.

[74] ROUX: zitiert nach SUTTON, W. S. (vgl. [73]).

[75] Y'YHEDO: zitiert nach SUTTON, W. S. (vgl. [73]).

[76] DUPUY, M.: Note sur les effets de l'injection de l'éther dans le rectum. L'Union Médicale **1**, 34 (1847).

[77] MOLLIÈRE, D.: Note sur l'éthérisation par la voie rectale. Lyon méd. **45**, 419–423 (1884).

[78] CUNNINGHAM, J. H., and F. H. LAHEY: A method of producing ether narcosis by rectum narcosis by rectum, with the report of forty-one cases. Boston med. surg. J. **152**, 450–457 (1905).

[79] GWATHMEY, J. T.: Oil-ether Anesthesia. Lancet **2**, 1756–1758 (1913).

[80] —: Obstetrical analgesia; a further study, based on more than twenty thousand cases. Surg., Gynec. & Obstet. **51**, 190–195 (1930).

[81] BUTZENGEIGER, O.: Klinische Erfahrungen mit Avertin (E 107). Dtsch. med. Wschr. **53**, 712–713 (1927).

[82] CLAYE, A. M.: The evolution of obstetric analgesia. 103 S. New York: Oxford Press 1939.

[83] BECKER: zitiert nach LUCKHARDT, A. B., and D. LEWIS (vgl. [84]).

[84] LUCKHARDT, A. B., and D. LEWIS: Clinical experiences with ethylene-oxygen anesthesia. J. Amer. med. Ass. **81**, 1851–1857 (1923).

[85] NUNNELY, TH.: zitiert nach LUCKHARDT, A. B. (vgl. [89]).

[86] MAYO, W. J.: Discussion of paper by T. E. KEYS, entitled "The medical books of William Worrall Mayo, pioneer surgeon of the American Northwest". Coll. Papers Mayo Clin. & Mayo Foundation **30**, 938–943 (1938).

[87] HERMANN, L.: Über die physiologischen Wirkungen des Stickstoffoxydulgases. Arch. f. Anat. und Physiol. S. 521–536 (1864).

[88] LÜSSEM, F.: Experimentelle Studien über die Vergiftung durch Kohlenoxyd, Methan und Äthylen. Z. klin. Med. **9**, 397–428 (1885).

[89] LUCKHARDT, A. B.: Ethylene anesthesia. Aus: GWATHMEY, J. T.: Anesthesia. S. 711–731. 2. Aufl. New York: Macmillan Co 1924.

[90] CROCKER, W., and L. I. KNIGHT: Effect of illuminating gas and ethylene on flowering carnations. Bot. Gaz. **46**, 259–276 (1908)

[91] LUCKHARDT, A. B., and J. B. CARTER: Ethylene as a gas anesthetic; preliminary communication. J. Amer. med. Ass. **80**, 1440–1442 (1923).

[92] HERB, I.: Ethylene: notes taken from the clinical records. Anesth. Analg. **2**, 230–232 (1923).

[93] COTTON, J. H.: Anaesthesia from commercial ether-administration and what it is due to. Canad. med. Ass. J. **7**, 769–777 (1917).

[94] BROWN, W. E.: Preliminary report; experiments with ethylene as a general anaesthetic. Canad. med. Ass. J. **7**, 769–777 (1917).

[95] LEAKE, C. D., and M. Y. CHEN: The anesthetic properties of certain unsaturated ethers. Proc. Soc. exper. Biol. (N. Y.) **28**, 151–154 (1930).

[96] —: The role of pharmacology in the development of ideal anesthesia. J. Amer. med. Ass. **102**, 1–4 (1934).

[97] RUIGH, W. L., and R. T. MAJOR: The preparation and properties of pure divinyl ether. J. Amer. Chem. Soc. **53**, 2662–2671 (1931).

[98] LEAKE, C. D., P. K. KNOEFEL, and A. E. GUEDEL: The anesthetic action of divinyl oxide in animals. J. Pharmacol. exper. Ther. **45**, 5–16 (1933).

[99] GELFAN, S., and I. R. BELL: The anesthetic action of divinyl oxide on humans. J. Pharmcol. exp. Ther. **47**, 1–3 (1933).

[100] FREUND, A.: Über Trimethylen. Monatshefte f. Chem. **3**, 625–635 (1882).

[101] LUCAS, G. H. W., and V. E. HENDERSON: A new anaesthetic gas: cyclopropane; a preliminary report. Canad. med. Ass. J. **21**, 173–175 (1929).

[102] HENDERSON, V. E., and G. H. W. LUCAS: Cyclopropane: a new anesthetic. Anesth. Analg. **9**, 1–6 (1930)

[103] SEEVERS, M. H., W. J. MEEK, E. A. ROVENSTINE, and J. A. STILES: A study of cyclopropane anesthesia with special reference to gas concentrations, respiratory and electrocardiographic changes. J. Pharmacol. exper. Ther. **51**, 1–17 (1934).

[104] WATERS, R. M., and E. R. SCHMIDT: Cyclopropane anesthesia. J. Amer. med. Ass. **103**, 975–983 (1934).

[105] STILES, J. A., W. B. NEFF, E. A. ROVENSTINE, and R. M. WATERS: Cyclopropane as an anesthetic agent: a preliminary report clinical. Anesth. Analg. **13**, 56–60 (1934).

[106] KRANTZ, J. C. jr., C. J. CARR, S. E. FORSMAN, and W. E. EVANS, jr.: Anesthesia. I. The anesthetic action of cyclopropane methyl ether. J. Pharmacol. exper. Ther. **69**, 207–220 (1940).

[107] BLACK, C., G. E. SHANNON, and J. C. KRANTZ, jr.: Studies with cyclopropane methyl ether (cyprome ether) in man. Anesthesiology **1**, 128–130 (1940).

[108] (OLDENBURG, H.): An account of the rise and attempts, of a way to conveigh liquors immediatly into the mass of blood. Phil. Tr Roy. Soc. **1**, 128–130 (1665).

[109] (CLARCK, T.): A letter, written to the publisher by the learned and experienced Dr. TIMOTHY CLARCK, one of his majesties physicians in ordinary, concerning some anatomical inventions and other observations, particularly the origin of the injection into veins, the transfusion of bloud, and the parts of generation. Phil. Tr. Roy. Soc. **3**, 672–682 (1668).

[110] STURGIS, C. C.: The history of blood transfusion. Bull. med. Libr. Ass. **30**, 105–112 (1942).

[111] JARMAN, R.: History of intravenous anesthesia with six year's experience in the use of pentothal sodium. Postgrad. med. J. **17**, 70–80 (1941).

[112] (LOWER, R.): The method observed in transfusing the bloud out of one animal into another. Phil. Trans. B. **1**, 353–358 (1666).

[113] DENIS, J. (JEAN-BAPTISTE und EMMEREZ, –): A letter concerning a new way of curing sundry disease by transfusion of blood ... Phil. Trans. B. **2**, 489–504 (1667).

[114] (LOWER, R., and E. KING): An account of the experiment of transfusion, practised upon a man in London. Phil. Trans. B. **2**, 557–559 (1667).

[*115*] (Denis, J. B.): An extract of a letter written by J. Denis, Doctor of Physick, and Professor of Phylosophy and the Mathemathicks at Paris, touching a late cure of an inveterate phrensy by the transfusion of bloud. Phil. Trans. B. **2**, 617–624, 1667/8 (d. h. 1668).

[*116*] Hirsh, J.: The story of blood transfusion: its civilian and military history. Milit. Surg. **88**, 143–158 (1941).

[*117*] Bischoff, T. L. W.: Beiträge zur Lehre von dem Blute und der Transfusion desselben. Arch. f. Anat. Physiol. u. wiss. Med. S. 347–372 (1835).

[*118*] Hustin, A.: Note sur une nouvelle méthode de transfusion. Ann. et bull. Soc. roy. d. sc. méd. et nat. de Bruxelle **72**, 104–111 (1914).

[*119*] —: Principe d'une nouvelle méthode de transfusion muqueuse. J. méd. de Bruxelle **19**, 436–439 (1914).

[*120*] Agote, L.: Un nuevo metodo de transfusion de sangre. An. Inst. modelo de clin. med. **1**, 25–30 (1914–15).

[*121*] Lewisohn, R.: A new and greatly simplified method of blood transfusion: a preliminary report. Med. Rec. (N. Y.) **87**, 141–142 (1915).

[*122*] Landsteiner, K.: Zur Kenntnis der antifermentiven, lytischen und agglutinierenden Wirkungen des Blutserums und der Lymphe. Zbl. Bakt. **27**, 357–362 (1900).

[*123*] Shattock, S. G.: Chromocyte clumping in acute pneumonia and certain other diseases, and the significance of the buffy coat in the shed blood. J. Path. Bact. **6**, 303–314 (1900).

[*124*] Mitteilungen des Herausgebers: Transfusion of blood and of blood substitutes. J. Amer. med. Ass. **117**, 1627–1629 (1941).

[*125*] Oré (P.-C.): Etudes cliniques sur l'anesthésie chirurgicale par la méthode des injections de chloral dans les veines. 154 S. Paris: J. B. Baillière et Fils 1875.

[*126*] —: Des injections intraveineuses de chloral. Bull. Soc. Chirurgie Paris **1**, 400–412 (1872).

[*127*] Greene, B. A.: Intravenous anesthesia and analgesia; critical review and summary. Med. Tms (N. Y.) **68**, 356–371 (1940).

[*128*] Noel, H., and H. S. Souttar: The anaesthetic effects of the intravenous injection of paraladehyde. Ann. Surg. **57**, 64–67 (1913).

[*129*] Bredenfeld, E.: Die intravenöse Narkose mit Arzneigemischen. Z. exp. Path. Ther. **18**, 80–90 (1916).

[*130*] Peck, C. H., and S. J. Meltzer: Anesthesia in human beings by intravenous injection of magnesium sulphate. J. Amer. med. Ass. **67**, 1131–1133 (1916).

[*131*] Nakagawa, K.: Experimentelle Studien über die intravenöse Infusionsnarkose mittels Alkohols. Tohoku J. exp. Med. **2**, 81–126 (1921).

[*132*] Kirschner, M.: Eine psycheschonende und steuerbare Form der Allgemeinbetäubung. Chirurg. **1**, 673–682 (1929).

[*133*] Fischer, E. und J. Mering: Über eine neue Classe von Schlafmitteln. Ther. d. Gegenw. n. s. **5**, 97–101 (1903).

[*134*] Bogendörfer, L.: Über lösliche Schlafmittel der Barbitursäurereihe (Dial löslich). Schweiz. med. Wschr. **54**, 437–438 (1924).

[*135*] Fulton, J. F., E. G. T. Liddell, and D. McK. Rioch: "Dial" as a surgical anaesthetic for neurological operations; with observations on the nature of its action. J. Pharmacol. exp. Ther. **40**, 423–432 (1930).

[*136*] Geyer, G.: Zur Geschichte der intravenösen Narkose. Med. Klin. **37**, 497–499(1941).

[*137*] Zerfas, L. G., and J. T. C. McCallum: The analgesic and anesthetic properties of sodium isoamythelyl barbiturate: preliminary report. Indiana State M. A. J. **22**, 47–50 (1929).

[*138*] Zerfas, L. G., J. T. C. McCallum, H. A. Shonle, E. E. Swanson, J. P. Scott, and G. H. A. Clowes: Induction of anesthesia in man by intravenous injection of sodium iso-anmyl-ethyl-barbiturate. Proc. Soc. exp. Biol. (N. Y.). 26, 399–403 (1929).

[*139*] Fulton, J. F.: persönliche Mitteilung.

[*140*] Lundy, J. S.: The barbiturates as anesthetics, hypnotics and antispasmodics: their use in more than 1000 surgical and non-surgical cases and in operations on animals. Anesth. Analg. 8, 360–365 (1929).

[*141*] Fitch, R. H., R. M. Waters, and A. J. Tatum: The intravenous use of the barbituric acid hypnotics in surgery. Amer. J. Surg. 9, 110–114 (1930).

[*142*] Lundy, J. S.: Intervenous anesthesia: particularly hypnotic, anesthesia and toxic effects of certain new derivates of barbituric acid. Anesth. Analg. 9, 210–217 (1930).

[*143*] —: Experience with sodium ethyl(I-methylbutyl)barbiturate (nembutal) in more than 2300 cases. S. Clin. N. Amer. 11, 909–915 (1931).

[*144*] Weese, H. und W. Scharpff: Evipan, ein neuartiges Einschlafmittel. Dtsch. med. Wschr. 2, 1205–1207 (1932).

[*145*] —: Pharmakologie des intravenösen Kurznarkotikums Evipan-Natrium. Dtsch. med. Wschr. 1, 47–48 (1933).

[*146*] Jarman, R., and A. Abel: Evipan, an intravenous anesthetic. Lancet 2, 18–20 (1933).

[*147*] Lundy, J. S.: Intravenous anesthesia: preliminary report of the use of two new thiobarbiturates. Proc. Mayo Clin. 10, 536–543 (1935).

[*148*] —: persönliche Mitteilung.

[*149*] Fulton, J. R.: Anesthesia in naval practice. S. Clin. N. Amer. 21, 1545–1558 (1941).

[*150*] E. M. S. Memorandum: Local treatment of burns. Brit. med. J. 1, 489 (1941); Lancet 1, 425–426 (1941).

[*151*] Gandow, O.: Erfahrungen mit „Eunarcon". Zbl. Gynäk. 60, 1701–1719 (1936).

[*152*] Cullen, S. C., and E. A. Rovenstine: Sodium thio-ethylamyl anesthesia: preliminary report of observations during its clinical use. Anesth. Analg. 17, 201–205 (1938).

[*153*] Lundy, J. S., E. B. Tuohy, R. C. Adams, and L. H. Mousel: Clinical use of local and intravenous anesthetic agents: general anesthesia from the standpoint of hepatic function. Proc. Mayo Clin. 16, 78–80 (1941).

[*154*] Mousel, L. H.: Modern trends in anesthesia. Kansas Med. Soc. J. 41, 279–287 (1940).

[*155*] Hubbell, A. O.: Intravenous anesthesia in dentistry. Ann. Dent. (Baltimore) 3, 84–93 (1944).

[*156*] Wycoff, B. S.: Intravenous anesthesia on oral surgery. Amer. J. Orthodont. 24, 875–877 (1938).

[*157*] Bullard, O. K.: Intravenous anesthesia in office practice. Anesth. Analg. 19, 26–30 (1940).

[*158*] Hubbell, A. O., and R. C. Adams: Intravenous anesthesia for dental surgery ... J. Amer. dent. Ass. 27, 1186–1191 (1940).

[*159*] (Hook, R.): An account of an experiment made by M. Hook, of preserving animals alive by blowing through their lungs with bellows. Phil. Tr. Roy. Soc. 2, 539–540 (1667).

[*160*] Trendelenburg, F.: Beiträge zu den Operationen an den Luftwegen. 2. Tamponade der Trachea. Arch. klin. Chir. 12, 121–133 (1871).

[*161*] MACEWEN, W.: Clinical observations on the introduction of tracheal tubes by the mouth instead of performing tracheotomy or laryngectomy. Brit. med. J. 2, 122–124; 163–165 (1880).

[*162*] O'DWYER, J.: Fifty cases of croup in private practice treated by intubation of the larynx, with a description of the method and dangers incident thereto. Med. Rec. (N. Y.) 32, 557–561 (1887) .

[*163*] MAYDL, K.: Über die Intubation des Larynx als Mittel gegen das Einfließen von Blut in die Respirationsorgane bei Operationen. Wien. med. Wschr. 43, 57–59; 102–106 (1893).

[*164*] EISENMENGER, V.: Zur Tamponade des Larynx nach Prof. MAYDL. Wien. med. Wschr. 43, 199–201 (1893).

[*165*] MATAS, R.: Intralaryngeal insufflation for the relief of acute surgical pneumothorax. Its history and methods with a description of the latest devices for this purpose. J. Amer. med. Ass. 34, 1468–1472 (1900).

[*166*] TUFFIER et HALLION: Opérations intrathoraciques avec respiration artificielle par insufflation. C. R. Soc. Biol. (Paris) 48, 951–953 (1896).

[*167*] MATAS, R.: On the management of acute traumatic pneumothorax. Ann. Surg. 29, 409–434 (1899).

[*168*] PARHAM, F. W.: Thoracic resection for tumors growing from the bony wall of the chest. Trans. sth. surg. Ass. 11, 223–363 (1898).

[*169*] KUHN, F.: Der Metallschlauch bei der Tubage und als Trachealkanüle. Wien. klin. Rdsch. 28 (1900)

[*170*] —: Die pernasale Tubage. Münch. med. Wschr. 49, 1456–1457 (1902).

[*171*] ROSENBERG, P.: Eine neue Methode der allgemeinen Narkose. Berl. klin. Wschr. 32, 14–18; 34–38 (1895).

[*172*] KÜHN, F.: Die perorale Intubation; ein Leitfaden zur Erlernung und Ausführung der Methode mit reicher Kasuistik. 162 S. Berlin: Karger 1911.

[*173*] BARTHÉLEMY et DUFOUR: L'anesthésie dans la chirurgie de la face. Presse méd. 15, 475–476 (1907).

[*174*] MELTZER, S. J., and J. AUER: Continuous respiration without respiratory movements. J. exp. Med. 11, 622–625 (1909).

[*175*] ELSBERG, C. A.: The value of continuous intratracheal insufflation of air (MELTZER) in the thoracic surgery: with description of an apparatus. Med. Rec. (N. Y.) 77, 493–495 (1910).

[*176*] PECK, C. H.: Intratracheal insufflation anaesthesia (MELTZER-AUER). Observations on a series of 216 anaesthesias with the Elsberg apparatus. Ann. Surg. 65, 192–200 (1912).

[*176 A*] KIRSTEIN, A.: Autoskopie des Larynx und der Trachea. Berl. klin. Wschr. 32, 476–478 (1895).

[*177*] COTTON, F. J., and W. M. BOOTHBY: Anaesthesia by intratracheal insufflation. Advances in technique; a practicable tube-introducer; nitrous oxide-oxygen as the anaesthetic. Surg.; Gynec. & Obstet. 13, 572–573 (1911).

[*178*] CLOVER, J. T.: Remarks on the production of sleep during surgical operations. Brit. med. J. 1, 200–203 (1874).

[*179*] HEWITT, F. W.: A new method of administering and economising nitrous oxide gas. Lancet 1, 840–841 (1885).

[*179 A*] GALE, J. W., and R. M. WATERS: Closed endobronchial anesthesia in thoracic surgery: preliminary report. Anesth. Analg. 11, 283–287 (1932).

[*180*] JACKSON, D. E.: A new method for the production of general analgesia and anaesthesia with a description of the apparatus used. J. Lab. clin. Med. 1, 1–2 (1915).

[*181*] WATERS, R. M.: Clinical scope and utility of carbon dioxide filtrationin inhalation anesthesia. Anesth. Analg. 3, 20–22 (1924).

[*182*] GUEDEL, A. E., and R. M. WATERS: A new intratracheal catheter. Anesth. Analg. **7**, 238–239 (1928).

[*183*] SWORD, B. C.: The closed circle method of administration of gas anesthesia. Anesth. Analg. **9**, 198–202 (1930).

[*184*] HEIDBRINK, J. A.: persönliche Mitteilung.

[*185*] VELPEAU, (A.A.L.M.): Sur les effets de l'éther. C. R. Acad. Sci. (Paris) **24**, 129–134 (1847).

[*186*] MAGENDIE, (FRANÇOIS): Remarques de M. MAGENDIE à l'occasion de cette communication. C. R. Acad. Sci. (Paris) **24**, 134–138 (1847).

[*186 A*] HAHN, A.: The beginnings of surgical anaesthesia in France: ether and chloroform. Brit. med. Bull. **4**, No. 2, 144–146 (1946).

[*186 B*] MORTON, W. T. G.: On the physiological effects of sulphuric ether, and its superiority to chloroform. 24 S. Boston: D. Clapp 1850.

[*187*] ACKERKNECHT, E. H.: persönliche Mitteilung.

[*188*] BERNARD, C.: Leçons sur les anesthésiques et sur l'asphyxie . . . VII, 536 S. Paris: J. B. Baillière et Fils 1875.

[*189*] OLMSTED, J. M. D.: Claude Bernard, physiologist. S. 214. New York: Harper & Brothers 1938.

[*190*] BERNARD, C.: Leçons sur les anesthésiques et sur l' asphyxie. S. 153. Paris: J. B. Baillière et Fils 1875.

[*191*] BERNARD, C.: Phénomènes de la vie. Tome I, S. 265 (Bd. 6 Oeuvres).

[*192*] BANCROFT, W. D., and G. H. RICHTER: CLAUDE BERNARDS theory of narcosis. Proc. nat. Acad. Sci. (Wash.) **16**, 573–577 (1930).

[*193*] HENDERSON, V. E., and G. H. W. LUCAS: CLAUDE BERNARDS theory of narcosis. J. Pharmacol. exp. Ther. **44**, 253–267 (1932).

[*194*] ANDREW, E. (W.): The oxygen mixture, a new anaesthetic combination. Chicago Med. Exam. **9**, 656–661 (1868).

[*195*] BERILLON, E.: L'œuvre scientifique de PAUL BERT . . . 115 S. Paris: Picard-Bernheim; Auxerre: Georges Rouille, 1887. Für die Überlassung einer vorzüglichen Übersetzung dieses Werkes ist der Verf. Mrs. FRED HITCH-COCK in Columbus, Ohio, sehr verbunden.

[*196*] FLOURENS, M. J. P.: Note touchant l'action de l'éther sur les centres nerveux. C. R. Acad. Sci. (Paris) **24**, 340–344 (1847).

[*197*] Hyderabad Chloroform Commission: Report of the first Hyderabad chloroform commission. Lancet **1**, 421–429 (1890).

[*198*] —: Report of the second Hyderabad chloroform commission. Lancet **1**, 149–159; 486–510; 1369–1393 (1890).

[*199*] EMBLEY, E. H.: The question of safety in Syme's teaching in chloroform anaesthesia. Intercol. M. J. Australia **1**, 660–664 (1896).

[*200*] —: The causation of death during the administration of chloroform. Brit. med. J. **1**, 817–821; 885–893; 951–961 (1902).

[*201*] —, and W. A. OSBORNE: E .H. EMBLEY memorial lecture. Med. J. Aust. **1**, 755–760 (1932).

[*202*] HOFF, H. E.: Ether versus chloroform. New Engl. J. Med. **217**, 579–592 (1937).

[*203*] LEVY, A. G.: Sudden death under light chloroform anaesthesia. Proc. physiol. Soc. aus: J. Physiol. (Lond.) **42**, III–VII (1911).

[*204*] —: Chloroform anaesthesia. VII, 159 S. London: John Bale Sons & Danielsson 1922.

[*205*] GUEDEL, A. E.: Nitrous oxide air anesthesia self administered on obstetrics; a preliminary report. Indianapolis M. J. **14**, 476–479 (1911).

[*206*] —: The self administration of nitrous oxide. 80 S. Indianapolis (Indiana): Privatdruck c1913, c1915.

[207] GUEDEL, A. E.: Third stage ether anesthesia: a sub-classification regarding the significance of the position and movements of the eyeball. Nat. Anesth. Res. Soc. Bull. **3**, 4 S. (1920).

[208] —: Inhalation anesthesia: a fundamental guide. 172 S. New York: Macmillan & Co., 1937.

[209] MILLER, A. H.: Ascending respiratory paralysis under general anesthesia. J. Amer. med. Ass. **84**, 201–202 (1925).

[210] LUNDY, J. S.: Balanced anesthesia. Minn. Med. **9**, 399–404 (1925).

[211] —: Clinical anesthesia … S. 559. Philadelphia: W. B. Saunders Co., 1942.

[212] BOOTHBY, W. M.: Nitrous oxide-oxygen anesthesia, with a description of a new apparatus. M. Communicat. Massachussetts M. Soc. **22**, 126–138 (1911); Boston med. surg. J. **146**, 86–90 (1912).

[213] —: Ether anestehsia. Aus: KEEN, W. W.: Surgery, its principles and practice by various authors. Bd. 8, S. 824–835. Philadelphia: W. B. Saunders Co., 1921.

[214] —: Ether percentages. J. Amer. med. Ass. **61**, 830–834 (1913).

[215] MANN, F. C.: Vascular reflexes with various tensions of ether vapor. Amer. J. Surg. Anesth. suppl. **31**, 107–112 (1917).

[216] —: Some bodily changes during anesthesia; an experimental study. J. Amer. med. Ass. **67**, 172–175 (1916).

[217] BARBOUR, H. G., and W. BOURNE: Heat regulation and water exchange. IV. The influence of ether on dogs. Amer. J. Physiol. **67**, 399–410 (1924).

[218] TUOHY, E. B.: A comparative study of the physiological activity of cobefrin and epinephrine. Thesis. Graduate School of University of Minnesota, 1935.

[219] STEHLE, R. L., and W. BOURNE: The anaesthetic properties of pure ether. J. Amer. med. Ass. **79**, 375–376 (1922).

[220] BOURNE, W.: On the effects of acetaldehyde, ether peroxide, ethyl mercaptan, ethyl sulphide, and several ketones-dimethyl, ethyl-methyl and di-ethyl-when added to anaesthetic ether. J. Pharm. exp. Ther. **28**, 409–432 (1926).

[221] —, and R. L. STEHLE: The excretion of phosphoric acid during anesthesia. J. Amer. med. Ass. **83**, 117–118 (1924).

[222] —: On an attempt to alleviate the acidosis of anesthesia. Proc. roy. Soc. Med. Section of Anaesthetics **19**, 45–51 (1926).

[223] LEAKE, C. D., and A. B. HERTZMAN: Blood reaction in ethylene and nitrous oxide anesthesia. J. Amer. med. Ass. **82**, 1162–1165 (1924).

[224] —: Anaesthesia and blood reaction. Brit. J. Anaesth. **2**, 56–71 (1924).

[225] —: The effect of ethylene-oxygen anesthesia on the acidbase balance of blood: a comparison with other anesthetics. J. Amer. med. Ass. **83**, 2062 bis 2065 (1924).

[226] BOURNE, W., M. BRUGER, and N. B. DREYER: The effect of sodium amytal on liver function; the rate of secretion, alkali reserve, and concentration of the blood; and the body temperature. Surg. Gynec. Obstet. **51**, 356–360 (1930).

[227] ROSENTHAL, S. M., and W. BOURNE: The effect of anesthetics on hepatic function. J. Amer. med. Ass. **90**, 377–379 (1928).

[228] BOURNE, W.: Anesthetics and liver function. Amer. J. Surg. **14**, 653–656 (1931).

[229] —, and B. B. RAGINSKY: The effects of avertin upon the normal and impaired liver. Amer. J. Surg. **14**, 653–656 (1931)

[230] STEHLE, R. L., and W. BOURNE: The effects of morphine and ether on the function of the kidneys. Arch. inter. Med. **42**, 209–218 (1931).

[232] BOURNE, W., M. D. LEIGH, A. N. INGLIS, and G. R. HOWELL: Spinal anesthesia for thoracic surgery. Anesthesiology **3**, 272–281 (1942).

[*233*] DWORKIN, S., B. B. RAGINSKY, and W. BOURNE: Action of anesthetics and sedatives upon the inhibited nervous system. Anesth. Analg. **16**, 238–240 (1937).

[*234*] —, W. BOURNE, and B. B. RAGINSKY: Changes in conditioned responses brought about by anesthetics and sedatives. Canad. med. Ass. J. **37**, 136–139 (1937).

[*234 A*] LEAKE, C. D.: Chemical adjuncts to general anesthesia. Calif. west. Med. **33**, 714–717 (1930).

[*234 B*] — : Some pharmacological aspects of pre-anesthetic medication. Northw. Med. (Seattle) **29**, 561–565 (1930).

[*234 C*] KNOEFEL, P. K.: The nature of anesthetic shock and the value of premedication. Calif. west. Med. **39**, 344 (1933).

[*234 D*] TATUM, A. L., A. S. ATKINSON, and K. H. COLLINS: Acute cocaine poisoning, its prophylaxis and treatment in laboratory animals. J. Pharmacol. exp. Ther. **26**, 325–335 (1925).

[*234 E*] KNOEFEL, P. K., R. P. HERWICK, and A. S. LOEVENHART: The prevention of acute intoxication from local anesthetics. J. Pharmacol. exper. Ther. **39**, 397–411 (1930).

[*235*] BEDDOES, T., and J. WATTS: Consideration on the medical use and on the production of factitious airs. Bristol 1795.

[*236*] MILLER, A. H.: Technical development of gas anesthesia. Anesthesiology **2**, 398–409 (1941).

[*236 A*] DUNCUM, B. M.: An outline of the history of anesthesia. 1846–1900. Brit. Med. Bull. **4**, No. 2, 120–128 (1946).

[*237*] CLOVER, J. T.: On apparatus for administering nitrous oxide gas and ether, singly or combined. Brit. med. J. **2**, 74–75 (1876).

[*238*] TETER, C. K.: persönliche Mitteilung.

[*239*] HEIDBRINK, J. A.: persönliche Mitteilung.

[*240*] McKESSON, E. I.: Fractional rebreathing in anesthesia; its physiological basis, technic and conclusions. Amer. J. Surg. Anesth. suppl. **29**, 51–57 (1915).

[*241*] GATCH, W. D.: Nitrous oxide-oxygen anesthesia by the method of rebreathing with especial reference to the prevention. of surgical shock J. Amer. med. Ass. **54**, 775–780 (1910).

[*243*] COOK, E. H.: persönliche Mitteilung.

[*244*] COTTON, F. J., and W. M. BOOTHBY: Nitrous oxide-oxygen-ether anaesthesia: notes on administration; a perfect apparatus. Surg. Gynec. Obstet. **15**, 281–289 (1921).

[*245*] BEECHER, H. K.: The first anesthesia records. (CODMAN, CUSHING) Surg., Gynec. Obstet. **71**, 689–693 (1940).

[*246*] CUSHING, H. W.: On routine determination of arterial tension in operating room and clinic. Boston med. surg. J. **148**, 250–256 (1903).

[*247*] CRILE, G. W.: Blood-pressure in surgery, an experimental and clinical research ... 422 S. Philadelphia: J. B. Lippincott & Co., 1903.

[*248*] McKESSON, E. I.: Blood pressure in general anesthesia. Amer. J. Surg. Anesth. suppl. **30**, 2–5 (1916).

[*249*] BROWN, G.: Notes on 300 cases of general anaesthesia combined with narcotics. Lancet. **1**, 1005–1006 (1911).

[*250*] LUNDY, J. S.: Keeping anesthetic records and what they show. Amer. J. Surg. (Quart. Suppl. Anesth. Analg.) **13**, 16–25 (1924).

[*251*] ROVENSTINE, E. A.: A method of combining anesthetic and surgical records for statistical purposes. Anesth. Analg. **13**, 122–128 (1934).

[*252*] NOSWORTHY, M. D.: The value of anaesthetic records. St. Thom. Hosp. Rep. **2**, 54–66 (1937).

[253] SAKLAD, M., N. GILLESPIE, and E. A. ROVENSTINE: Inhalation therapy, a method for the collection and analysis of statistics. Anesthesiology 5, 359–369 (1944).

[254] EISENHART, C., R. A. SIMPSON, and N. A. GILLESPIE: Ether versus cyclopropane (a statistical comparison of circulatory complications after abdominal operations). Brit. J. Anaesth. 18, 141–159 (1943).

[255] NOSWORTHY, M.: Method of keeping anaesthetic records and assembling results. Brit. J. Anaesth. 18, 160–179 (1943).

[256] SAKLAD, M., N. GILLESPIE, and E. A. ROVENSTINE: Inhalation therapy, a method for the collection and analysis of statistics. Anesthesiology 5, 359–369 (1944).

[257] WANGEMAN, C. P., and S. J. MARTIN: The recording of surgical and anesthetic data in two Army general hospitals. Anesthesiology 6, 64–80 (1945).

[258] DITTRICK, H.: From the jungle to the operating room. Anesth. Analg. 23, 132 (1944).

[259] WELLS, T. S.: Three cases of tetanus in which "Woorara" was used. Proc. Roy. Med. Chir. Soc. London 3, 142–157 (1859).

[260] GRIFFITH, H. R., and G. E. JOHNSON: The use of curare in general anesthesia. Anesthesiology 3, 418–420 (1942).

[261] CULLEN, S. C.: The use of curare for improvement of abdominal muscle relaxation during inhalation anesthesia; report on 131 cases. Surgery 14, 261–266 (1943).

[262] LEMMON, W. T.: A method for continuous spinal anesthesia a preliminary report. Ann. Surg. 111, 141–144 (1940).

[263] EDWARDS, W. B., and R. A. HINGSON: Continuous caudal anesthesia in obstetrics. Ann. J. Surg. n. s. 57, 459–464 (1942).

[263 A] TUOHY, E. B.: Continuous spinal anaesthesia: its usefulness and technic involved. Anesthesiology 5, 142–148 (1944).

[264] SICARD, M. A.: Les injections médicamenteuses extradurales par voie sacro-coccygienne. C. R. Soc. Biol. (Paris) 53, 396–398 (1901).

[265] CATHELIN, M. F.: Une nouvelle voie d'injection rachidienne. Méthodes des injections épidurales par le procédé du canal sacré. Applications à l'homme. C. R. Soc. Biol. (Paris) 53, 452–453 (1901).

[266] WOODBRIDGE, P. D., J. W. HORTON, and K. CONNELL: Prevention of ignition of anesthetic gases by static spark. J. Amer. med. Ass. 113, 740–744 (1939).

[267] JONES, G. W., R. E. KENNEDY, and G. J. THOMAS: Explosive properties of cyclopropane; prevention of explosions by dilution with inert gases. 17 S. U. S. Dep. of the Interior. Bureau of Mines. Report of Investigations. R. I. 3511, 1940.

[268] WATERS, R. M.: The evolution of anesthesia I & II. Proc. Mayo Clin. 17, 428–432; 440–445 (1942).

II. Zeitliche Reihenfolge wichtiger Ereignisse in der Anaesthesiologie und deren Randgebiete

1. 4004 v. Chr. Altes Testament (nach Bischof Ussher)

   „Und da ließ Gott der Herr einen Tiefschlaf auf den Menschen (= Adam) fallen, so daß er einschlief, nahm ihm eine seiner Rippen und verschloß deren Stelle mit Fleisch."–Genesis II,21.

2. 2250 v. Chr. Nippur

   Auf einer babylonischen Tonscherbe findet sich ein Mittel gegen Zahnschmerzen angegeben. Der im Gebrauch befindliche Zement setzte sich aus einer Mischung von Bilsenkrautsamen und Gummimasse zusammen.

3. 1200 v. Chr. Griechenland

   Äskulap, der Gott der Heilkunst, soll einen Trank namens „Nepenthe" zur Linderung der Schmerzen seiner Patienten benützt haben.

4. 1149 v. Chr. Griechenland

   Helena von Troja, die Tochter des Zeus, goß nach Berichten in der Odyssee eine Droge (Opium?) in den Wein, „um das Leiden zu erleichtern, den Ärger zu vertreiben und alles Übel vergessen zu lassen".

5. 550 v. Chr. Indien

   Susruta erwähnt, daß Bilsenkraut und Hanf dazu dienten, Gefühllosigkeit gegenüber Schmerzen zu erzeugen.

6. 450 v. Chr. Griechenland

   Herodot schilderte die Inhalation von Haschisch durch die Skythen.

7. 255 v. Chr. China

   Pien Ch'iao, ein chinesischer Arzt, der chinesischen Annalen zufolge größere Operationen vornahm, soll den Patienten einen Wein verabreicht haben, dem er wahrscheinlich Hanf hinzugefügt hatte.

8. 54–68 n. Chr. Römisches Reich

   Pedanius Dioscorides, der griechische Feldchirurg im Dienste Neros, empfahl die orale Verabreichung von Mandragorawein gegen Schlaflosigkeit und Schmerzen bei chirurgischen Operationen und Wundausbrennungen.

9. 79 n. Chr. Römisches Reich

   Plinius beschrieb den Mandragorawein. „Er kann ganz gewiß benützt werden, den Schlaf herbeizuführen, wenn man sein Augenmerk auf die Menge richtet . . . Auch ist er ein alltäglich Ding zu trinken gegen Schlangenbisse: wie vor dem Schneiden und Brennen, dem Stechen und Punktieren eines Gliedes, um die Empfindung und das Gefühl bei solch außergewöhnlichen Praktiken auszulöschen."

10. **220 n. Chr. China,**

Hua T'o, der berühmte Chirurg verabfolgte einen Wein, der ein einschläferndes, schäumendes Pulver enthielt (Samenkorn des Hanfs?) an Patienten, ehe er sie operierte. Dadurch erzielte er eine völlige Gefühllosigkeit.

11. **880 n. Chr. Bayern**

SIGERIST fand im Bamberger Antidotarium des 9. Jahrhunderts ein Rezept für den „Schlafschwamm".

12. **800 n. Chr. Italien**

SUDHOFF entdeckte ein ähnliches Rezept in einem Codex auf dem Monte Cassino aus derselben Zeit. Der Schwamm wurde in eine Mischung getaucht, die aus Opium, Hyoscyamin, Maulbeersaft, Salat, Schierling, Mandragora und Efeu bestand und anschließend getrocknet. Wenn der Schwamm dann wieder befeuchtet wurde, entstanden Dämpfe, die von den Patienten eingeatmet werden konnten.

13. **950 n. Chr. Spanien**

Abū Bekr̄ Hamidb Samajun verfaßte ein berühmtes Buch über Arzneien: „Sammlung von Bemerkungen alter und junger Ärzte und Philosophenüber einfache Drogen".

14. **1100 Italien**

NIKOLAUS SALERNITANUS berichtete über die Anwendung von „Schlafschwämmen" zur Herbeiführung einer Narkose.

15. **1200 Italien**

Der Herzog von Lucca bereitete einen Schlaftrunk aus Opium, Schierling, Bilsenkraut und Mandragora. Damit tränkte er seinen Schlafschwamm, der bei kleineren Operationen zur Narkose der Patienten diente. Zum Erwecken wurde ihnen ein mit Weinessig getränkter Schwamm unter die Nase gehalten.

16. **1275 Spanien**

RAYMUNDUS LULLIUS entdeckte das süße Vitriol.

17. **1363 Frankreich**

GUY DE CHAULIAC beschrieb den Gebrauch narkotisierender Mittel, insbesondere des Opiums und des Schlafschwammes zur Schmerzlinderung bei chirurgischen Maßnahmen. Die manchmal bei ihrer Anwendung zutage tretenden unbeabsichtigten Nebenwirkungen waren Asphyxie, Blutandrang bzw. Blutstauung und der Tod.

18. **1540 Schweiz**

PARACELSUS entdeckte die einschläfernde Wirkung des süßen Vitriols und preist dessen Anwendung bei schmerzhaften Gebrechen.

19. **1540 Deutschland**

VALERIUS CORDUS beschrieb die Herstellung des Äthers.

20. **1562 England**

WILLIAM BULLEIN gab die erste bekannt gewordene Darstellung eines Narkoticum in einem englischen Buch.

21. **1564 Frankreich**

AMBROISE PARÉ erzeugte Lokalanaesthesie durch Kompression von Nerven.

22. **1589 Italien**

GIAMBATTISTA DELLA PORTA setzte die Tradition der Inhalationsnarkose fort. Er stellte eine Abkochung aus verschiedenen einschläfernden Drogen her und ließ die Patienten deren Dampf inhalieren. Nach Eintritt eines tiefen Schlafes führte man die Operation aus, ohne daß sich der Patient beim Erwachen an das Geschehene erinnern kann.

23. 1600 Italien

VALVERDI wandte eine Art Leitungsanaesthesie an, die in einer Kompression der Nerven und Gefäße des Körperteiles bestand, welcher operiert werden sollte.

24. 1646 Italien

MARCO AURELIO SEVERINO bediente sich einer Mischung von Schnee und Eisstückchen. Durch das „Vereisen" erreichte er eine Analgesie bei chirurgischen Eingriffen.

25. 1656 England

Sir CHRISTOPHER WREN führte erstmals Versuche mit der Technik der intravenösen Therapie aus.

26. 1665 Deutschland

JOHANN SIGISMUND ELSHOLTZ machte seine ersten Versuche mit der intravenösen Anaesthesie.

27. 1665 England

RICHARD LOWER übertrug zum ersten Mal Blut auf Tiere.

28. 1667 Frankreich

JEAN B. DENIS führte die erstmalige Übertragung tierischen Blutes auf einen Menschen durch.

29. 1730 Deutschland

W. G. FROBENIUS taufte das „süße Vitriol" in Äther um.

30. 1766–1800 Frankreich

FRANZ ANTON MESMER entwickelte die Theorie des „Vitalismus". Er nahm damit die Lehre von der „Macht göttlicher Berührung" zur Heilung menschlichen Leidens wieder auf.

31. 1771 England

JOSEPH PRIESTLEY entdeckte den Sauerstoff.

32. 1771 Schweden

CARL WILHELM SCHEELE entdeckte unabhängig davon den Sauerstoff.

33. 1772 England

JOSEPH PRIESTLEY beschrieb das Stickoxydul.

34. 1779 Holland-England

JOHANNES INGENHOUSZ entdeckte das Äthylen.

35. 1784 England

JAMES MOORE erzeugte eine Lokalanaesthesie durch umschriebene Kompression der Nervenstämme an den Extremitäten.

36. 1794 England

RICHARD PEARSON verwandte bei der Behandlung der Schwindsucht Ätherinhalationen.

37. 1795 England

JAMES WATTS konstruierte einen Gasinhalator für THOMAS BEDDOES.

38. 1798 England

Sir HUMPHRY DAVY entdeckte die analgetische und erheiternde Wirkung des Lachgases.

39. 1799 England

Sir HUMPHRY DAVY führte an BEDDOES Pneumatischem Institut die Lachgasverwendung für medizinische Zwecke ein.

40. 1800 England

WILLIAM ALLEN, Dozent für Chemie am Guy's Hospital, demonstrierte in Anwesenheit ASTLEY COOPERS und anderer die Wirkung der Lachgasinhalation. Der Verlust der Schmerzempfindung wurde dabei besonders hervorgehoben.

41. 1805 Vereinigte Staaten von Nordamerika

JOHN C. WARREN wandte Ätherinhalationen zur Erleichterung der Endstadien der Lungenentzündung an.

42. 1806 Preußen

FRIEDRICH A. W. SERTÜRNER konnte das Morphin aus dem Opium extrahieren.

43. 1807 Frankreich

D. J. LARREY gelang die schmerzfreie Amputation auf dem Schlachtfelde bei Unterkühlung (Minus 19 °C).

44. 1815 Deutschland

MAXIME DE PUYSÉGUR entwickelte die Theorie des Somnambulismus. Seine Anwendung sollte die Schmerzen bei Operationen erleichtern.

45. 1818 England

MICHAEL FARADAY veröffentlichte seinen Bericht über die schmerzstillende Wirkung des Äthers im „Journal of Science and Art".

46. 1819 Vereinigte Staaten von Nordamerika

STOCKMAN führte die erheiternde Wirkung des Lachgases vor.

47. 1824 England

HENRY HILL HICKMAN führte an Tieren schmerzlose Operarionen aus, nachdem er ihnen Kohlendioxyd verabreicht hatte.

48. 1831 Schottland

LATTA bediente sich der von ihm in die Praxis eingeführten Kochsalzinfusion bei Patienten im Schock.

49. 1831 Vereinigte Staaten von Nordamerika

SAMUEL GUTHRIE entdeckte das Chloroform.

50. 1831 Frankreich

EUGÈNE SOUBEIRAN entdeckte das Chloroform.

51. 1831 Deutschland

JUSTUS VON LIEBIG entdeckte das Chloroform.

52. 1835 Frankreich

JEAN BAPTISTE DUMAS beschrieb die physikalischen und chemischen Eigenschaften des Chloroforms.

53. 1839 Vereinigte Staaten von Nordamerika

ISAAC E. TAYLOR und JAMES A. WASHINGTON wandten subkutane Injektionen in der ärztlichen Praxis an. Sie punktierten dabei mit einem Messer die Haut und spritzten das Mittel (Opiumlösung) unter Zuhilfenahme einer Spritze unter die Haut.

54. 1840 Schottland-Indien

JOHN ELLIOTSON und JAMES ESDAILE berichteten von der Anwendung des Somnambulismus, mit dem sie in vielen Fällen schmerzlos operiert hatten.

55. 1842 USA

W. E. CLARKE verabreichte Miß Hobbie Äther, während Dr. ELIJAH POPE schmerzlos einen Zahn entfernte (Januar 1842).

56. 1842 USA

CRAWFORD W. LONG entfernte am 30. März 1842 JAMES VENABLE mit dessen Einverständnis einen kleinen Nackentumor in Äthernarkose.

57. 1844 USA

HORACE WELLS ließ sich von Dr. JOHN RIGGS am 11. Dezember 1844 einen Zahn ziehen, wobei ihm G. Q. COLTON Lachgas verabreichte.

58. 1845 USA

HORACE WELLS hielt in Dr. JOHN C. WARRENS Kolleg an der Havard Universität eine Vorlesung über „Die Verwendung des Stickoxyduls zur Schmerzverhütung". Am Abend demonstrierte er die Anwendung des Mittels als Anaestheticum bei einer Zahnextraktion. Die Vorführung war kein voller Erfolg.

59. 1846 USA

CHARLES T. JACKSON schlug MORTON vor, gereinigten Äther zur Narkose zu verwenden. Damit gelang die schmerzlose Entfernung eines Zahnes.

60. 1846 USA

WILLIAM T. G. MORTON zeigte die Technik der Äthernarkose bei einer von Dr. WARREN am Massachussetts General Hospital durchgeführten Operation (18. Oktober).

61. 1846 England

ROBERT LISTON führte am University College Hospital in London zwei Operationen in Äthernarkose aus, wodurch deren Verbreitung auf dem Kontinent stark zunahm.

62. 1846 England

PETER SQUIRE konstruierte den ersten britischen Ätherinhalator. MORTON (USA) entwarf den ersten Ätherinhalator überhaupt.

63. 1847 Frankreich

M. J. P. FLOURENS beschrieb die anaesthetische Wirkung des Chloroforms bei Tieren.

64. 1847 England

JACOB BELL beschrieb die Narkoseeigenschaften des Chloroforms.

65. 1847 Schottland

Sir JAMES SIMPSON führte den Äther zur Erzielung einer Analgesie in der Geburtshilfe ein.

66. 1847 Rußland

N. I. PIROGOFF beschrieb die rektale Anaesthesie mit Äther.

67. 1847 England

JOHN SNOW, der erste ausschließlich in der Anaesthesie tätige Arzt, begann mit der Anwendung von Äther am St. Georges Hospital in London. Er veröffentlichte ein Buch über den Äther.

68. 1847 Schottland

Sir JAMES SIMPSON wandte das Chloroform erfolgreich bei großen Operationen und in der Geburtshilfe als Anaestheticum an.

69. 1848 England

THOMAS NUNNELY beschrieb die narkotischen Eigenschaften einer Mischung aus Äther und einer Lösung von Chloroform in Alkohol. Sie wurde „A.C.E."-Mischung genannt.

70. 1849 Frankreich

V. REGNAULT und J. REISET stellten Versuche mit der Kohlendioxyd-absorption an.

70A 1851 USA

J. F. B. FLAGG veröffentlichte das erste amerikanische Lehrbuch über Anaesthesie.

71. 1853 England

JOHN SNOW wandte das Chloroform mit Erfolg bei Königin Viktoria während der Geburt von Prinz Leopold an. Geburtshelfer war Sir JAMES CLARK. Dieses Ereignis trug sehr zur Verbreitung der schmerzfreien Geburt bei.

72. 1853 USA

EDWARD R. SQUIBB erfand eine die Ätherherstellung revolutionierende Methode, bei der Dampf fortlaufend durch Bleispulen geleitet wurde.

73. 1853 Schottland

ALEXANDER WOOD entwickelte die moderne Metallhohlnadel. Er injizierte ebenfalls eine Morphinlösung subkutan in der Nachbarschaft der schmerzenden Stelle, um so eine Unempfindlichkeit zu erreichen.

74. 1853 Frankreich

CHARLES GABRIEL PRAVAZ entwickelte die subkutane Injektionsspritze.

75. 1855 Deutschland

GAEDICKE isolierte aus den Blättern der Kokapflanze ein Alkaloid, welches er Erythroxylin nannte.

76. 1856 England

JOHN SNOW entdeckte die anaesthetischen Eigenschaften des Amylens.

77. 1858 England

JOHN SNOWS Lehrbuch „On Chloroform and Other Anaesthetics" wurde posthum veröffentlicht.

78. 1860 Deutschland

ALBERT NIEMANN stellte das Reinalkaloid der Kokablätter dar, das er „Kokain" nannte. Er berichtete über dessen Anaesthesiewirkung auf die Zunge.

79. 1862 England

J. T. CLOVER veröffentlichte seinen Beitrag über einen neuen Chloroforminhalator zur Regulierung einer prozentualen Chloroform- und Luftmischung.

80. 1863 USA

G. Q. COLTON machte die Öffentlichkeit mit der Anwendung reinen Stickoxyduls bei Zahnoperationen vertraut. Die Verwendung dieses Gases war seit seiner Verwendung durch WELLS 1844 beinahe völlig verlassen worden.

81. 1867 USA

Die S. S. White Dental Manufacturing Company stellte einen Inhalator her, der Nase und Mund bedeckte.

82. 1868 USA

EDMUND W. ANDREWS führte den Gebrauch von Sauerstoff in Kombination mit Lachgas in die Anaesthesiepraxis ein.

83. 1868 USA

W. W. GREENE befürwortete die subkutane Morphiumanwendung bei der Inhalationsnarkose.

84. 1868 England

Im „British Medical Journal" wurde der Vorschlag gemacht, das Stick-oxydul in flüssiger Form zu komprimieren.

85. 1869 Deutschland

TRENDELENBURG bediente sich der kurzzeitigen Tracheotomie bei der Durchführung der endotrachealen Narkose.

86. 1871 USA

HENRY PICKERING BOWDITCH erforschte die biologischen Eigen-schaften des Blutplasmas und des Serums.

87. 1871 USA

JOHNSTON BROTHERS komprimierten Stickoxydul in geschmiedeten Eisenzylindern.

88. 1871 Italien

A. SPESSA injizierte eine Morphinlösung in einen Fistelgang vor dessen Spaltung.

89. 1872 Frankreich

P. C. ORÉ verabreichte Chloralhydrat intravenös zur Einleitung einer Allgemeinnarkose.

90. 1873 Schottland

ALEXANDER BENNETT demonstrierte die anaesthetischen Eigen-schaften des Kokains.

90A 1875 Frankreich

CLAUDE BERNARD schlug das Morphin zur Prämedikation vor.

91. 1876 England

J. T. CLOVER führte die Lachgaseinleitung bei der Äthernarkose ein.

92. 1877 England

J. T. CLOVER führte einen tragbaren Inhalator mit einer Regulier-vorrichtung für den Äther ein.

93. 1878 Deutschland

V. VON ANREP erforschte die Pharmakologie des Kokains.

94. 1878 Schottland

WILLIAM MACEWEN führte die Narkose mittels eines durch den Mund eingeführten Trachealtubus aus.

95. 1880 Rußland

KLIKOVICH führte den Gebrauch des Stickoxyduls in der Geburtshilfe ein.

96. 1881 Indien

ALEXANDER CROMBIL befürwortete die Morphininjektion vor der Chloroformgabe. Dieses Vorgehen stellte wahrscheinlich die erste Art einer Prämedikation bei der Narkose dar.

97. 1881 Frankreich

R. MOUTARD-MARTIN und CHARLES RICHET spritzten erstmals eine Mucilago-Kochsalzlösung im Tierversuch.

98. 1882 USA

S. J. HAYES ließ sich eine Apparatur patentieren, die Anaesthetika erzeugte und verteilte. Äther und Chloroform wurden in einem Wasserbad erhitzt und die durch diese Mischung gepumpte Luft riß den Narkosedampf mit sich.

99. 1882 Deutschland

AUGUST VON FREUND entdeckte und beschrieb das Cyklopropan.

100. 1882 Österreich-USA

CARL KOLLER erklärte den Wert des Kokains für die Lokalanaesthesie.

101. 1884 Frankreich

DANIEL MOLLIÈRE führte die Rektalanaesthesie wieder ein. Wegen der daraus resultierenden schweren Schleimhautverletzung wurde diese bald wieder aufgegeben.

102. 1885 USA

WILLIAM STEWART HALSTED begründete die Methode der Nervenblockade mit Kokain.

103. 1885 USA

J. LEONARD CORNING versuchte eine Spinalanaesthesie durch Injektion eines Anaestheticums zwischen den beiden Dornfortsätzen der letzten Brustwirbel, wobei eine Anaesthesie der Beine und des Genitales resultierte. Dies war der erste Bericht über eine erfolgreiche Periduralanaesthesie.

104. 1885 USA

CORNING veröffentlichte sein Buch „Local Anaesthesia".

105. 1887 USA

CORNING erzeugte eine Leitungsanaesthesie durch Injektion um den Nervus cutaneus antibrachii medialis und erreichte damit die Betäubung des von ihm versorgten Hauptgebietes.

106. 1887 England

Sir FREDERICK W. HEWITT konstruierte einen Apparat für die Verabreichung von Lachgas und Sauerstoff.

107. 1888 Schweiz

REDARD benützte Chloräthyl als Lokalanaestheticum.

108. 1888 England

Sir FREDERICK HEWITT veröffentlichte das Handbuch „Select Methods in the Administration of Nitrous Oxide and Ether".

109. 1889 USA

G. H. HURD entwickelte einen Apparat zum Mischen von Chloroformdampf und Lachgas.

110. 1889 Deutschland

GIESEL isolierte das Tropakokain.

111. 1891 Deutschland

HEINRICH QUINCKE führte die Lumbalpunktion ein.

112. 1892 Deutschland

CARL LUDWIG SCHLEICH führte die Infiltrationsanaesthesie durch intrakutane Injektion verdünnter Lösungen verschiedener Substanzen ein.

113. 1892 England

Sir FREDERICK HEWITT führte den ersten brauchbaren Gas- und Sauerstoffapparat ein.

114. 1893 England

HEWITT veröffentlichte die erste Ausgabe seines Buches „Anaesthetics".

115. 1893 England

Gründung der „Society of Anaesthetists" (London).

116. 1894 Schweden

H. J. CARLSON entdeckte, daß Chloräthyl einen tiefen Schlaf bei Patienten in der zahnärztlichen Praxis erzeugte. Bestätigung durch THIESSING. Fortan wurde das Chloräthyl für die Allgemeinnarkose benützt.

117. 1894 USA

E. A. CODMAN führte die Aufzeichnung von Protokollen, insbesondere die Registrierung der Pulsfrequenz, in Narkose ein.

118. 1894 USA

J. LEONARD CORNING führte das Kokain direkt in den Rückenmarkskanal ein.

119. 1895 Deutschland

ALFRED KIRSTEIN führte erstmals einen intratrachealen Tubus unter direkter Sicht des Laryngoskops ein.

120. 1897 USA

JOHN ABEL entdeckte das Adrenalin.

121. 1897 Deutschland

HEINRICH BRAUN sprach sich für den Zusatz von Adrenalin zur Kokainlösung aus, um die Absorption zu verlangsamen und die Anaesthesiedauer zu erhöhen.

122. 1897–98 USA

RUDOLPH MATAS modifizierte das zur Therapie des akuten chirurgischen Pneumothorax dienende Fell-O'Dwyer-Gerät, so daß damit die Anaesthesie während der künstlichen Beatmung aufrechterhalten werden konnte.

123. 1898 Deutschland

AUGUST BIER führte als erster mit Erfolg die Spinalanaesthesie in die Klinik ein.

124. 1899 USA

S. S. WHITE stellte ein Narkosegerät mit dosierter Gaszufuhr her.

125. 1899 Frankreich

THÉODOR TUFFIER entwickelte die Technik der Spinalanaesthesie.

126. 1899 Deutschland

H. DRESSER führte das Hedonal ein.

127. 1899 Deutschland

KORFF schuf die Grundlage des „Dämmerschlafes". Er empfahl eine Kombination von Skopolamin und Morphin oder Skopolamin und Narkophin zur Narkose.

128. 1899 Deutschland

C. L. SCHLEICH veröffentlichte „Schmerzlose Operationen", 4. Auflage. Die erste Auflage erschien 1894.

128A 1899 USA

DUDLEY TAIT und GUIDO CAGLIERI wandten als erste die Spinalanaesthesie an (26. Oktober).

129. 1899 USA

RUDOLPH MATAS berichtete als erster über eine eigentliche Spinalanaesthesie bei chirurgischen Operationen.

130. 1901 Frankreich

M. F. CATHELIN und M. A. SICARD entdeckten unabhängig voneinander die epidurale Wirkung des Kokains auf die Cauda equina.

131. 1902 USA

CHARLES K. TETER führte einen zweiten Apparat für die Verwendung von Lachgas und Sauerstoff ein.

132. 1903 Deutschland

E. FISCHER und J. VON MERING gelang die Synthese des Veronals.

133. 1903 Frankreich

E. FOURNEAU führte das Stovain ein.

134. 1904 Deutschland

ALFRED EINHORN entdeckte das Novocain.

135. 1905 Rußland

N. P. KRAWKOW und Mitarbeiter demonstrierten den Wert des Hedonals als eines intravenösen Anaestheticums.

136. 1906 USA

Der Clarksche Narkoseapparat wurde entwickelt. Ein Zentralventil mit einer Öffnung für jedes Gas erlaubte die Mischung der Gase.

137. 1906 USA

ALICE MAGAW berichtete über 14000 Fälle von Äthertropfnarkosen ohne einen einzigen Todesfall.

138. 1907 USA

E. I. McKESSON machte die Verwendung von Blutdruckmessungen populär.

139. 1907 Deutschland

E. PAYR berichtete über eine Methode der Umspritzung der Bauchwand mit Eukain und der Infiltration des periprostatischen Gewebes nach Cystotomie durch die Mucosa der Harnblase zur Enukleation der Prostata.

140. 1907 Frankreich

BARTHÉLEMY und DUFOUR befürworteten das Insufflationsprinzip der Endotrachealnarkose.

141. 1907 USA

GUTHRIE und PIKE erzielten bei ihren Versuchen, Blutverluste durch Plasma und Serum zu ersetzen, ausgezeichnete Ergebnisse.

142. 1908 USA

YANDELL HENDERSON demonstrierte die Bedeutung des Sauerstoffs und Kohlendioxyds bei der Therapie der Asphyxie im Verlaufe der Anaesthesie oder infolge anderer Ursachen.

143. 1908 USA

WILLIAM CROCKER und LEE IRVING KNIGHT untersuchten die Ursachen des Verwelkens vieler in den Gewächshäusern Chicagos gezüchteter Nelken, deren Blüten sich schlossen und deren Knospen sich nicht öffnen wollten. Man führte dies auf die Wirkung des Äthylens im Leuchtgas zurück.

144. 1908 USA

G. W. CRILE berichtete als erster über die „Anoci-Association".

145. 1908 Spanien

J. GOYANES führte die intraarterielle Anaesthesie ein.

146. 1909 Deutschland

AUGUST BIER führte eine neue Art von Lokalanaesthesie ein, die darin bestand, daß er Novocain intravenös verabreichte.

147. 1909 USA

ARTHUR E. GUEDEL führte die intermittierenden Lachgasgaben in der Geburtshilfe und in der „kleinen Chirurgie" ein, wobei der Patient sich diese selber verabreichte.

148. 1909 Deutschland

LUDWIG BURKHARDT verabreichte das Chloroform und den Äther intravenös.

149. 1909 USA

S. J. MELTZER und JOHN AUER wandten die intratracheale Insufflation erfolgreich bei Tieren an.

150. 1909 USA

C. A. ELSBERG setzte die intratracheale Insufflation mit Erfolg beim Menschen ein.

151. 1910 Deutschland

R. KÜMMELL verabreichte Hedonal intravenös mit Erfolg bei seinen Narkosen.

152. 1910 USA

E. I. McKESSON vervollkommnete das erste Narkosegerät mit intermittierendem Lachgas-Sauerstoff-Fluß durch die Einführung einer genauen prozentualen Kontrolle beider Gase. Er führte auch die fraktionierte Rückatmung ein.

153. 1910 USA

W. D. GATCH führte ein Gerät ein mit durchsichtigem Ätherverdampfer.

154. 1910–1911 USA

J. A. HEIDBRINK entwickelte die „gesteuerte Narkose", bei welcher statt Lachgas Chloräthyl und Sauerstoff verwendet wurden. Reduzierventile dienten als Flowmeter.

155. 1911–1912 USA

KARL CONNELL führte den nach ihm benannten Narkoseapparat ein.

156. 1912 USA

Das „Ohio-Monovalve"-Gerät wurde zum Patent angemeldet und auf den Markt gebracht.

157. 1912 USA

WALTER M. BOOTHBY und F. J. COTTON schufen ein Narkosegerät mit Reduzierventilen und sichtbarem Gaszustrom.

158. 1912 USA

Das erste „GWATHMEY-WOOLSEY"-Gerät wurde von LANGSDORF gebaut.

159. 1912 Spanien

J. GOYANES berichtete über intraraterielle Novocaingaben.

160. 1913 Deutschland

WILHELM GRAEF benutzte Äther in Verbindung mit intravenösen Gaben von Isopral.

161. 1913 USA

James T. Gwathmey führte eine erfolgreiche Narkose aus, indem er ein Äther-Ölgemisch rektal applizierte.

162. 1913 England

H. Noel und H. S. Souttar berichteten über die intravenöse Anwendung des Paraldehyds.

163. 1913 Belgien

Danis bediente sich der Sakralanaesthesie, wobei er die einzelnen Sakralnerven durch die formina posteriora sacralia umspritzte.

164. 1913 USA

Connell konnte an Hand seines „Anästhetometers" zeigen, daß die zur Narkose beim Menschen erforderliche Ätherdampfspannung ungefähr 50 mmHg betragen muß.

165. 1913 USA

Boothby schuf eine Dosierungseinrichtung für Äther.

166. 1914 USA

Gwathmey veröffentlichte sein Buch „Anesthesia".

167. 1914 USA

Boothby entwarf eine exakte Skaleneinstellung für die sichtbaren, den Gasstrom regulierenden Flowmeter. Er arbeitete auch über die Gasspannung in Narkose.

168. 1914 USA

Foregger konstruierte seinen Sauerstoffapparat, der ohne Reduzierventile arbeitete.

169. 1914 Belgien

A. Hustin führte den Zusatz von Natrium citricum zum Transfusionsblut ein.

170. 1914 Argentinien

Agote führte Natriumcitrat als Zusatz zum Transfusionsblut ein.

171. 1915 USA

Richard Lewisohn führte Natrium citricum bei der Bluttransfusion ein.

172. 1915 USA

Foregger modifizierte den Gwathmeyapparat. Dieser wies noch keine Reduzierventile auf, wohl aber Kontrollmöglichkeiten für Sauerstoff und Lachgas.

173. 1915 USA

Es wird das „American Yearbook of Anesthesia and Analgesia" herausgegeben.

174. 1915 USA

D. E. Jackson verwandte bei der Allgemeinnarkose Kohlendioxydabsorber.

175. 1916 USA

S. W. Hurwitz erprobte erstmals klinisch die intravenöse Mucilago-Kochsalzinfusion.

176. 1916 Schweiz

Elisabeth Bredenfeld berichtete über intravenöse Morphingaben kombiniert mit Skopolamin.

177. 1916 USA

PEYTON ROUS und J. R. TURNER transfundierten tiefgekühlte Erythrocyten.

178. 1918 USA

FRANK C. MANN experimentierte mit Blutersatzmitteln bei Schockzuständen.

179. 1918 USA

LUCKHARDT und THOMPSON entdeckten die anaesthetischen Eigenschaften des Äthylens.

180. 1918 USA

PEYTON ROUS und WILSON transfundierten Blut, Plasma und Akaziensaft.

181. 1920 Frankreich

BARDET berichtete über seine experimentellen Erfahrungen mit dem Somnifen, einem Barbiturat, als Narkoticum.

182. 1920 England

I. W. MAGILL entwickelte die Endotrachelanarkose weiter.

183. 1920 USA

GASTON LABAT zeigt, daß die meisten Operationen in Lokal-, Regionaloder Spinalanaesthesie durchgeführt werden können.

184. 1920 USA

A. E. GUEDEL veröffentlichte „Signs of Anesthesia".

185. 1920 Spanien

FIDEL PAGÉS entwickelte die Epidermal-Anaesthesie.

186. 1921 Japan

KOSHIRO NAKAGAWA gab Äthylalkohol intravenös.

187. 1922 USA

GASTON LABAT veröffentlichte sein Werk „Regionalanaesthesie".

188. 1922 England

A. G. LEVY veröffentlichte sein Buch „Chloroform Anesthesia".

189. 1922 USA

„Current Researches in Anesthesia and Analgesia" erschien zum ersten Mal.

190. 1922 England

Die Sektion Anaesthesie der „British Medical Association" veranstaltete ihr erstes Treffen.

191. 1923 USA

A. B. LUCKHARDT, J. B. CARTER und ISABELLA HERB untersuchten genauer die physiologische Wirkung des Äthylens und kamen zu dem Ergebnis, daß es wirksamer war als Lachgas. Sie erprobten als erste das Äthylen klinisch.

192. 1923 England

Das „British Journal of Anaesthesia" erschien zum ersten Mal.

193. 1923 Deutschland

C. J. GAUSS und H. WIELAND berichteten über die klinische Anwendung des Narkylens.

194. 1923 Deutschland

HANS FINSTERERS Buch „Lokalanaesthesie" wurde ins Englische übersetzt.

195. 1923 Kanada

W. E. BROWN führte Experimente mit Äthylen als primärem Anaestheticum durch.

196. 1923 USA

RALPH M. WATERS entwickelte Sodalime als Kohlendioxydabsorber.

197. 1923 USA

R. FOREGGER konstruierte das tragbare „Seattle"-Narkosegerät. Es hatte vier Anschlüsse, je einen für Lachgas, Äthylen, Kohlendioxyd und Sauerstoff sowie eine Ätherflasche.

198. 1924 USA

J. A. HEIDBRINK schuf das Lundy-Heidbrink-Narkosegerät. Es bestand aus zwei gegabelten Ausflußhähnen für jedes der folgenden Gase: Lachgas, Äthylen, Kohlendioxyd und Sauerstoff und einer Ätherflasche. Es wies ein automatisches Ausschaltventil auf, welches sich verstellen ließ und durch den Beuteldruck betätigt wurde.

199. 1924 Kanada

WESLEY BOURNE wies auf den Mechanismus der Acidose in Narkose hin.

200. 1924 USA

ALBERT H. MILLER veröffentlichte Beobachtungen über die thorakale (aufsteigende respiratorische) Paralyse unter allgemeiner Anaesthesie.

201. 1924 Frankreich

FREDET und PERLIS führten die intravenöse Anwendung von Somnifen ein.

202. 1924 Deutschland

L. BOGENDÖRFER führte das Dial als intravenöses Narkoticum ein.

203. 1925 Schweiz

R. FEISSLY berichtete über die klinische Brauchbarkeit des Blutplasmas.

204. 1926 Deutschland

O. BUTZENGEIGER wandte als erster Avertin in der rektalen Anaesthesie für klinische Zwecke an.

205. 1927 Deutschland

R. BUMM führte das Pernoston ein. Es war das erste Mittel, das sich in der intravenösen Anaesthesie durchsetzen konnte.

206. 1927 USA

N. F. OCKERBLAD und T. G. DILLON bedienten sich des Adrenalins bei der Spinalanaesthesie.

207. 1927 Kanada

Es fand das erste Treffen der „Section of Anaesthesia" der „Canadian Medical Association" statt.

208. 1928 Deutschland

Es erschien zum ersten Mal „Narkose und Anaesthesie".

209. 1928 USA

BRIAN C. SWORD führte das geschlossene Kreislaufsystem in der Anaesthesie ein.

210. 1928 Kanada

LUCAS und HENDERSON lieferten experimentell den Beweis für die anaesthetischen Eigenschaften des Cyklopropans.

211. 1928 USA

Géza de Takáts veröffentlicht das Buch „Lokalanaesthesie".

212. 1929 Deutschland

Die Zeitschrift „Schmerz" ging in der Zeitschrift „Narkose und Anaesthesie" auf.

213. 1929 Mexico

M. G. Martin begründet die Anwendung von Äthylalkohol als intravenöses Anaestheticum.

214. 1929 USA

L. G. Zerfas und Mitarbeiter berichteten über die intravenöse Gabe von Natriumamytal, das von 1929 bis 1933 das am meisten gebrauchte intravenöse Anaestheticum war.

215. 1929 USA

R. E. Farr veröffentlichte die 2. Auflage von „Practical Local Anesthesia". Die erste Auflage erschien 1923.

216. 1930 USA

J. T. Gwathmey teilte seine Erfahrungen bei über 20000 geburtshilflichen Narkosen mit. Dieser Bericht führte dazu, daß während der Wehen Anaesthetika großzügiger angewandt wurden.

217. 1930 USA

R. M. Waters verabreichte Cyklopropan als Narkosemittel beim Menschen.

218. 1930 USA

Chauncey D. Leake und M. Y. Chen schlugen vor, Divinyläther zur Narkose zu verwenden.

219. 1931 USA

J. S. Lundy berichtete über die intravenöse Verwendung von Nembutal als Hypnotikum.

220. 1932 England

C. L. Hewer publizierte erstmals „Recent Advances in Anaesthesia and Analgesia".

221. 1932 Deutschland

H. Weese und W. Scharpff führten das Evipan ein.

222. 1932 USA

Das Lundy-Heidbrink-Kinetometer erschien auf dem Markt. Es diente als Absorber.

223. 1933 USA

Erste Veröffentlichung der Zeitschrift „Bulletin of National Association of Nurse Anaesthetists".

224. 1933 USA

Samuel Goldschmidt, I. S. Ravdin, u. a. empfehlen Divinyläther zu Narkosezwecken.

225. 1934 USA

J. A. Stiles, R. M. Waters, W. B. Neff und E. A. Rovenstine benutzten Cyklopropan zur Narkose. Sie gaben ihre klinischen Erfahrungen bekannt.

226. 1934 USA

J. S. Lundy setzte sich für die intravenöse Narkose mit Pentothal ein.

227. 1934 USA

G. R. Vehrs veröffentlichte „Spinal Anesthesia".

228. 1935 England

Vom „Royal College of Physicians and Surgeons" wurden Diplom-
prüfungen für Narkoseärzte geschaffen.

229. 1935 USA

Cecil Striker, Samuel Goldblatt, I. S. Warm und D. E. Jackson
benutzten zur Narkose das Trichloräthylen.

230. 1935 England

M. D. Nosworthy veröffentlichte „The Theory and Practice of
Anaesthesia".

231. 1935 Italien

Das „Giornale Italiano di Anestesia e di Analgesia" erschien erstmals.

232. 1935 Frankreich

Das Journal „Anesthésie et Analgésie" wurde erstmals herausgegeben.

233. 1935 Kanada

W. Bourne erhielt als erster die Hickman Medaille.

234. 1935 Rußland

Filatov und Kartaševskij berichteten über erfolgreich verlaufene
Plasmatransfusionen an 72 Menschen.

235. 1936 USA

A. L. Barach berichtete über die therapeutische Heliumanwendung.

236. 1937 USA

Das „American Board of Anesthesiology, Inc." wurde gegründet.

237. 1937 USA

A. E. Guedel gab „Inhalation Anesthesia" heraus.

238. 1937 USA

„Anesthesia Abstracts" erschienen zum ersten Mal.

239. 1937 USA

A. E. Hertzler veröffentlichte „Die Technik der Lokalanaesthesie",
6. Auflage (1. Auflage 1912).

240. 1938 England

I. W. Magill erhielt als zweiter die Hickman Medaille.

241. 1938 USA

L. H. Maxson veröffentlichte das Buch „Spinalanaesthesie".

242. 1938 USA

Henry K. Beecher veröffentlichte „Physiology of Anesthesia".

243. 1939 USA

P. D. Woodbridge, J. W. Horton und Karl Connell berichteten
über Interkuppler.

244. 1939 USA

F. W. Clement veröffentlichte seine Monographie „Nitrous Oxide-
Oxygen Anesthesia".

245. 1939 Argentinien

Es erschien die „Revista Argentina de Anestesia y Analgesia".

246. 1940 USA

W. T. Lemmon führte die Methode der kontinuierlichen Spinalanaesthesie ein.

247. 1940 USA

Die Zeitschrift „Anesthesiology" wurde erstmals im Juli 1940 herausgegeben.

248. 1940 USA

CONSTANCE BLACK, G. E. SHANNON und J. C. KRANTZ berichteten über Erfahrungen bei der Anaesthesie mit Cypromäther.

249. 1940 USA

B. H. ROBBINS gibt die Monographie „Cyclopropananaesthesie" heraus.

250. 1940 USA

G. W. JONES, R. E. KENNEDY und G. J. THOMAS empfahlen zur Verhütung von Explosionen die Zumischung von inerten Gasen zu den Inhalationsanaesthetika.

251. 1941 USA

Die Sektion Anaesthesiologie der „American Medical Association" veranstaltete ihr erstes Treffen.

252. 1941 USA

A. E. GUEDEL erhielt als dritter die HICKMAN Medaille.

253. 1941 USA

N. A. GILLESPIE veröffentlichte sein Buch „Endotracheal Anesthesia".

254. 1942 USA

F. M. ALLEN und andere Autoren machten Mitteilung über Amputationen in lokaler Hypothermie.

255. 1942 USA

W. B. EDWARDS und R. A. HINGSON beschrieben die Anwendung der kontinuierlichen Sakralanaesthesie in der Geburtshilfe.

256. 1942 USA

J. S. LUNDY veröffentlichte „Clinical Anesthesia".

257. 1942 USA

Die „American Medical Association" gab die Monographie „Fundamentals of Anesthesia" heraus.

258. 1943 England

N. R. JAMES trat mit seinem Werk „Regional Analgesia for intraabdominal Surgery" an die Öffentlichkeit.

259. 1944 USA

R. M. WATERS erhielt die HICKMAN Medaille (4. Verleihung).

260. 1944 USA

R. C. ADAMS veröffentlichte „Intravenous Anesthesia".

261. 1944 USA

P. J. FLAGGS Buch über „The Art of Anaesthesia" erschien in der 7. Auflage. Die erste Auflage war 1916 herausgegeben worden.

262. 1944 USA

Das Standardwerk „Fundamentals of Anesthesia" erlebte seine 2. Auflage, für die der „National Research Council" verantwortlich zeichnete.

263. 1944 England

R. J. MINNITT und JOHN GILLIES veröffentlichten ihr „Textbook of Anaesthetics" in der 6. Auflage.

264. 1944 USA

C. B. LULL und R. A. HINGSON waren die Autoren von „The Control of Pain in Childbirth".

265. 1944 USA

C. B. TUOHY berichtete über die Verwendung eines Katheters an Stelle der Punktionskanüle, wodurch die Methode der kontinuierlichen Spinalanaesthesie eine weitere Verbesserung erfuhr.

266. 1944 England

C. L. HEWERS „Recent Advances in Anaesthesia and Analgesia" erlebte die 5. Auflage.

267. 1944 USA

M. L. BINDER und A. KLEIN verwandten bei gewissen Anämieformen ein Erythrocytensediment als Transfusionslösung.

268. 1944 Belgien

LUCIEN DAUTREBAND, E. PHILIPPOT und M.-J. DALLEMAGNE veröffentlichten ihre „Introduction à l'étude de l'anesthésie".

269. 1944 Schweden

ANDUS GRONWALL und BJÖRN INGELMAN teilten ihre Ergebnisse bei der Verwendung von Dextran, einem Plasmaexpander, mit.

270. 1945 USA

P. M. WOOD war der erste Preisträger des „Distinguished Service Award" der „American Society of Anesthesiologists".

271. 1945 USA

E. B. TUOHY vervollkommnete die Technik der kontinuierlichen Spinalanaesthesie.

272. 1946 Australien

GEOFFREY KAYE veröffentlichte das Buch „Anaesthetic Methods" zusammen mit R. H. ORTON und Dr. G. REUTON.

273. 1946 Irland

Die Sektion Anaesthesie wurde als eine Einrichtung der „Royal Academy of Medicine" in Irland ins Leben gerufen.

274. 1946 USA

Jahrhundertfeier von MORTONS erster öffentlicher und von Erfolg gekrönter Schwefeläthernarkose. Die Feier fand in Boston, Massachusetts, statt, unter der Schirmherrschaft der Anaesthesiologenvereinigung Neu-Englands und der Amerikanischen Gesellschaft für Anaesthesiologie (17. Oktober).

275. 1946 USA

S. C. CULLEN veröffentlichte sein Buch „Anesthesia in General Practice".

276. 1946 USA

JOHN ADRIANI gab sein Werk „The Chemistry of Anesthesia" heraus.

277. 1946 England-Irland

Das offizielle Organ des Berufsverbandes der Anaesthesisten Großbritanniens und Irlands, „Anaesthesia", begann sein Erscheinen.

278. 1946 USA

GEORGE P. PITKINS (1885–1943) Buch „Leitungsanaesthesie" wurde nach seinem Tode von JAMES L. SOUTHWARTH und R. A. HINGSON herausgegeben.

279. 1946 USA

R. M. Waters wurde als zweiter mit der „Distinguished Service Award" der Amerikanischen Gesellschaft für Anaesthesiologie ausgezeichnet.

280. 1946 Großbritannien

R. R. MacIntosh und W. W. Mushin gaben ihr Buch „Physics for the Anaesthesist" heraus.

281. 1947 USA

R. A. Hingson und J. G. Hughes schlugen die Technik der „Druckinjektion" oder den „subkutanen Spray" für die Applikation von Medikamenten vor.

282. 1947 USA

A. F. Erdmann erhielt als dritter den „Distinguished Service Award" der Amerikanischen Gesellschaft für Anaesthesiologie.

283. 1947 Großbritannien

J. A. Lee veröffentlichte sein Werk mit dem Titel „A Synopsis of Anaesthesia".

284. 1947 USA

John Adriani gab sein Buch „Techniques and Procedures of Anesthesia" heraus.

285. 1947 Großbritannien

J. U. Humans „Blind Intubation and the Signs of Anaesthesia" erlebte die 3. Auflage.

286. 1947 USA

Das „Oximeter", eine elektronische Vorrichtung zur Bestimmung des Sauerstoffanteils verschiedener Gasmischungen, wurde auf den Markt gebracht.

287. 1947 USA

H. M. Seldin veröffentlichte „Practical Anaesthesia for Dental and Oral Surgery, 3. Ausgabe.

288. 1947 USA

M. Saklad und andere vervollkommneten die Technik der fraktionierten segmentalen Spinalanaesthesie.

289. 1948 USA

J. S. Lundy und Mitarbeiter führten Röntgenuntersuchungen zur Prüfung der exakten Lage der Nadelspitzen bei diagnostischen und therapeutischen Blocks ein.

290. 1948 USA

Harry Cherry und I. M. Pallin gebrauchten in 1000 Fällen Musik erfolgreich als Hilfsmittel der Anaesthesie.

291. 1948 USA

J. S. Lundy wurde vierter Träger des „Distinguished Service Award" der „American Society of Anaesthesiologists".

292. 1948 USA

N. A. Gillespie gab die 2. Auflage des Buches „Endotracheal Anaesthesie" heraus.

293. 1948 USA

M. D. Leighs und M. Kathleen Beltons „Pediatric Anaesthesia" erschien.

294. 1948 England

R. J. MINNIT und JOHN GILLIES veröffentlichten die 7. Ausgabe des „Lehrbuches der Anaesthesie".

295. 1948 Kanada

W. N. KAUP gab „Grundlagen der Anaesthesie" heraus.

296. 1948 USA

Erstmaliger experimenteller Gebrauch von radioaktivem Pentothal. (Synthetisiert von DONALEE L. TABERN, JOHN S. LUNDY überreicht, angewandt von JESSE L. BOLLMAN.)

297. 1948 England

C. E. CORLETTE veröffentlicht: „A surgeon's guide to local anaesthesie: A manual of shockless surgery".

298. 1948 England

H. W. C. GRIFFITHS und JOHN GILLIES erzielten Vasodilatation und Hypotension durch eine Kombination von totaler Sympathikusblokade oder hoher Spinalanaesthesie mit Paralyse der sympathischen Nerven im Thoraxbereich.

299. 1948 USA

D. E. HALE berichtete über kontrollierte Hypotension bei arteriellen Blutungen während Schädel- und Fensterungoperationen.

300. 1948 England

W. D. M. PATON und E. J. ZAIMIS riefen Vasodilatation und Hypotension während der Anaesthesie durch Pentamethonium hervor.

301. 1949 USA

Die Am. Soc. Anesth. führte Fortbildungskursen ein.

301A 1949 USA

Beim jährlichen Treffen der American Society of Anaesthesiologists im Dezember wurde ein Symposion über Schmerz abgehalten.

302. 1949 Indien

Es wurde die „Indian Society of Anaesthesists" gegründet.

303. 1949 USA

C. L. BURSTEIN führte die Dauerschreibung des Ekg ein, um sonst klinisch nicht unterscheidbare Unregelmäßigkeiten während der Anaesthesie zu entdecken und diagnostizieren.

304. 1949 England

F. T. EVANS gab das Werk „Modern Practice in Anaesthesie" heraus.

305. 1949 USA

F. F. SNYDER veröffentlichte „Obstetric Analgesia and Anaesthesia, their effects upon labor and the child" („Geburtshilfliche Analgesie und Anaesthesie, ihre Auswirkungen auf den Geburtsverlauf und das Kind").

306. 1949 USA

ALBERT FAULCONER, jr., J. W. PENDER und R. G. BICKFORD verwandten das EEG um die Anaesthesie-Wirkung von Lachgas bei hohem Partialdruck bei fehlender Anoxie zu demonstrieren.

307. 1949 USA

E. H. WOOD, J. E. GERACI, M. NEHER, L. CRONIN berichteten über eine Methode zur Bestimmung der arteriellen Sauerstoffsättigung beim Menschen unter Verwendung einer photoelektrischen Zelle.

308. 1949 USA

John Adriani erhielt den „Distinguished Service Award" der Amerikanischen Gesellschaft für Anaesthesiologie.

309. 1950 USA

A. E. Guedel wurde mit dem „Distinguished Service Award" der Amerikanischen Gesellschaft für Anaesthesiologie ausgezeichnet.

310. 1950 USA

R. F. Courtin, R. G. Bickford und Albert Faulconer jr. klassifizierten die EEG-Veränderungen bei Lachgas-Äther-Anaesthesie während der Operation.

311. 1950 USA

Fortbildungskurse in weiterführender Anaesthesie wurden beim Jahrestreffen der American Society of Anaesthesiologists begründet.

312. 1950 England

Die 2. Auflage von J. A. Lees „A Synopsis of Anaesthesia" erschien.

313. 1951 USA

S. V. Mead veröffentlichte die 2. Auflage von „Anaesthesia in Dental Surgery" (1. Auflage 1935).

314. 1951 USA

F. W. Clements „Nitrous oxide-oxygen Anesthesia" erschien in der 3. Auflage.

315. 1951 Brasilien

„Revista Brasileira de Anestesiologia" erschien als offizielles Organ der „Sociedade Brasileira de Anestesiologia".

316. 1951 USA

A. E. Guedel veröffentlichte sein Buch „Inhalation anesthesia: a fundamental guide" in der 2. Auflage.

317. 1951 USA

S. C. Cullens „Anesthesia in general practice" erschien in der 3. Auflage.

318. 1951 England

T. A. B. Harris gab sein Buch „The Mode of Action of Anaesthetics" heraus.

319. 1951 USA

Ralph M. Tovell erhielt den „Distinguished Service Award" der „American Society of Anesthesiologists".

320. 1952 Mexico

„Revista Mexicana de Anestesiologia", offizielles Organ der „Sociedad Mexicana de Anestesiologia" erschien.

321. 1952 USA

John Adriani gab die 3. Auflage von „The Pharmacology of Anesthetic Drugs" heraus.

322. 1952 West-Deutschland

„Der Anaesthesist", Zeitschrift der Österreichischen Gesellschaft für Anaesthesiologie erschien.

323. 1952 Schweiz

Am 5. Juli wurde in Zürich die Schweizer und die Österreichische Gesellschaft für Anaesthesiologie gegründet.

324. 1952 England

R. R. McIntosh und F. B. Bannister gaben die 5. Auflage von „Essentials of General Anaesthesia" heraus.

325. 1952 USA

Henry S. Ruth erhielt für 1952 die „Distinguished Service Award" der „American Society of Anesthesiologists".

326. 1952 USA

Albert Faulconer, jr. beschrieb eine quantitative und objektive Methode zur Untersuchung eines Medikaments auf die pharmakologischen Wirkungen eines anderen.

327. 1952 USA

V. J. Collins veröffentlicht „Principles and Practice of Anaesthesiology".

328. 1952 Großbritannien

Mollison, Sloviter und Chaplin gaben die Schnellgefriermethode getrockneter und in Glyzerin gebetteter Erythrocyten an, womit sie diese ohne größere Schädigung ein halbes Jahr aufbewahren konnten. Die Grundlagen des Verfahrens stammten von A. U. Smith.

329. 1952 Schweden

Der *Zweite Skandinavische Kongreß für Anaesthesiologie* fand in Stockholm statt.

330. 1952 USA

Es wurde die „Academy of Anesthesiology" ins Leben gerufen.

331. 1952 Österreich

Der *Erste Österreichische Anaesthesiologenkongreß* fand in Salzburg statt. Es wurde der *Berufsverband Deutscher Anaesthesisten gegründet.*

332. 1952 Japan

Das „Japanes Journal of Anesthesiology" erschien erstmals.

333. 1953 England

John Gillies (Edinburgh) erhielt die goldene Hickman Medaille.

334. 1953 USA

M. J. Nicholson, S. J. Sarnoff und J. P. Crehan beschrieben die intravenöse Anwendung eines Thiophaniumderivats zur gut steuerbaren Hypotension während der Operation.

335. 1953 USA

F. M. Offenkrantz, Solomon Margolin und Dorothy Jackson schlagen in einem vorläufigen Bericht die routinemäßige Beigabe von Chlortrimeton direkt zur Blutkonserve zur Verhinderung nichthämolytischer Transfusionsreaktionen vor.

336. 1953 Israel

In Tel-Aviv wurde die *Israelitische Gesellschaft der Anaesthesisten* gegründet.

337. 1953 Deutschland

Die *Deutsche Gesellschaft für Anaesthesie* wurde gegründet und der *Facharzt für Anaesthesiologie* geschaffen.

338. 1953 Indien

Es erschien erstmals das „*Indian Journal of Anaesthesia*" in Neu-Delhi.

339. 1953 USA

John J. Bonica veröffentlichte sein Buch über „*The Management of Pain*" im Lea & Febiger Verlag, Philadelphia.

340. 1953 USA

MEYER SAKLAD veröffentlichte sein Werk über „*Inhalation Therapy and Resuscitation*".

341. 1953 Japan

MICHINOSUKE AMANO schrieb das *erste Lehrbuch* in *japanischer Sprache* mit dem Titel „*Anaesthesiologie*".

342. 1953 USA

DANIEL MOORE veröffentlichte seine Monographie über „*Regional Block*".

343. 1954 Japan

Die *Japanische Gesellschaft für Anaesthesiologie* hielt in Tokio ihr *erstes Treffen* ab.

344. 1954 China

In Shanghai erschien das erste *Lehrbuch der Narkose* in *chinesischer Sprache von* JONE J. WU.

345. 1954 USA

BURSTEINS „*Fundamentals of Anesthesia*" erschien in der 3. Auflage.

346. 1954 Großbritannien

Es erschien die 2. Auflage des Buches „*Modern Practice of Anesthesia*" *von* FRANK T. EVANS.

347. 1954 USA

DONALD E. HALE gab das Lehrbuch „*Anesthesiology by 40 American Authors*" heraus.

348. 1954 Kanada

Das „*Canadian Anaesthesists' Society Journal*" erschien zum ersten Mal.

349. 1954 Mitteleuropa

Das „*Lehrbuch der Anaesthesiologie*", herausgegeben von FREY, HÜGIN und MAYRHOFER, erschien in der ersten (deutschen und spanischen) Auflage.

350. 1955 USA

Viadril, ein synthetisches *Steroid ohne bekannte Hormonwirkung*, wurde als *Anaestheticum* entdeckt.

351. 1955 USA

J. S. LUNDY prophezeite für die nahe Zukunft den Beginn einer neuartigen, sicheren und angenehmeren Narkose durch *Vervollkommnung der Analgesie*.

352. 1955 Holland

In Scheveningen wurde der *Erste Weltkongreß des Weltbundes der Anaesthesiegesellschaften* abgehalten.

353. 1955 USA

ROBERT VIRTUE veröffentlichte sein Buch „*Hypothermic Anesthesia*".

354. 1956 Finnland

Der *Vierte Kongreß der Skandinavischen Gesellschaft der Anaesthesiologie* wurde in Helsinki abgehalten.

355. 1956 Japan

Es fand die *Gründung der „Far East Society of Anesthesiologists*" statt.

356. 1956 USA

Die „*Anesthesia Memorial Foundation*" wurde ins Leben gerufen.

357. 1957 Großbritannien

Es begann die *Ära der „Ataralgesie"*, einer oberflächlichen Anaesthesie durch die Verwendung größerer Mengen Analgetika als dies bisher bei chirurgischen Eingriffen üblich war.

358. 1957 Schweiz

Hier erhielt Dr. Daniel Bovet *den Nobelpreis für Medizin* in Anerkennung seiner Verdienste bei der *Synthese curare-ähnlicher Verbindungen*, die als Muskelrelaxantien in die Anaesthesie Eingang fanden.

359. 1957 Italien

Die *Europäische Vereinigung der Anaesthesiologen* hielt in Turin ihr erstes Treffen ab.

360. 1957 Skandinavien

Die „Acta Anaesthesiologica Scandinavica" erschienen erstmals.

361. 1957 USA

Ein neues Journal „Survey of Anesthesiology" erschien.

362. 1957 USA

Irving S. Cooper führte gezielte Injektionen in den globus pallidus (einen Thalamusabschnitt) aus, wodurch die Symptome des Tremors und der Rigidität beim Morbus Parkinson *zeitweise beseitigt* werden konnten.

363. 1957 USA

Daniel Moore veröffentlichte die 2. Auflage seines Buches „*Regional Block*".

364. 1958 USA

Die „*Audio-Digest-Foundation*" (=*Fortbildung durch ausgewählte Themen auf Tonbändern) führte die ersten Subskriptionsreihen auf dem *Gebiet der Anaesthesiologie* ein.

365. 1958 Großbritannien

MacIntosh, Mushin und Epstein veröffentlichten das in 2. Auflage erscheinende Buch „*Physics for the Anaesthetist*" in englischer und deutscher Sprache.

366. 1958 Rußland

Petrov berichtete über seine in 28 Jahren gesammelten Erfahrungen mit der *Transfusion von Leichenblut* in *27 000 Fällen*.

367. 1959 USA

Lundy gelang die Beherrschung des Dauerschmerzes ohne Suchtgefahr für den Patienten.

368. 1960 Mexiko

Der *Fünfte Lateinamerikanische* und *Achte Mexikanische Kongreß für Anaesthesiologie* fand in Mexiko statt.

369. 1960 Kanada

Der *Zweite Weltkongreß für Anaesthesiologie* fand in *Toronto* statt.

---

* (Anmerk. des Übers.)

Literatur zum Abschnitt II

Quellenangaben zum chronologischen Verzeichnis der Ereignisse in der Anaesthesiologie und deren Randgebiete.

1. HEILIGE SCHRIFT. Genesis II, 21, King James Version.
2. PRINZ, H.: Local anesthesia as applied to dentistry. Aus: GWATHMEY, J. T.: Anesthesia. 535 S. 2. Aufl. New York: Macmillan Co., 1924.
3. ARCHER, W. H.: The history of anesthesia. S. 3. Maschinengeschriebenes Manuskript,
4. HUME, E. H.: Note on narcotics in ancient Greece and in ancient China. Bull. N. Y. Acad. Med. **10**, 618–622 (1934).
5. SARTON, G.: Introduction to the history of science. Bd. I, S. 77. Baltimore: Williams & Wilkins 1927.
6. HERODOT, 4. Buch, 75. Kapitel
7. HUME, E. H.: Note on narcotics in ancient Greece and in ancient China. Bull. N. Y. Acad. Med. **4**, 619 (1934).
8. GARRISON, F. H.: An introduction to the history of medicine. S. 110. 4. Aufl. Philadelphia: W. B. Saunders Co., 1929.
9. PLINIUS: The historie of the world. Bd. **1**, S. 235. (25. Buch, Abschn. 13.) Übersetzt von Philemon Holland. London 1601.
10. HUME, E. H.: Note on narcotics in ancient Greece and in ancient China. Bull. N. Y. Acad. Med. **4**, 621 (1934).
11. GARRISON, F. H.: An introduction to the history of medicine, S. 153. 4. Aufl. Philadelphia: W. B. Saunders Co., 1929.
12. GARRISON, F. H.: An introduction to the history of medicine, S. 153. 4. Aufl. Philadelphia: W. B. Saunders Co., 1929.
13. KAHLE, P.: Anaesthesis in the Arabic medicine. Manuskript S. 2, freundlicherweise zur Benützung überlassen von Dr. J. S. LUNDY.
14. SARTON, G.: Introduction to the history of science. 2. Bd., 1. Teil, S. 239. Baltimore: Williams & Wilkins Co., 1931.
15. (THEODERICH): Cyrurgia Theodorici Liber IV, VII. Kapitel aus: Collectio chirurgica Veneta. Venedig, 1498, Fol. 146.
16. Encyclopaedia Britannica. Bd. **8**, S. 568. 9. Aufl. New York: Henry G. Allen and Co., 1888.
17. GUY DE CHAULIAC: Chirurgia. S. 436. Übersetzt von E. Nicaise, F. Alcon, 1890.
18. PARACELSUS: Opera medico-chimica sive paradoxa... S. 125. Franckfurt, 1605.
19. TALLMADGE, G. K.: The third part of the 'De extractione' of Valerius Cordus. Isis **7**, 394–411 (1925).
20. BULLEIN, W.: BULLEINS Bulwarke of defe(n)ce againste all sickness... Folio 44, recto. London: John Kyngston 1562.
21. PARÉ: Les œuvres. S. 429, 1575.
22. KLEIMAN, M.: Histoire de l'anesthésie Anesth. et analg. **5**, 112–138 (1939).
23. —, Histoire de l'anesthésie. Anesth. et analg. **5**, 112–138 (1939).

24. GARRISON, F. H.: An introduction to the history of medicine, S. 824. 4. Aufl.
    Philadelphia: W. B. Saunders Co., 1929.
25. (OLDENBURG, HENRY): Of a way to conveigh liquors immediatly into the
    mass of blood. Phil. Trans. B. 1, 128–130 (1665). Vgl. auch: (CLARK, TIMOTHY):
    A letter ... concerning some anatomical inventions ... Phil., 3, 672–682
    (1668).
26. ELSHOLTZ, J. S.: Clysmatica nova. 15 S. Berlin: D. Reichel 1665.
27. (LOWER, RICHARD): The method observed in transfusing the bloud ...
    Phil. Trans. B. 1, 353–358 (1666).
28. DENIS, J. B. u. EMMEREZ: A letter concerning a new way of curing sundry
    diseases by transfusion of blood ... Phil. Trans. B. 2, 489–504 (1667).
29. FROBENIUS, W. G.: An account of a spiritus vini aethereus ... Phil. Trans. B.
    36, 283–289 (1730).
30. FÜLÖP-MILLER, R.: Triumph over pain. S. 32. Übersetzt von Eden und
    Paul Cedar. New York: The Literary Guild of America, Inc. 1938.
31. GARRISON, F. H.: An introduction to the history of medicine. S. 328. 4. Aufl.
    Philadelphia: W. B. Saunders Co., 1929.
32. —: An introduction to the history of medicine. S. 328. 4. Aufl. Philadelphia:
    W. B. Saunders Co., 1929.
33. ENCYCLOPAEDIA BRITANNICA. Bd. 16, S. 469. 14. Aufl., Chicago: Encyclo-
    paedia Britannica, Inc., C 1929–1944.
34. PRIESTLEY, J.: Experiments and observations relating to various branches
    of natural philosophy. 3. Bd. Aus einem Brief Dr. INGENHOUSZS. Anhang zu
    Bd. 1, S. 474–479. London, 1779–1786.
35. MOORE, J.: Method of preventing or diminishing pain in several operations
    of surgery. 50 S. London: T. Cadell 1784.
36. CLARK, A. J.: Aspects of the history of anaesthetics. Brit. med. J. 2, 1031
    (1938).
37. BEDDOES, TH., and J. WATTS: Considerations on the medicinal use and on the
    production of factitious air. Bristol 1795.
38. DAVY, H.: Researches, chemical and philosophical. S. 465. London: J.
    JOHNSON 1800.
39. FÜLÖP-MILLER, R.: Triumph over pain. S. 425. Übersetzt von Eden und Paul
    Cedar. New York: The Literary Guild of America, Inc. 1938.
40. WILKS, S., and G. T. BETTANY: A biographical history of Guy's Hospital.
    S. 388–389. London: Ward, Lock, Bowden Co., 1892.
41. RICE, N. P.: Trials of a public benefactor ... S. 82. New York: Pudney and
    Russell 1858.
42. SERTÜRNER, F. W.: Darstellung der reinen Mohnsäure (Opiumsäure): nebst
    einer chemischen Untersuchung des Opiums, mit vorzüglicher Hinsicht auf
    einen darin neu entdeckten Stoff. J. d. Pharm., Leipzig. 14, 47–93 (1806).
43. GWATHMEY, J. T.: Anesthesia ... S. 466. 2. Aufl. New York: Macmillan Co.,
    1924.
44. FÜLÖP-MILLER, R.: Triumph over pain. S. 35–36. Übersetzt von Eden und
    Paul Cedar. New York: The Literary Guild of America, Inc. 1938.
45. FARADAY, M.: Effects of inhaling the vapors of sulphuric ether. Aus: Quart.
    J. Sc. and the Art. Miscellanea (Abschnitt XVI) 4, 158–159 (1818).
46. KLEIMAN, M.: Histoire de l'anesthésie. Anesth. et analg. 5, 117 (1939).
47. Wellcome Historical Medical Museum, London. Souvenir. HENRY HILL
    HICKMAN, Ausstellung zur Jahrhundertfeier, 1830–1930, im Wellcome Histo-
    rical Medical Museum. London, Wellcome Foundation, Ltd., S. 23. 1930.
48. ADAMS, R. C.: Intravenous anesthesia ... S. 9. Thesis: Universität Minne-
    sota, Graduate School 1940.

49. GUTHRIE, S.: New mode of preparing a spirituous solution of chloric ether. Silliman J. **21**, 64–65 (1832).

50. SOUBEIRAN, E.: Recherches sur quelques combinaisons du chlore. Ann. de Chim. **48**, 113–157 (1831).

51. LIEBIG, J. VON: Über die Verbindungen, welche durch die Einwirkung des Chlors auf Alcohol, Äther, ölbildendes Gas und Essiggeist entstehen. JUSTUS LIEBIGS Ann. Chem. **1**, 182–230 (1832).

52. CLARK, A. J.: Aspects of the history of anaesthetics. Brit. med. J. **2**, 1031 (1938).

53. BARTHOLOW, R.: Manual of hypodermic medication. 170 S. 2. Aufl. Philadelphia: J. B. Lippincott Co., 1873.

54. ELLIOTSON, J.: Numerous cases of surgical operations without pain in the mesmeric state. 93 S. London: H. Bailliere 1843. Auch: ESDAILE, J.: Mesmerism in India, and its practical application in surgery and medicine. S. 287 London: Longman (u. a.) 1846.

55. LYMAN, H. M.: Artificial anaesthesia and anaesthetics. S. 6. New York: William Wood Co., 1881.

56. TAYLOR, F. L.: CRAWFORD, W. LONG and the discovery of ether anaesthesia. S. 44. New York: Paul B. Hoeber Inc., 1928.

57. COLTON, G. Q.: Anaesthesia! Who made and developed this great discovery? 15 S. New York: A. G. Sherwood Co., 1886.

58. ARCHER, W. H.: Chronological history of HORACE WELLS... Bull. Hist. Med. **7**, 1140–1169 (1939).

59. SOIFER, M. E.: HORACE WELLS. Dental Items of Interest. **61**, 1131–1142 (1939).

60. HAYWARD, G.: Some account of the first use of sulphuric ether. Aus: WARREN, E.: Some account of the Letheon. S. 47. 2. Aufl. Boston: Dutton and Wentworth 1847.

61. COCK, F. W.: The first operation under ether in Europe. University College Hospital Magazine. **1**, 127–144 (1921).

62. COCK, F. W.: The first operation under ether in Europe. University College Hospital Magazine. **1**, 127–144 (1921).

63. CLARK, A. J.: Aspects of the history of anaesthetics. Brit. med. J. **2**, 1033 (1938).

64. —, Aspects of the history of anaesthetics. Brit. med. J. **2**, 1033 (1938).

65. —, Aspects of the history of anaesthetics. Brit. med. J. **2**, 1031 (1938).

66. PIROGOFF, N. I.: Recherches pratiques et physiologiques sur l'éthérisation. 109 S. St. Petersbourg: F. Bellizard & Cie 1847.

67. SNOW, J.: On the inhalation of the vapour of ether in surgical operations... 88 S. London: J. Churchill 1847.

68. SIMPSON, J. Y.: On a new anaesthetic agent, more efficient than sulphuric ether. London. M. Gaz. **5**, 934–937 (1847).

69. CLARK, A. J.: Aspects of the history of anaesthetics. Brit. med. J. **2**, 1029–1034 (1938).

70. REGNAULT, V. et J. REISET: Recherches chimiques sur la respiration des animaux des diverses classes. Ann. Chim. (Phys.) **26**, 299–519 (1849).

70 A. FLAGG, J. F. B.: Ether and chloroform; their employment in surgery, dentistry, midwifery, therapeutics... 189 S. Philadelphia: Lindsay and Blakiston 1851.

71. SNOW, J.: On chloroform and other anaesthetics; their action and administration. Herausgegeben und mit einer Anmerkung des Verfassers versehen von B. W. RICHARDSON. S. XXXI. London: John Churchill 1858.

72. ARCHER, W. H.: Maschinengeschriebenes Manuskript.

73. WOOD, A.: On a new method of treating neuralgia . . . Edinburgh med. surg. J. **82**, 265–281 (1855).

74. Pravaz, C. G.: Artificial anaesthesia and anaesthetics. S. 6. New York: William Wood Co. 1881.

75. Bumpus, H. C.: History of regional anesthesia in urology. J. Amer. med. Ass. **96**, 83 (1931).

76. Rice, N. P.: Trials of a benefactor. S. 85. New York: Pudney and Russell 1858.

77. Snow, J.: On chloroform and other anaesthetics; their action and administration. Herausgegeben und mit einer Anmerkung des Verfassers versehen von B. W. Richardson. 443 S. London: John Churchill 1858.

78. Bumpus, H. C.: History of regional anaesthesia in urology. J. Amer. med. Ass. **96**, 83 (1931).

79. Gwathmey, J. T.: Anesthesia. S. 23. 2. Aufl. New York: Macmillan Co., 1924.

80. Colton, G. Q.: Anaesthesia! Who made and developed this great discovery? New York: A. G. Sherwood Co., 1886.

81. Miller, A.: persönliche Mitteilung.

82. Archer, W. H.: Maschinengeschriebenes Manuskript, S. 23.

83. Archer, W. H.: Maschinengeschriebenes Manuskript, S. 23.

84. Brit. med. J. **2**, 10 (1868).

85. Trendelenburg, F.: Tamponade der Trachea. Arch. klin. Chir. **12**, 121–133 (1871).

86. Bowditch, H. P.: über die Eigenthümlichkeiten der Reizbarkeit, welche die Muskelfasern des Herzens zeigen. Arb. a. d. Physiol. Anst. zu Leipzig **6**, 139–176 (1871).

87. Miller, A.: Life of S. S. White, Manuskript.

88. Spessa, A.: Modo di rendere insensibile una parte . . . Bull. d. sc. med., Bologna, S. 5. **11**, 224–226 (1871).

89. Oré, P. C.: Des injections intra-veineuses de chloral. Bull. Soc. Chirurgie. Paris **1**, 400–412 (1872).

90. Bennett, A.: An experimental inquiry into the physiological actions of . . . cocaine . . . Edinburgh M. J., Pt.I. **19**, 323–341 (1873).

90 A. Bernard, C.: Leçons sur les anesthésiques et sur l'asphyxie . . . VII, 536 S. Paris: J. B. Bailliere et Fils, 1875.

91. Clover, J. T.: On an apparatus for administering nitrous oxide gas and ether, singly or combined. Brit. med. J. **2**, 74–75 (1876).

92. Gwathmey, J. T.: Anaesthesia. S. 25. 2. Aufl. New York: Macmillan Co., 1924.

93. von Anrep, V.: Über die physiologische Wirkung des Cocain.

94. Macween, W.: Clinical observations on the introduction of tracheal tubes by the mouth instead of performing tracheotomy or laryngectomy. Brit. med. J. **2**, 122–124; 163–165 (1880).

95. Fülöp-Miller, R.: Triumph over pain. S. 427. Übersetzt von Eden und Paul Cedar. New York: The Literary Guild of America, Inc. 1938.

96. Archer, W. H.: S. 28, Maschinengeschriebenes Manuskript.

97. Moutard-Martin, R. et Ch. Richet: Récherches experimentales sur la polyurie. Arch. de physiol. 2 S. 8:1–48 1881.

98. Archer, W. H.: S. 29, Maschinengeschriebenes Manuskript.

99. Tjomsland, A.: Cyclopropane. 5 S. Thos: A. Edison, Inc. 1937.

100. Koller, C.: Vorläufige Mitteilung über locale Anästhesierung am Auge. Klin. Mbl. Augenheilk. **22**, Beilageheft 60–63 (1884).

101. Mollière, D.: Note sur l'éthérisation par la voie rectale. Lyon méd. **45**, 419–423 (1884).

102. Halsted, W. S.: Practical comments on the use and abuse of cocaine . . . N. Y. med. J. **42**, 294–295 (1885).

103. Corning, J. L.: Spinal anaesthesia and local medication of the cord. N. Y. med. J. **42**, 483–485 (1885).

104. Corning, J. L.: Local anaesthesia in general medicine and surgery . . . 103 S. New York: D. Appleton and Co. (c1885).

105. —, A further contribution on local medication of the spinal cord. Med. Rec. (N. Y.) **33**, 291–293 (1888).

106. Hewitt, F. W.: The administration of nitrous oxide and ether . . . Brit. med. J. **2**, 452–454 (1887).

107. Redard, P.: Du chlorure d'éthyle comme anesthésique local. Verhandl. d. X. Internat. med. Cong. 1890. Berl. 5, 14 Abth. 71–73 1891.

108. Hewitt, F. W.: Select methods in the administration of nitrous oxide and ether; a handbook for practitioneers and students. 48 S. London: Bailliere, Tindall and Cox 1888.

109. Archer, W. H.: S.30. Maschinengeschriebenes Manuskript.

110. Giesel, F.: Benzollpseudotropein (tropacocaine). Pharm. Ztg. (Frankfurt) **36**, 419 (1891).

111. Quincke, H.: Die Lumbalpunction des Hydrocephalus. Berl. klin. Wschr. **28**, 929–933; 965–968 (1891).

112. Schleich, C. L.: Infiltrationsanästhesie . . . Verh. dtsch. Ges. Chir. **21,** 121 bis 127 (1892).

113. Hewitt, F. W.: Anaesthetics and their administration. XX, 357 S. London: Charles Griffin and Co 1893.

115. Garrison, F. H.: An introduction to the history of medicine. S. 862. 4. Aufl. Philadelphia: W. B. Saunders Co., 1929.

116. Kleiman, M.: Histoire de l'anesthésie. Anesth. et analg. **5**, 133 (1939).

117. Beecher, H. K.: The first anesthesia records. Surg. Gynec. Obstet. **71**, 689–693 (1940).

118. Kleiman, M.: Histoire de l'anesthésie. Anesth. et analg. **5**, 134 (1939).

119. Kirstein, A.: Autoskopie des Larynx und der Trachea. Berl. klin. Wschr. **32**, 476–478 (1895).

120. Abel, J.-J., and A. C. Crawford: On the blood-pressure-raising constituent of the suprarenal capsule. John Hopk. Hosp. Bull. **8**, 151–167 (1897).

121. Bumpus, H. C.: History of regional anaesthesia in urology. J. Amer. med. Ass. **96**, 84 (1931).

122. Matas, R.: Intralaryngeal insufflation . . . J. Amer. med. Ass. **34**, 1468–1473 (1900).

123. Bier, A.: Versuche über Cocainisierung des Rückenmarks. Dtsch. Z. Chir. Chir. **51**, 361–369 (1899).

124. Miller, A.: Persönliche Mitteilung.

125. Tuffier, T.: Analgésie chirurgicale par l'injection sousarachnoïdienne lombaire de cocaine. C. R. Soc. Viol. (Paris) **51**, 882–884 (1899).

126. Adams, R. C.: Intravenous anaesthesia. S. 10. New York: Paul B. Hoeber Inc. 1944.

127. Fülöp-Miller, R.: Triumph over pain. S. 429. Übersetzt von Eden und Paul Cedar. New York: The Literary Guild of America Inc. 1938.

128. Schleich, C. L.: Schmerzlose Operationen. 303 S. 4. Aufl., Berlin: Springer 1899.

128A. Tatt, D., and G. Caglieri: Experimental and clinical notes on the subarachnoidespace. J. Amer. med. Ass. **35**, 6–10 (1900).

129. [Matas, R.]: Report of successful spinal anesthesia. Amer. med. Ass. **33**, 1659 (1899).

130. Cathelin, M. F.: Une nouvelle voie d'injection rachidienne. C. R. Soc. Biol. (Paris) **53**, 452–453 (1901). Vgl. auch: Sicard, M. A.: Les injections medicamenteuses extra-durales . . . C. R. Soc. Biol. (Paris) **53**, 396–398 (1901).

131. Archer, W. H. Maschinengeschriebenes Manuskript.

132. Fischer, E. u. J. Mering: Über eine neue Classe von Schlafmitteln. Ther. d. Gegenw. **5**, 97–101 (1903).
133. Fourneau, E.: Sur quelques aminoalcoola fonction alcoolique tertiaire du type. C. R. Acad. Scii (Paris) **138**, 766–768 (1904).
134. Bumpus, H. C.: History of regional anaesthesia in urology. J. Amer. med. Ass. **96**, 84 (1931).
135. Kravkoff, N. P.: Über die Hedonal-Chloroform-Narkose. Arch. exp. Path. Pharmakol. Suppl. 317–326 (1908).
136. Heidbrink, J. A.: Persönliche Mitteilung.
137. Magaw, A.: A review of over 14000 surgical anesthetics. Surg. Gynec. Obstet. **3**, 795–799 (1906).
138. McKesson, E. I.: Blood pressure in general anesthesia. Amer. J. Surg. Anesth. suppl. **30**, 2–5 (1916).
139. Bumpus, H. C.: History of regional anaesthesia in urology. J. Amer. med. Ass. **96**, 84 (1931).
140. Barthélemy et Dufour: L'anesthesie dans la chirurgie de la face. Presse méd. **15**, 475–476 (1907).
141. Guthrie, C. C., and F. H. Pike: The relation of the activity of the excised mammalian heart to pressure in the coronary vessels and to its nutrition. Amer. J. Physiol. **18**, 14–38 (1907).
142. Gwathmey, J. T.: General anesthesia. Hygeia (Stockh.) **14**, 109–112 (1936).
143. Crocker, W., and I. L. Knight: Effect of illuminating gas and ethylene on flowering carnations-Botanic. Gaz. **46**, 259–276 (1908).
144. Crile, G. W.: Surgical aspects of Graves' disease with reference to the psychic factor. Ann. Surg. **47**, 864–469 (1908).
145. Goyanes, J.: Un nuevo método de anestesia regional. S. 12. Rev. clin. esp. 1909.
146. Adams, R. C.: Intravenous anaesthesia. S. 10. New York: Paul B. Hoeber Inc. 1944.
147. Guedel, A. E.: Nitrous oxide air anesthesia self administered in obstetrics; a preliminary report. Indianapolis, med. J. **14**, 476–479 (1911).
148. Adams, R. C.: Intravenous anaesthesia. S. 10. New York: Paul B. Hoeber Inc. 1944.
149. Meltzer, S. J., and J. Auer: Continuous respiration without respiratory movements. J. Exper. Med. **11**, 622–625 (1909).
150. Elsberg, C. A.: The value of continous intracheal insufflation of air. (Meltzer) in thoracic surgery: with description of an apparatus. Med. Rec. (N. Y.) **77**, 493–495 (1910).
151. Kümmell, R.: Einige Erfahrungen über die Skopolamin-Morphium-Narkose. Klin. Mbl. Augenheilk. **48**, 472–476 (1910).
152. Archer, W. H.: S. 36. Maschinengeschriebenes Manuskript.
153. Gatch, W. D.: Nitrous oxide-oxygen anesthesia by the method of rebreathing with especial reference to the prevention of surgical shock. J. Amer. med. Ass. **54**, 775–780 (1910).
154. Archer, W. H.: S. 36. Maschinengeschriebenes Manuskript,
155. Heidbrink, J. A.: Persönliche Mitteilung.
156. Ohio Chemical Co.: Schreiben von E. H. Cook.
157. Gwathmey, J. T.: Persönliche Mitteilung.
158. Gwathmey, J. T.: Persönliche Mitteilung.
159. Adams, R. C.: Intravenous anaesthesia. ... S. 12. New York: Paul B. Hoeber Inc. 1944.
160. Graef, W.: Bericht über Erfahrungen⁻mit den intravenösen Äther- und Isopral-Äther-Narkosen. Beitr. z. klin. Chir. **83**, 173–211 (1913).

161. Gwathmey, J. T.: Oil-ether anesthesia. Lancet 2, 1756–1758 (1913).
162. Noel, H., and H. S. Souttar: The anaesthetic effects of the intravenous injection of paraldehyde. Ann. Surg. 57, 64–67 (1913).
163. Bumpus, H. C.: History of regional anaesthesia in urology. J. Amer. med. Ass. 96, 87 (1931).
164. Boothby, W. M.: Ether percentages. J. Amer. med. Ass. 61, 830–834 (1913).
165. —, Ether percentages. J. Amer. med. Ass. 61, 830–834 (1913).
166. Gwathmey, J. T.: Anesthesia. XXXII, 945 S. New York: D. Appleton Co. 1914.
167. Boothby, W. M. The determination of the anaesthetic tension of ether vapor in man . . . J. Pharmacol. exp. Ther. 5, 379–392 (1914).
168. Gwathmey, J. T.: Persönliche Mitteilung.
169. Hustin, A.: Principe d'une nouvelle méthode de transfusion muqueuse. J. de Méd. de Bruxelles. 19, 436–439 (1914).
170. Agote, L.: Un nuevo método de transfusion de sangre. An .Inst. Clin. méd. Agote 1, 25–30 (1914–1915).
171. Lewisohn, R.: A new and greatly simplified method of blood transfusion. Med. Rec. (N. Y.) 87, 141–142 (1915).
172. Gwathmey, J. T.: Persönliche Mitteilung.
173. Barthélemy et Dufour: L'anesthésie dans la chirurgie de la face. Presse méd. 15, 475–476 (1907).
174. Jackson, D. E.: A new method for the production of general analgesia and anesthesia with a description of the apparatus used. J. Lab. clin. Med. 1, 1–12 (1915).
175. Hurwitz, S. W.: Intravenous injection of colloidal solutions of acacia in hemorrhage. J. Amer. med. Ass. 68, 699–701 (1917).
176. Bredenfeld, E.: Die intravenöse Narkose mit Arzneigemischen. Ztschr. f. exp. Path. Therap. 18, 80–90 (1916).
177. Rous, P., and J. R. Turner: Preservation of living blood cells in vitro. J. exp. Med. 23, 219–237; 239–248 (1916).
178. Mann, F. C.: Further experimental study of surgical shock. Amer. J. med. Ass. 71, 1184–1188 (1918).
179. Luckhardt, A. B., and J. B. Carter: Ethylene as a gas anesthetic; preliminary communication. J. Amer. med. Ass. 80, 1440–1442 (1923).
180. Rous, P., and G. W. Wilson: Fluid substances for transfusion after hemorrhage. J. Amer. med. Ass. 70, 219–222 (1918).
181. Kleiman, M.: Histoire de l'anesthésie. Anesth. et analg. 5, 137 (1939).
182. Magill, I. W.: Development of endotracheal anaesthesia. Proc. roy. Soc. Med. (Section of Anaesthesia). 22, 83–88 (1928).
183. Lundy, J. S.: Persönliche Mitteilung.
184. Guedel, A. E.: Third stage ether anesthesia . . . Nat. Anesth. Res. Soc. Bull. 3, 4 (1920).
185. Pagés, F.: Anestesia métamerica. Rev. san. mil. Madrid. 11, 351–365; 385–396 (1921).
186. Nakagawa, K.: Experimentelle Studien über die intravenöse Infusionsnarkose mittels Alkohol. Tohoku J. exp. Med. 2, 81–126 (1921).
187. Labat, G.: Regional anesthesia; its technic and clinical application. Philadelphia: W. B. Saunders Co., 1922.
188. Levy, A. G.: Chloroform anaesthesia. VII, 159 S. London: John Bale, Sons, and Danielson 1922.
191. Luckhardt, A. B., and J. B. Carter: The physiologic effects of ethylene. J. Amer. med. Ass. 80, 1440–1442 (1923). Vgl. auch: Herb, I.: Ethylene: notes taken from the clinical records. Anesth. Analg. 2, 230–232 (1923).

193. GAUSS, C. J. und H. WIELAND: Ein neues Betäubungsverfahren. Klin. Wschr. **2**, 113; 158 (1923).
194. FINSTERER, H.: Local anaesthesia methods and results in abdominal surgery. 349 S. Übersetzt von J. P. F. Burke. New York: Rebman (c 1923).
195. BROWN, W. E.: Preliminary report; experiments with ethylene as a general anaesthetics. Canad. med. Ass. J. **13**, 210 (1923).
196. WATERS, R. M.: Clinical scope and utility of carbon dioxide filtration in inhalation anesthesia. Anesth. Analg. **3**, 20–22 (1924).
197. LUNDY, J. S.: Persönliche Mitteilung.
198. HEIDBRINK, J. A.: Persönliche Mitteilung.
199. BOURNE, W., and R. L. STEHLE: The excretion of phosphoric acid during anesthesia. J. Amer. med. Ass. **83**, 117–118 (1924).
200. MILLER, A. H.: Ascending respiratory paralysis under general anesthesia. J. Amer. med. Ass. **84**, 201–202 (1925).
201. ADAMS, R. C.: Intravenous anaesthesia. S. 13. New York: Paul B. Hoeber Inc. 1944.
202. BOGENDÖRFER, L.: Über lösliche Schlafmittel der Barbitursäurereihe (Dial löslich) Schweiz. med. Wschr. **54**, 437–438 (1924).
203. FEISSLY, R.: Beiträge zum Wesen und zur Therapie der Hämophilie. Jb. Kinderheilk. **110**, 297–308 (1925).
204. BUTZENGEIGER, O.: Klinische Erfahrungen mit Avertin (E 107) Dtsch. med. Wschr. **53**, 712–713 (1927).
205. ADAMS, R. C.: Intravenous anaesthesia. S. 13. New York: Paul B. Hoeber Inc. 1944.
206. OCKERBLAD, N. F., and T. G. DILLON: Use of ephedrine in spinal anesthesia. J. Amer. med. Ass. **88**, 1135–1136 (1927).
209. SWORD, B. C.: The closed circle method of administration of gas anesthesia. Anesth. Analg. **9**, 198–202 (1930).
210. LUCAS, G. H. W., and V. E. HENDERSON: A new anaesthetic gas: caclopropane; a preliminary report. Canad. med. Ass. J. **21**, 173–175 (1929).
211. DE TAKÁTS, G.: Local anesthesia. S. 221. Philadelphia: W. B. Saunders Co., 1928.
213. ADAMS, R. C.: Intravenous anaesthesia. S. 11. New York: Paul B. Hoeber Inc. 1944.
214. ZERFAS, L. G., J. T. C. MCCALLUM, H. A. SHONLE, E. E. SWANSON, J. P. SCOTT, and G. H. A. CLOWES: Induction of anesthesia in man by intravenous injection of sodium iso-amyl-ethyl barbiturate. Proc. Soc. exp. Biol. (N. Y.) **26**, 399–403 (1929).
215. FARR, R. E.: Practical local anesthesia and its surgical technic. 611 S. 2. Aufl., Philadelphia: Lea and Febiger 1929.
216. GWATHMEY, J. T.: Obstetrical analgesia; a further study, based on more than twenty thousend cases. Surg., Gynec. Obstet. **51**, 190–195 (1930).
217. WATERS, R. M., and E. R. SCHMIDT: Cyclopropane anesthesia. J. Amer. med. Ass. **103**, 975–983 (1934).
218. LEAKE, C. D., and M. Y. CHEN: The anesthetic properties of certain unsaturated ethers. Proc. Soc. exp. Biol. (N. Y.) **28**, 151–154 (1930).
219. LUNDY, J. S.: Experience with sodium ethyl (l-methylbutyl) barbiturate (nembutal) in more than 2300 cases. S. Clin. N. Amer. **11**, 909–915 (1931).
220. HEWER, C. L.: Recent advances in anaesthesia and analgesia. 187 S. London: Churchill 1932.
221. WEESE, H., und W. SCHARPFF: Evipan, ein neuartiges Einschlafmittel. Dtsch. med. Wschr. **2**, 1205–1207 (1932).
222. HEIDBRINK, J. A.: Persönliche Mitteilung.

224. GOLDSCHMIDT, S., I. S. RAVDIN, B. LUCKE, G. P. MULLER, C. G. JOHNSTON, and W. L. RUIGH: Divinylether; experimental and clinical studies. J. Amer. med. Ass. **102**, 21–26 (1934).

225. STILES, J. A., W. B. NEFF, E. A. ROVENSTINE, and R. M. WATERS: Cyclopropane as an anesthetic agent: a preliminary clinical report. Anesth. Analg. **13**, 56–60 (1934).

226. LUNDY, J. S.: Intravenous anesthesia: preliminary report of the use of two new thiobarbiturates. Proc. Mayo Clin. **10**, 536–543 (1935).

227. VEHRS, G. R.: Spinal anesthesia, technic and clinical application. 269 S. St. LOUIS: C. V. Mosby Co., 1934.

228. GILLESPIE, N. A.: Persönliche Mitteilung.

229. STRIKER, C., S. GOLDBLATT, I. S. WARM, and D. E. JACKSON: Clinical experiences with the use of trichlorethylene in the production of over 300 analgesias and anesthesias. Anesth. Analg. **14**, 68–71 (1935).

230. NOSWORTHY, M. D.: The theory and practice of anesthesia. 223 S. London: Hutchinson 1935.

234. FILATOV, A. und N. G. KARTASEVSKIJ: Die Transfusion von menschlichem Blutplasma als blutstillendes Mittel. Zbl. Chir. **62**, 441–445 (1935).

235. BARACH, A. L.: The therapeutic use of helium. J. Amer. med. Ass. **107**, 1273–1280 (1936).

237. GUEDEL, A. E.: Inhalation anesthesia: a fundamental guide. 172 S. New York: Macmillan Co., 1937.

239. HERTZLER, A. E.: The technic of local anesthesia. 284 S. 6. Aufl. St. Louis: C. V. Mosby Co., 1937.

241. MAXSON, L. H.: Spinal anesthesia. XXII, 409 S. Philadelphia: J. B. Lippincott Co., 1938.

242. BEECHER, H. K.: The physiology of anesthesia. XIV, 388 S. New York: Oxford University Press 1938.

243. WOODBRIDGE, P. D., J. W. HORTON, and K. CONNELL: Prevention of ignition of anesthetic gases by static spark. J. Amer. med. Ass. **113**, 740–744 (1939).

244. CLEMENT, F. W.: Nitrous oxide-oxygen anesthesia. 274 S. Philadelphia: Lea and Febiger 1939.

246. LEMMON, W. T.: A method for continuous spinal anesthesia: a preliminary report. Ann. Surg. **111**, 141–144 (1940).

248. BLACK, C., G. E. SHANNON, and J. C. KRANTZ jr.: Studies with cyclopropyl methyl ether (cyprome ether) in man. Anesthesiology **1**, 274–279 (1940).

249. ROBBINS, B. H.: Cyclopropane anesthesia. 175 S. Baltimore: Williams and Wilkins 1940.

250. JONES, G. W., R. E. KENNEDY, and G. J. THOMAS: Explosive properties of cyclopropane ... 17 S. U.S. Dept. of the Interior, Bureau of Mines, Report of Investigations. R. I. 3511. Mai 1940.

253. GILLESPIE, N. A.: Endotracheal anaesthesia. 187 S. Madison: Wisconsin University Press 1941.

254. ALLEN, F. M., L. W. CROSSMAN, V. HURLEY, C. E. WARDEN, and W. RUGGIERO: Refrigeration anesthesia. J. int. Coll. Surg. **5**, 125–131 (1942).

255. EDWARDS, W. B. and R. A. HINGSON: Continuous caudal anesthesia in obstetrics. Amer. J. Surg. **57**, 459–464 (1942).

256. LUNDY, J. S.: Clinical anesthesia ... XXIX, 771 S. Philadelphia: W. B. Saunders Co, 1942.

257. National Research Council. Subcommittee on anesthesia. Fundamentals on anesthesia, an outline. 217 S. Chicago: American Medical Association 1942.

258. JAMES, N. R.: Regional analgesia for intra-abdominal surgery, with special reference to amethocaine hydrochloride. 57 S. London: Churchill 1943.

260. ADAMS, R. C.: Intravenous anesthesia. XIV, 1., 663 S. New York: Paul B. Hoeber Inc., 1944.

261. FLAGG, P. J.: The art of anesthesia. 519 S. 7. Aufl. Philadelphia: J. B. Lippincott Co., 1944.

262. Subcommittee on Anesthesia of National Research Council: Fundamentals of anesthesia; an outline. Ed. 2. 231 S. Chicago, Amer. Med. Ass. 1944.

263. MINNITT, R. J., and J. GILLIES: Textbook of anaesthetics. Ed. 6. 487 S. Baltimore, The Williams & Wilkins Company, 1944.

264. LULL, C. B., and R. A. HINGSON: The control of pain in childbirth: anesthesia, analgesia, amnesia. 356 S. Philadelphia: J. B. Lippincott Company, 1944.

265. TUOHY, E. B.: Continuous spinal anesthesia: its usefulness and technic involved. Anesthesiology 5, 142–148 (1944).

266. HEWER, C. L.: Recent advances in anaesthesia and analgesia (including oxygen therapy). Ed. 5. 343 S. London: J. & A. Churchil, Ltd., 1944.

267. BINDER, M. L., and A. KLEIN: Concentrated red cell transfusions. Amer. J. M. Sc. 208, 95–105 (1944).

268. DAUTREBANDE, L., E. PHILIPPOT et M.-J. DALLEMAGNE: Introduction à l'étude de l'anesthésie. 1235 S. Paris: Masson & Cie, 1944.

269. GRONWALL, A., u. B. INGELMAN: Untersuchungen über Dextran und sein Verhalten bei parenteraler Zufuhr. I. Acta Physiol. Scandinav. 7, 97–107 (1944).

270. CLEMENT, F. W.: Nitrous oxideoxygen anesthesia; McKesson-Clement viewpoint and technique. Ed. 2. 288 S. Philadelphia: Lea & Febiger, 1945.

271. TUOHY, E. B.: Continuous spinal anesthesia: a new method utilizing a ureteral catheter. S. Clin. North America 25, 834–840 (1945).

272. KAYE, G. A.: Anaesthetic methods (in collaboration with R. H. Orton and D. G. Renton). 706 S. Melbourne: W. Ramsay (Surgical) Pty., Ltd., 1946.

273. MAGILL, I. W.: Current topics in anaesthetics. Irish J. M. Sc. ser. 6, 45–54 (1947).

275. CULLEN, S. C.: Anesthesia in general practice. 260 S. Chicago: The Year Book Publishers, Inc., 1946.

276. ADRIANI, J.: The chemistry of anesthesia. 536 S. Springfield, Illinois: Charles C. Thomas, 1946.

278. SOUTHWORTH, J. L., and R. A. HINGSON: Conduction anesthesia; clinical studies of George P. Pitkin, M.D., F.A.C.S., F.I.C.A. 981 S. Philadelphia: J. B. Lippincott Company, 1946.

280. MACINTOSH, R. R., and W. W. MUSHIN: Physics for the anaesthetist. 235 S. Springfield, Illinois: Charles C. Thomas, 1947.

281. HINGSON, R. A., and J. G. HUGHES: Clinical studies with jet injection. A new method of drug administration. Anesth. and Analg. 26, 221–230 (1947).

283. LEE, J. A.: A synopsis of anaesthesia. 254 S. Baltimore: The Williams & Wilkins Company, 1947.

284. ADRIANI, J.: Techniques and procedures of anesthesia. 404 S. Springfield, Illinois: Charles C. Thomas, 1947.

285. HUMAN, J. U.: Blind intubation and the signs of anaesthesia. Ed. 3. 230 S. London: H. K. Lewis & Co., Ltd., 1947.

286. LUNDY, J. S.: Anaesthesia. In Britannica Book of the Year (1948).

287. SELDIN, H. M.: Practical anesthesia for dental and oral Surgery; local and general. Ed. 3. 562 S. Philadelphia: Lea & Febiger, 1947.

288. SAKLAD, MEYER; DWYER, C. S.; KRONENBERG, SANFORD; NEVES, EDMUND, and SORKIN, MORRIS: Intraspinal segmental anesthesia: a preliminary report. Anesthesiology 8, 270–287 (1947).

289. LUNDY, J. S.: Anaesthesiology. In Britannica Book of the Year (1949).

290. CHERRY, HARRY, and I. M. PALLIN: Music as a supplement in nitrous oxide-oxygen anesthesia. Anesthesiology **9**, 391–399 (1948).

292. GILLESPIE, N. A.: Endotracheal anaesthesia. Ed. 2. 237 S. Madison, Wisconsin, The University of Wisconsin Press, 1948.

293. LEIGH, M. D., and M. KATHLEEN BELTON: Pediatric anesthesia. 240 S. New York: The Macmillan Company, 1948.

294. MINNITT, R. J., and J. GILLIES: Textbook of anaesthetics. Ed. 7. 568 S. Baltimore: The Williams & Wilkins Company, 1948.

295. KEMP, W. N.: Elementary anesthesia. 289 S. Baltimore: The Williams & Wilkins Company, 1948.

297. CORLETTE, C. E.: A surgeon's guide to local anaesthesia; a manual of shockless surgery. 355 S. Baltimore: The Williams & Wilkins Company, 1948.

298. GRIFFITHS, H. W. C., and J. GILLIES: Thoraco-lumbar splanchnicectomy and sympathectomy; anaesthetic procedure. Anaesthesia **3**, 134–146 (1948).

299. HALE, D. E.: Controlled hypotension by arterial bleeding during operation and anesthesia. Anesthesiology **9**, 498–505 (1948).

300. PATON, W. D. M., and E. J. ZAIMIS: Clinical potentialities of certain bisquaternary salts causing neuromuscular and ganglionic block. Nature **162**, 810 (1948).

302. India Forms Society. Amer. Soc. Anesth. Newsletter **14**, 4 (1950).

303. BURSTEIN, C. L.: The utility of intravenous procaine in the anesthetic management of cardiac disturbances. Anesthesiology **10**, 133–144 (1949).

304. EVANS, F. T., ed: Modern practice in anaesthesia. 606 S. New York: Paul B. Hoeber, Inc., 1949.

305. SNYDER, F. F.: Obstetric analgesia and anesthesia; their effects upon labor and the child. 401 S. Philadelphia: W. B. Saunders Company, 1949.

306. FAULCONER, A., JR.; J. W. PENDER, and R. G. BICKFORD: The influence of partial pressure of nitrous oxide on the depth of anesthesia and the electro-encephalogram in man. Anesthesiology **10**, 601–609 (1949).

307. WOOD, E. H., and J. E. GERACI: Photoelectric determination of arterial oxygen saturation in man. J. Lab. Clin. Med. **34**, 387–401 (1949).

309. Amer. Soc. Anesth. Newsletter **15**, 2 (1951).

310. COURTIN, R. F.; R. G. BICKFORD, and A. FAULCONER, JR.: The classification and significance of electro-encephalographic patterns produced by nitrous oxide-ether anesthesia during surgical operations. Proc. Staff Meet., Mayo Clin. **25**, 197–206 (1950).

311. Amer. Soc. Anesth. Newsletter **14**, 16 (1950).

312. LEE, J. A.: A synopsis of anaesthesia. Ed. 2. 356 S. Baltimore: The Williams & Wilkins Company, 1950.

313. MEAD, S. V.: Anesthesia in dental surgery. Ed. 2. 648 S. St. Louis: The C. V. Mosby Company, 1951.

314. CLEMENT, F. W.: Nitrous oxideoxygen anesthesia. Ed. 3. 369 S. Philadelphia: Lea & Febiger, 1951.

316. GUEDEL, A. E.: Inhalation anesthesia; a fundamental guide. Ed. 2. 143 S. New York: The Macmillan Company, 1951.

317. CULLEN, S. C.: Anesthesia in general practice. Ed. 3. 292 S. Chicago: The Year Book Publishers, Inc. 1951.

318. HARRIS, T. A. B.: The mode of action of anaesthetics. 768 S. Edinburgh: E. &. S. Livingstone Ltd., 1951.

319. Amer. Soc. Anesth. Newsletter **16**, 1 (1952).

321. ADRIANI, J.: The pharmacology of anesthetic drugs; a syllabus for students and clinicians. Ed. 3. 179 S. Springfield, Illinois: Charles C. Thomas, 1952.

323. Swiss Form Anesthesia Society. Amer. Soc. Anesth. Newletter **16**, 5 (1952).
324. MacIntosh, R. R., and Freda B. Bannister: Essentials of general anaesthesia. Ed. 5. 378 S. Oxford: Blackwell Scientific Publications, 1952.
325. Amer. Soc. Anesth. Newsletter **17**, 2 (1953).
326. Faulconer, A., Jr.: Correlation of concentrations of ether in arterial blood with electro-encephalographic patterns occuring during ether-oxygen and during nitrous oxide, oxygen and ether anesthesia of human surgical patients. Anesthesiology **13**, 361–369 (1952).
327. Collins, V. J.: Principles and practice of anesthesiology. 528 S. Philadelphia: Lea & Febiger, 1952.
329. Nicholson, M. J., S. J. Sarnoff, and J. P. Crehan: The intravenous use of athiophanium derivative (Arfonad ^{R}-RO2-2222) for the production of flexible and rapidly reversible hypotension during surgery. Anesthesiology **14**, 215–225 (1953).
330. Offenkrantz, F. M.; Solomon Margolin, and Dorothy Jackson: Prevention of transfusion reactions by intravenous chlor-trimeton maleate. J. M. Soc. New Jersey **50**, 253–255 (1953).

III. Ausgewählte Literaturangaben zur Geschichte der chirurgischen Anaesthesie nach Sachgebieten

Bibliographie

Bibliotheca Osleriana, ein Katalog der Bücher, in denen die Geschichte der Medizin und Wissenschaften zusammengestellt, kritisch gesichtet und mit Anmerkungen versehen ist von Sir WILLIAM OSLER ... Oxford: Clarendon Press 1929. Anesthesia. S. 135–151.

CLENDENING, L.: Literature and material on anaesthesia in the library of medical history of the University of Kansas, Medical Department, Kansas City, Kansas. Bull. Med. Library A. **33**, 124–138 (1945).

Chronologie

KEYS, T. E.: A chronology of events relating to anesthesiology and allied subjects. Aus: J. S. LUNDY: Clinical anesthesia ... S. 705–717. Philadelphia: W. B. Saunders Co., 1942.

Allgemeine Referate

Anaesthetic Agents. Tr. A. M. A. **1**, 176–224 (1848).

ARCHER, W. H.: The history of anesthesia. S. 333–363. Proc. Dent. Centenary Celebration 1940.

BABCOCK, M. E.: Brief outline of the history of anesthesia. Grace Hosp. Bull. **10**, 16–21 (1926).

BAUR, M.: Recherches sur l'histoire de l'anesthésie avant 1846. **31**, 24–39; 63–90; 124–137; 170–182; 213–225; 264–270 (1927). Besonders zahlreiche Literaturhinweise über erstmals verwandte Betäubungsschwämme.

BEECHER, H. K.: The physiology of anesthesia. XIV, 388 S. New York: Oxford University Press 1938. Ausgezeichnete bibliographische Quellen S. 313–358.

BETCHER, A. M., L. H. WRIGHT, P. M. WOOD, and B. J. CILIBERTI: The New York State story of anesthesiology 1807–1957. N. Y. Med. J. **58**, 1556–1572 (1958). Ausgezeichnet.

BIGELOW, H. J.: A history of the discovery of modern anesthesia. Amer. J. Med. Sc. **141**, 164–184 (1876).

— Surgical anesthesia of the discovery of modern anesthesia. VIII, 378 S. Boston: Little, Brown & Co. 1900. Enthält einen von Dr. BIGELOW verfaßten Artikel über die Entdeckung der Anaesthesie.

BOURNE, W.: De officiis in anaesthesia. J. Michigan Med. Soc. **41**, 129–134 (1942).

BROWN, G.: The E. H. EMBLEY Memorial lecture. The evolution of anaesthesia. Med. J. Australia **1**, 209–220 (1939).

BULLEIN, W.: Bulleins Bullwarke of defe[n]ce againste all sickness, sornes and woundes, that dooe daily assaulte mankinde... Doen by Williyam Bulleyn, and ended this Marche, anno salutis, 1562. London: John Kyngston 1562. Foliant bestehend aus 251 Blättern mit zahlreichen Illustrationen. The Booke of Simples (fol. 44, recto) enthält vielleicht den ersten Hinweis auf ein Narkosemittel in einem gedruckten englischen Werk.

CLARK, A. J.: Aspects of the history of anaesthetics. Brit. Med. J. 2, 1029–1034 (1938).

CLAYE, A. M.: The evolution of obstetric analgesia. 103 S. New York: Oxford University Press 1939.

DUNCUM, B. M.: An outline of the history of anaesthesia. 1846–1900. Brit. Med. Bull. 4, No. 2, 120–128 (1946).

FIGUIER: Exposition et histoire des principales découvertes scientifiques modernes. 3. Aufl., Paris, 1854. 3 Bd. Der 3. Band enthält eine 120 Seiten umfassende, teilweise lückenhafte, Geschichte der Anaesthesie, vielleicht die erste allgemeine Darstellung dieses Gebietes.

FORD, W. W.: A prelude to ether anesthesia. N. England J. Med. 231, 219–223 (1944).

FÜLÖP-MILLER, R.: Triumph over pain. 438 S. Übersetzt von EDEN und CEDAR PAUL. New York: The Literary Guild of America Inc. 1938.

FULTON, J. F., and M. E. STANTON: The centennial of surgical anesthesia, an annotated catalogue of the books and pamphlets bearing on the early history of surgical anesthesia, exhibited at the Yale Medical Library, Oktober 1946 . . . XV, 102 S. New York: Henry Schuman 1946.

GARRISON, F. H.: An introduction to the history of medicine. 996 S. 4. Aufl. Philadelphia: W. B. Saunders Co., 1929.

GUEDEL, A. E.: Inhalation anesthesia, a fundamental guide. 172 S. New York: Macmillan Co., 1937.

GWATHMEY, J. T.: Anesthesia, 1. Aufl. XXXII, 945 S. New York: D. Appleton Co., 1914. (Ca. 400 Arzneimittel mit historischen Daten.)

— Anesthesia, . . . 2. Aufl. XXXII, 795 S. New York: Macmillan Co., 1914. In dieser Ausgabe findet sich eine von Dr. CHARLES BASKERVILLE zusammengestellte Liste von Anaesthetika. S. 688–840. Viele weitere Kapitel enthalten wertvolles historisches Material.

HEWITT, F. W.: Anaesthetics and their administration. XX, 357 S. London: Charles Griffin und Co., 1893. Enthält Berichte über die Arbeit der Hyderabad Chloroform Kommission.

KEYS, T. E.: The development of anesthesia. Anesthesiology 2, 552–574 (1941); 3, 11–23, 282–294, 650–659 (1942); 4, 409–429 (1943).

KLEIMAN, M.: Histoire de l'anesthésie. Anesth. et analg. 5, 112–138 (1939).

LAFARGUE, G. V.: Note sur les effets de quelques médicaments introduits sous l'épiderme. Compt. rend. Acad. sc. 3, 397–398, 434 (1836). Injizierte eine Morphinpaste subkutan.

LEAKE, C. D.: The historical development of surgical anesthesia. Scient. Monthly 20, 304–328 (1925).

LUNDY, J. S.: Clinical anesthesia . . . XXIX, 771 S. Philadelphia: W. B. Saunders Co., 1942.

MILLER, A. H.: The origin of the word "anaesthesia". Boston Med. Surg. J. 197, 1218–1222 (1927).

ROBINSON, V.: Pathfinders of medicine. 810 S. New York: Medical Life Press 1929.

SERTÜRNER, F. W.: Über das Morphium, eine neue salzfähige Grundlage und die Mekonsäure als Hauptbestandteil des Opiums. Gilbert's Ann. d. Physik. 55, 56–89 (1817). Discovery of morphine, 1806.

SPESSA, A.: Modo di rendere insensibile una parte nella quale devesi praticare qualche atto operatorio. S. 5. Bull. sc. med. Bologna 11, 224–226 (1871). Injection of morphine into a fistulous tract prior to surgery.

WATERS, R. M.: The evolution of anesthesia I & II. Proc. Staff Meet. Mayo Clin. 17, 428–432; 440–445 (1942).

WELCH, W. H.: A consideration of the introduction of surgical anaesthesia. 24. S
[Boston: The Barta Press 1908?] First ether day address. Aus dem Gedächtnis
niedergeschrieben.

Äther

BIGELOW, H. J.: Ether and chloroform: a compendium of their history, surgical
use, dangers, and discovery. 18 S. Boston: David Clapp 1848.
— Insensibility during surgical operations produced by inhalation. Boston Med.
Surg. J. **35**, 309–317 (1846). Ausgezeichneter Bericht über MORTONS erfolg-
reiche Äthervorführung.
BOOTHBY, W. M.: Ether percentages. J. Amer. Med. Ass. **61**, 830–834 (1913).
BOURNE, W.: On the effects of acetaldehyde, ether peroxide, ethyl mercaptan,
ethyl sulphide, and several ketones – di-methyl, ethyl-methyl, and di-ethyl –
when added to anaesthetic ether. J. Pharmacol. exp. Therap. **28**, 409–432
(1926). In Spuren vorhandene Verunreinigungen im Äther sind für die
Narkose ohne Bedeutung.
CHANNING, W.: A treatise on etherization in childbirth. VIII, 400 S. Boston:
W. D. Ticknor and Co., 1848.
FARADAY, M.: Effects of inhaling the vapors of sulphuric ether. Aus: Quart. J. Sc.
Arts. Miscellanea (art. XVI) **4**, 158–159 (1818).
[JACKSON, C. T.] ...: First practical use of ether in surgical operations. Boston
Med. Surg. J. **64**, 229–231 (1861). JACKSON unterstützt darin LONGS Arbeit.
— A manual of etherization: containing directions for the employment of ether,
chloroform, and other anaesthetics by inhalation ... 134 S. Boston: J. B.
Mansfield 1861.
LEAKE, C. D.: VALERIUS CORDUS and the discovery of ether. Isis. **7**, 14–24 (1925).
Enthält ein Porträt VALERIUS CORDUS und drei Abbildungen.
LONG, C. W.: An account of the first use of sulphuric ether by inhalation as an
anaesthetic in surgical operations. South Med. Surg. J. **5**, 705–713 (1849). LONG
gebrauchte als erster am 30. März 1842 Äther für Narkosezwecke.
LYMAN, H. M.: Articial anaesthesia and anaesthetics. S. 6. New York: William
Wood and Co., 1881. Vgl. auch: LYMAN, H. M.: The discovery of anaesthesia.
Virginia Med. Monthly **13**, 369–392 (1886). Nach LYMAN soll WILLIAM
E. CLARKE 2 Monate früher als LONG den Äther für Narkosen angewendet
haben. Es handelte sich dabei um eine von Dr. ELIJAH POPE an Miss HOBBIE
vorgenommene schmerzlose Zahnextraktion (Jan. 1842, in Rochester, New
York).
Medical Intelligence: Insensibility during surgical operations produced by
inhalation. Boston Med. Surg. J. **35**, 413–414 (1846).
MORTON, W. J.: The invention of anaesthetic inhalation; or, "Discovery of
anaesthesia". 48 S. New York: D. Appleton und Co., 1880.
[MORTON, W. T. G.]: Circular. MORTONS Letheon. 14 S. Boston: Dutton and
Wentworth 1846. MORTON verschweigt darin die Herkunft seines Präparates.
— The first use of ether as an anaesthetic. At the Battle of Wilderness in the Civil
War. Amer. Med. Ass. **42**, 1068–1073. (1904) Von MORTON verfaßt, aber erst
1904 veröffentlicht.
— Letter from Dr. W. T. G. MORTON. Amer. J. Sc. **8**, 56–77 (1847). Dr. MORTONS
Beschreibung der Entdeckung.
— On the physiological effects of sulphuric ether, and its superiority to chloro-
form. 24 S. Boston: D. Clapp 1850.

[MORTON, W. T. G.]: Remarks on the proper mode of administering sulphuric ether by inhalation. 44 S. Boston: Dutton and Wentworth 1947. MORTON gibt darin den Namen seines Mittels preis.
— Statements, supported by evidence, of W. T. G. MORTON, M. D., on his claim to the discovery of anaesthetic properties of ether . . . 582 S. Washington, 1853. Dem U.S.-Senat unterbreitet von Herrn DAVIS aus Massachussetts.
OSLER, W.: The first printed documents relating to modern surgical anaesthesia. Proc. Roy. Soc. Med. (Sect. Hist. Med.) 11, 65–69 (1918). Abdruck aus: Ann. Med. Hist. 1, 329–332 "1917" (1918).
RAPER, H. R.: A review of CRAWFORD W. LONG centennial anniversary celebrations. Bull. Hist. Med. 13, 340–356 (1943).
RICE, N. P.: Trials of a public benefactor, as illustrated in the discovery of etherization. S. 82. New York: Pudney and Russell 1858.
SNOW, J.: On the inhalation of the vapour of ether in surgical operations: containing a description of the various stages of etherization, and a statement of the result of nearly eighty operations in which ether has been employed in St. George's and University College hospitals. 88 S. London: J. Churchill 1847.
STEHLE, R. L., and W. BOURNE: The anesthetic properties of pure ether. J. Amer. Med. Ass. 79, 375–376 (1922). Resumée: reiner Äther besitzt in hohem Maße die anaesthetischen Eigenschaften, die man ihm gemeinhin zuschreibt.
TALLMADGE, G. K.: The third part of the De extractione of VALERIUS CORDUS. Isis 7, 394–411 (1925). Übersetzung des Werkes von VALERIUS CORDUS über die Synthese des Äthers.
TAYLOR, F. L.: CRAWFORD W. LONG and the discovery of ether anesthesia. S. 81. New York: Paul B. Hoeber Inc., 1928.
THOMS, H.: "Anesthésie à la Reine", a chapter in the history of anesthesia. Amer. J. Obstet. Gynec. 40, 340–346 (1940). Verabreichung von Äther zwischen den einzelnen Wehen. Erstmals in Druck erschienen am 14. April 1847 in der Boston Med. Surg. J.
TURNER, M.: An account of the extraordinary medicinal fluid called aether . . . 16 S. London: Wilkie [1743].
WARREN, E.: Some account of the Letheon; or who was the discoverer. 79 S. 2. Aufl. Boston: Dutton and Wentworth 1847. Diese Ausgabe brachte erstmals HOLMES berühmten Beitrag mit dem Vorschlag, die Begriffe „Anaesthesie" und „anaesthetisch" zu gebrauchen.
WARREN, J. C.: Etherization with surgical remarks. 5, 100 S. Boston: W. D. Ticknor and Co., 1848.
— Inhalation of ethereal vapor for the prevention of pain in surgical operations. Boston Med. Surg. J. 35, 375–379 (1846). Der Chirurg WARREN schildert darin die erste erfolgreich verlaufene Vorführung.
YOUNG, H. H.: LONG, the discoverer of anaesthesia. Bull. Johns Hopkins Hosp. 8, 174–184 (1897). Authentischer Nachweis. Enthält einen Abdruck der Originalarbeit von LONG, wie er sie 1852 der Georgia State Medical Society vorgetragen hat. Erweiterte Ausgabe von LONGS Arbeit (gedruckt 1849).

Chloroform ·

Anaesthetics (Third interim report of the committee, consisting of Dr. A. D. WALLER (chairman), Sir FREDERIC HEWITT (secretary), Dr. BLUMFIELD, Mr. J. A. GARDNER und Dr. G. A. BUCKMASTER). Dritter vorläufiger Bericht des Ausschusses bestehend aus Dr. A. WALLER (Vorsitzender), Sir FREDERIC HEWITT (Sekretär), Dr. BLUMFIELD, Herrn J. A. GARDNER und Dr. G. A.

BUCKMASTER. Dieser sollte weitere Erkenntnisse klinischer und experimenteller Natur über Narkosemittel – besonders Chloroform, Äther und Alkohol – unter besonderer Berücksichtigung der in oder durch Narkose verursachten Todesfälle und deren mögliche Verhinderung sammeln. Bericht der British Association for the Advancement of Science 80, 154–171 (1911). Veröffentlicht 1912 von JOHN MURRAY, London.

BIGELOW, H. J.: Ether and chloroform: a compendium of their history, surgical use, dangers, and discovery. 18 S. Boston: David Clapp 1848.

DUMAS, J. B.: Récherches rélatives à l'action du chlore sur l'alcool. L'institut 2, 106–108; 112–115 (1834). Vgl. auch: Liebigs Annal. 16, 164–171 (1835); Poggendorfs Annal. 31, 650–672 (1834). Darin werden die hervorstechendsten physikalischen und chemischen Eigenschaften des chloroforms beschrieben.

FLOURENS, M. J. P.: Note touchant l'action de l'éther sur les centres nerveux. C. R. Acad. Sci. (Paris) 24, 340–344 (1847). FLOURENS wies darin nach, daß durch Inhalation von Chloroform beim Tier dieselbe zeitweilige Anaesthesie, wie sie durch Äther zu erreichen war, hervorgerufen wurde.

GORDON, H. L.: Sir JAMES YOUNG SIMPSON and Chloroform. 233 S. London: T. Fisher Unwin 1897.

GUTHRIE, S.: New mode of preparing a spirituous solution of chloride ether. Silliman J. 21, 64–65; On pure chloric ether 22, 105–106 (1832). Entdeckung des Chloroform.

HARCOURT, A. V.: Report on experimental work, done for the special chloroform committee of the British Medical Association, 1901, 1902. Brit. Med. J. 2, 120–122 (1902).

Hyderabad Chloroform Kommission: Bericht über die erste Hyderabad Chloroform Kommission. Lancet 1, 421–429 (1890). Stellt den Anhang A des Berichtes über die zweite Hyderabad Chloroform Kommission dar.

– Bericht über die zweite Hyderabad Chloroform Kommission. Lancet 1, 149–159; 486–510; 1369–1393 (1890).

LEVY, A. G.: Chloroform anaesthesia. VII, 159 S. London: John Bale, Sons and Danielson 1922.

LIEBIG, J. VON: Über die Verbindungen, welche durch die Einwirkung des Chlors auf Alkohol, Äther, ölbildendes Gas und Essiggeist entstehen. Liebig's Annalen 1, 182–230 (1832). Vgl. auch: Ann. Chim. 49, 146–204 (1832) und Poggendorfs Annalen 24, 245–295 (1832). Unabhängige Entdeckung des Chloroforms.

SIMPSON, J. Y.: The obstetric memoirs and contributions of JAMES Y. SIMPSON. Bd. 2, 733 S. Herausgegeben von W. O. PRIESTLEY und HORATIO R. STORER. Philadelphia: J. B. Lippincott und Co., 1856. SIMPSON führte die geburtshilfliche Analgesie ein und setzte deren Verbreitung durch.

– On a new anaesthetic agent, more efficient than sulphuric ether. London Med. Gaz. 5, 934–937 (1847). Vgl. auch Lancet 2, 549–550 (1847).

SNOW, J.: On chloroform and other anaesthetics; their action and administration. 443 S. Herausgegeben und mit einer Anmerkung des Autors versehen, von BENJAMIN W. RICHARDSON. London: Churchill 1858. JOHN SNOW war der erste berufsmäßige Anaesthesist.

SOUBEIRAN, E.: Recherces sur quelques combinaisons du chlore. Ann. Chim. 48, 113–157 (1831). Vgl. auch: J. Pharm. 17, 657–672 (1831); 18, 1–24 (1832). Unabhängige Entdeckung des Chloroforms.

WALLER, A. D.: The chloroform balance. A new form of apparatus for the measured delivery of chloroform vapour. Proc. Physiol. Soc., (London) 1908. Abgedruckt in J. Physiol. S. VI–VIII. 37 (1908).

Lachgas

ANDREWS, E.: Liquid nitrous oxide as an anaesthetic. Med. Exam. Chicago **13**, 34–36 (1872). Einführung einer Kombination von Lachgas-Sauerstoff.

ARCHER, W. H.: Chronological history of HORACE WELLS, discoverer of anaesthesia. Bull. Hist. Med. **7**, 140–1169 (1939).

— Life and letters of HORACE WELLS, dicsoverer of anesthesia. J. Amer. Coll. Dentist **11**, 83–210 (1944). Erschien auch als Broschüre.

ARONSON, S.: Geschichte der Lachgasnarkose. Kyklos (Leipzig) **3**, 183–257 (1930).

BERT, P.: Sur la possibilité d'obtenir, à l'aide du protoxyde d'azote, une insensibilité de long durée, et sur l'innocuité de cet anesthésique. C. R. Acad. Sci. Paris **87**, 728–730 (1878).

COLTON, G. Q.: Anaesthesia. Who made and developed this great discovery? 15 S. New York: A. G. Sherwood and Co., 1886. COLTON lieferte WELLS das Lachgas.

DAVY, H.: Researches, chemical and philisophical; chiefly concerning nitrous oxide, or dephlogisticated nitrous air and its respiration. 580 S. London: J. Johnson 1800. DAVY entdeckte die Narkoseeigenschaften des Lachgases und empfahl seine Anwendung bei chirurgischen Operationen.

GUEDEL, A. E.: Nitrous oxide air anesthesia self administered in obstetrics; a preliminary report. Indianapolis Med. J. **14**, 476–479 (1911).

HEIDBRINK, J. A.: The principles and practice of administering nitrous oxide-oxygen and ethylene oxygen. Dent. Digest **31**, 73–76; 156–158; 226–228; 296–299; 382–384; 457–459; 545–547; 607–612; 674–677; 758–761 (1925).

McMANUS, J.: Notes on the history of anesthesia; the WELLS memorial celebration at Hartford, 1894. 116 S. Erste Mitteilungen der Dentisten in Connecticut. Hartford: Clark and Smith 1896.

PRIESTLEY, J.: Experiments and observations on different kinds of air. 2. Aufl. Section 6, Of nitrous air, S. 108–128. London: J. Johnson 1775. PRIESTLEY gelang die Darstellung des Lachgases im Juni 1772. Vgl. sein: "Observations on different kind of air". Philos. Transact. Roy. Soc. **62**, 147–264 (1772).

SMITH, T.: An inquiry into the origin of modern anesthesia … 165 S. Hartford: Brown and Gross 1867. Der Fall HORACE WELLS.

WATERS, R. M.: Nitrous oxide centennial. Anesthesiology **5**, 551–565 (1944).

WELLS, H.: A history of the discovery of the application of nitrous oxide gas, ether and other vapors, to surgical operations. Hartford: J. G. Wells 1847.

WILKS, S., and G. T. BETTANY: A biographical history of Guy's Hospital. S. 388 bis 389. London: Ward, Lock, Bowden and Co., 1892. Erste Experimente mit der Inhalation des Lachgases. März 1800.

Kohlendioxyd

BERT, P.: Barometric pressure; researches in experimental physiology. S. 921–924. Übersetzung von MARY A. HITCHCOCK und FRED A. HITCHCOCK aus dem Französischen. Columbus (Ohio): College Book Company 1943. BERT stellte die Narkoseeigenschaften des Kohlendioxyds fest.

HICKMAN, H. H.: A letter on suspended animation containing experiments showing that it may be safely employed on animals, with the view of ascertaining its probable utility in surgical operations on the human subject … Ironbridge: W. Smith 1824. Nicht mehr erhältlich zum Studium.

LEAKE, C. D., and R. M. WATERS: Anesthetic properties of carbon dioxide. Anesth. and Analg., N. Y. **8**, 17–19 (1929).

Wellcome Historical Medical Museum, London, Souvenir, HENRY HILL HICKMAN-Jahrhundertfeier und damit verbundene Ausstellung. 1830–1930. Im Wellcome Historical Medical Museum. 85 S. London: Wellcome Foundation Ltd., 1930.

Kohlendioxydabsorption

CLOVER, J. T.: Remarks on the production of sleep during surgical operations. Brit. Med. J. **1**, 200–203 (1874). Ergänzung der Narkoseausrüstung durch einen Atembeutel für die Rückatmung.

HEIDBRINK, J. A.: Aus T. E. KEYS: The development of anesthesia. Anesthesiology **4**, 417 (1943). Dr. HEIDBRINKS erstes Narkosegerät (1906) sah eine Rückatmung vor.

HEWITT, F. W.: A new method of administering and economising nitrous oxide gas. Lancet **1**, 840–841 (1885). Beschreibung einer Gesichtsmaske für die Zwecke der Rückatmung von Lachgas.

JACKSON, D. E.: A new method for the production of general analgesia and anaesthesia with a description of the apparatus used. J. Laborat. Clin. Med. **1**, 1–12 (1915). Klassische experimentelle Arbeit.

KUHN, F.: Perorale Tubagen mit und ohne Druck. Dtsch. Zschr. Chir. 1. Teil, **76**, 148–207 (1905); 2. Teil, **78**, 467–520 (1905); 3. Teil, **81**, 63–81 (1906). Vgl. auch unter: Endotrachealnarkose.

SNOW, J.: On narcotism by the inhalation of vapors. London Med. Gaz. **12**, 622–627 (1851). Tierexperimente zur Bestimmung der Kohlendioxydausscheidung in Chloroform- und Äthernarkose.

SWORD, B. C.: The closed circle method of administering of gas anesthesia. Anesth. and Analg. **9**, 198–202 (1930). Kreislaufabsorber.

WATERS, R. M.: Carbon dioxide absorption from anaesthetic atmospheres. Proc. Roy. Soc. Med. **30**, 11–22 (1936).

— Clinical scope and utility of carbon dioxide filtration in inhalation anaesthesia. Anesth. and Analg., N. Y. **3**, 20–22 (1924). Klassische klinische Arbeit.

Äthyläther

HAGGARD, H. W.: The absorption, distribution and elimination of ethyl ether. J. Biol. Chem. **59**, 737–802 (1924).

Äthylen

BROWN, W. E.: Preliminary report; experiments with ethylene as a general anaesthetic. Canad. Med. Ass. J. **13**, 210 (1923). Bedeutung des Äthylens als eines Anaesthetikums an Hand von Experimenten demonstriert, ohne vorherige Kenntnis der Arbeiten von LUCKHARDT.

COTTON, J. H.: Anaesthesia from commercial etheradministration and what it is due to. Canad. Med. Ass. J. **7**, 769–777 (1917). Anaesthetische und analgetische Eigenschaften des Äthyläthers. Einige der hier beschriebenen Erkenntnisse gehen auf STEHLE und BOURNE zurück (1922).

CROCKER, W., and L. I. KNIGHT: Effect of illuminating gas and ethylene on flowering carnations. Botanical Gaz. **46**, 259–276 (1908). Äthylen wurde für das Verwelken der Blumen verantwortlich gemacht.

HERB, I.: Ethylene: notes taken from the clinical records. Anesth. and Analg., N. Y. **2**, 230–232 (1923).

HERRMANN, L.: Über die physiologischen Wirkungen des Stickstoffoxydulgases. Arch. Anat. Physiol. S. 521–536 (1864). Enthält eine Beschreibung der physiologischen Wirkung des Äthylen.

LEAKE, C. D.: The effect of ethylene-oxygen anesthesia on the acid-base balance of blood: a comparison with other anesthetics. J. Amer. Med. Ass. **83**, 2062–2065 (1924).

LUCKHARDT, A. B.: Ethylene anesthesia. Aus: J. T. GWATHMEY: Anesthesia. S. 711–731. 2. Aufl. New York: Macmillan Co., 1923. LUCKHARDT und R. C. THOMPSON sammelten Material (1918), um die Narkoseeigenschaften der Äthylen-Sauerstoff-Mischung experimentell zu erhärten.

—, and J. B. CARTER: Ethylene as a gas anesthetic; preliminary communication. J. Amer. Med. Ass. **80**, 1440–1442 (1923). Klinische Erfahrung gestützt auf 106 chirurgische Eingriffe.

—, and D. LEWIS: Clinical experiences with ethylene-oxygen anesthesia. J. Amer. Med. Ass. **81**, 1851–1857 (1923). Klassischer Bericht.

LÜSSEM, F.: Experimentelle Studien über die Vergiftung durch Kohlendioxyd, Methan und Aethylen. Zschr. klin. Med. **9**, 397–428 (1885). Bericht über schlechte experimentelle Erfahrungen mit Äthylen-Sauerstoff.

Trichloräthylen

HEWER, C. L.: Trichlorethylene as a general analgesic and anaesthetic. Proc. Roy. Soc. Med. Section on Anaesthesia **35**, 463–468 (1942).

— Trichlorethylene as an inhalation anaesthetic. Brit. Med. J. **1**, 924–927 (1941).

STRIKER, C., S. GOLDBLATT, I. S. WARM, and D. E. JACKSON: Clinical experiences with the use of trichlorethylene in the production of over 300 analgesias. Anesth. and Analg., N. Y. **14**, 68–71 (1935).

WATERS, R. M., O. S. ORTH, and N. A. GILLESPIE: Trichlorethylene anesthesia and cardiac rythm. Anesthesiology **4**, 1–5 (1943).

Äthyl-n-propyläther

BROWN, W. E.: Studies with a newer anaesthetic: ethyl-n-propyl-ether. Canad. Med. Ass. J. **42**, 370–371 (1940).

Cypromäther

BLACK, C., G. E. SHANNON, and J. C. KRANTZ jr.: Studies with cyclopropyl-methylether (cyprome ether) in man. Anesthesiology **1**, 274–279 (1940).

KRANTZ, J. C. jr., C. J. CARR, S. E. FORMAN, and W. E. EVANS jr.: Anesthesia. I. The anesthetic action of cyclopropyl methyl ether. J. Pharmacol. exp. Therap. **69**, 207–220 (1940).

Cyclopropan

FREUND, A.: Über Trimethylen. Mhefte Chem. **3**, 625–635 (1882). Entdeckung des Cyclopropans.

HENDERSON, V. E., and G. H. W. LUCAS: Cyclopropane: a new anesthetic. Anesth. and Analg., N. Y. **9**, 1–6 (1930).

LUCAS, G. H. W., and V. E. HENDERSON: A new anaesthetic gas: cyclopropane; a preliminary report. Canad. Med. Ass. **21**, 173–175 (1929).

SEEVERS, M. H., W. J. MEEK, E. A. ROVENSTINE, and J. A. STILES: A study of cyclopropane anesthesia with especial reference to gas concentrations, respiratory and electrocardiographic changes. J. Pharm. exp. Therap. 51, 1–17 (1934).

STILES, J. A., W. B. NEFF, E. A. ROVENSTINE, and R. M. WATERS: Cyclopropane as an anesthetic agent: a preliminary clinical report. Anesth. and Analg., N. Y. 13, 56–60 (1934). Erster klinischer Bericht.

WATERS, R. M., and E. R. SCHMIDT: Cyclopropane anesthesia. J. Amer. Med. Ass. 103, 975–983 (1934).

Divinyloxyd

BOURNE, W.: Divinyl oxide anaesthesia in obstetrics. Lancet 1, 566–567 (1934).

GELFAN, S., and I. R. BELL: The anesthetic action of divinyl oxide on humans. J. Pharm. exp. Therap. 47, 1–3 (1933).

LEAKE, C. D.: The rôle of pharmacology in the development of ideal anesthesia. J. Amer. Med. Ass. 102, 1–4 (1934).

—, and M. Y. CHEN: The anesthetic properties of certain unsaturated ethers. Proc. Soc. Exper. Biol. Med. 28, 151–154 (1930).

—, P. K. KNOEFEL and A. E. GUEDEL: The anesthetic action of divinyl oxide in animals. J. Pharm. exp. Therap. 47, 5–16 (1933).

RUIGH, W. L., and R. T. MAJOR: The preparation and properties of pure divinyl ether. J. Amer. Chem. Soc. 53, 2662–2671 (1931).

Lokalanaesthesie

CORNING, J. L.: Local anaesthesia in general medicine and surgery. 103 S. New York: D. Appleton and Co., (c 1885).

MATAS, R.: Local and regional anesthesia; a retrospect and prospect. Amer. J. Surg. 25, 189–196; 362–379 (1934).

MOORE, J.: A method of preventing or diminishing pain in several operations of surgery. 50 S. London: T. Cadell 1784. Local anesthesia of a limb by compression.

WOOD, A.: On a new method of treating neuralgia by the direct application of opiates to the painful points. Edinburgh Med. S. J. 82, 265–281 (1855). WOOD ist der Erfinder der Hohlnadel (1853).

Lokalanaesthesie-Kokain

ANREP, V. VON: Über die physiologische Wirkung des Cocain. Arch. Physiol. 21, 38–77 (1880). Die pharmakologischen Eigenschaften des Kokain werden beschrieben.

BENNETT, A.: An experimental inquiry into the physiological actions of theïne, caffeine, guaranine, cocaine and theobromine. Edinburgh Med. J., Pt. I., 19 323–341 (1873). Demonstration der anaesthetischen Eigenschaften des Kokaïn.

CORNING, J. L.: On the prolongation of the anaesthetic effects of the hydro-chlorate of cocaine when subcutaneously injected. An experimental study. N. Y. Med. J. 42, 317–319 (1885).

CRILE, G. W.: A new method of applying cocaine for producing surgical anesthesia, with the report of a case. Transact. Ohio Med. Soc. 52, 90–93 (1897). Endoneurale Leitungsanaesthesie (Methode nach HALSTED).

CUSHING, H. W.: Cocaine anaesthesia in the treatment of certain cases of hernia and in operations for thyroid tumors. Johns Hopkins Hosp. Bull. 9, 192–193 (1898).
— On the avoidance of shock in major amputations by cocainization of large nerve-trunks preliminary to their division. Army Surg. 36, 321–345 (1902).
HALL, R. J.: Hydrochlorate of cocaine. N. Y. Med. J. 40, 643–644 (1884). Beschreibung von W. S. HALSTEDs und R. J. HALLS Leitungsanaesthesie; direkte Kokaininjektion in den Nervenstamm.
HALSTED, W. S.: Practical comments on the use and abuse of cacoïne … N. Y. Med. J. 42, 294–295 (1885). HALSTED führte die ersten Experimente mit der Infiltrationsanaesthesie aus. Er erzeugte auch eine Betäubung durch intrakutane Injektion von Wasser.
KOLLER, C.: Vorläufige Mittheilung über locale Anaesthesierung am Auge. Bericht 16. Versammlung d. Ophthal. Gesellsch., S. 60–63. Heidelberg 1884. In: Klin. Mbl. Augenhk. 22, Beilageheft, 1884. KOLLER entwickelte die Kokainanwendung für die Zwecke der Lokalanaesthesie.
NIEMANN, A.: Sur l'alcaloide de coca. Tr. aus: Arch. Pharmazie 102. J. Pharmacie 37, 474–475 (1860). Die Namensgebung Kokain (1860) wird hierin vorgeschlagen.
SCHLEICH, C. L.: Infiltrationsanaesthesie (locale Anaesthesie) und ihr Verhältnis zur allgemeinen Narcose (Inhalationsanaesthesie). Verh. Dtsch. Ges. Chir. 21, 121–127. (1892.)

Lokalanaesthesie-Epiduralanaesthesie

CORNING, J. L.: Spinal anaesthesie and local medication of the cord. N. Y. Med. J. 42, 483–485 (1885).
DOGLIOTTI, A. M.: Eine neue Methode der regionären Anaesthesie: die peridurale segmentäre Anaesthesie. Zbl. Chir. 58, 3141–3145 (1931).
ODOM, C. B.: Epidural anesthesia. Amer. J. Surg. 34, 547–558 (1936).
PAGÉS, F.: Anestesia metamerica. Rev. san. mil., Madrid 11, 351–365; 385–396 (1921).

Lokalanaesthesie-Novocain

BRAUN, H.: Über einige neue örtliche Anaesthetica (Stovain, Alypin, Novocain). Dtsch. med. Wschr. 31, 1667–1671 (1905). EINHORN synthetisierte das Novocain 1904. Eingeführt wurde es von BRAUN.

Lokalanaesthesie-Stovain

FOURNEAU, E.: Sur quelques aminoalcools à fonction alcoolique tertiaire du type. C. R. Acad. Sci. (Paris) 138, 766–768 (1904).
Gewinnung des Stovain. 1903. Vgl. auch E. FOURNEAU: Stovaine, anesthésique locale. Bull. Soc. Pharmacie 10, 141–148 (1904).

Lokalanaesthesie-Tropakokain

GIESEL, F.: Benzollpseudotropein (tropacocaine). Pharmaz. Ztg. 36, 419 (1891). Entdeckung des Tropakokain.

Intravenöse Anaesthesie

ADAMS, R. C.: Intravenous anesthesia. XIV, I., 663 S. New York: Paul B. Hoeber Inc., c 1944. Ausführliche Dokumentation mit Quellenangaben.
— Intravenous anesthesia: chemical, pharmacologic and clinical consideration of the anesthetic agents including the barbiturates. Thesis: University of Minnesota, Graduate School. 1940. H. DRESSER führte das Hedonal (methyl-propylcarbinol urethane) ein. 1899. N. P. KRAKOV demonstrierte dessen intravenöse Anwendung. 1905. BIER baute die regionäre intravenöse Narkose mit Novokain aus. 1909. L. BURKHARDT berichtet über die intravenöse Verwendung von Chloroform und Äther. 1909. J. GOYANES beschreibt den intra-arteriellen Gebrauch von Prokainhydrochlorid. 1912. M. G. MARIN aus Mexiko führt die intravenöse Gabe von Äthylalkohol ein. 1929.
BOURNE, W., M. BRUGER, and N. B. DREYER: The effects of sodium amytal on liver function; the rate of secretion and composition of the urine; the reaction, alkali reserve and concentration of the blood, and the body temperature. Surg., Gynec. Obstet. 51, 356–360 (1930).
BREDENFELD, E.: Die intravenöse Narkose mit Arzneigemischen. Zschr. exper. Path. 18, 80–90 (1916). 1916. Morphium in Kombination mit Skopolamin.
BULLARD, O. K.: Intravenöse Anaesthesie in der Allgemeinpraxis ... (Intravenous anesthesia in office practice). Anesth. and Analg., N. Y. 19, 26–30 (1940).
[CLARCK, T.]: A letter written to the publisher by the learned and experienced Dr. TIMOTHY CLARCK, one of his majesties physicians in ordinary, concerning some anatomical inventions and observations, particularly the origin of the injection into veins, the transfusion of bloud, and the parts of generation. Philos. Transact. Roy. Soc. 3, 672–682 (1668). Ein Bericht über die von Sir CHRISTOPHER WREN „etwa gegen Ende des Jahres 1656" begonnenen Experimente.
[DENIS, J. B.]: An extract of a letter written by J. DENIS, Doctor of Physick, and Professor of Philosophy and the Mathematicks at Paris, touching a late cure of an inveterate phrensy by the transfusion of bloud. Philos. Transact. Roy. Soc. 2, 617–624 (1667/8) (i.e. 1688).
—, and EMMEREZ ...]: A leter concerning a new way of curing sundry diseases by transfusion of blood ... Philos. Transact. Roy. Soc. 2, 489–504 (1667). Bericht von der ersten Übertragung tierischen Blutes (Schaf) auf einen Menschen am 15. Juni 1667.
ELSHOLTZ, J. S.: Clysmatica nova. 15 S. Berlin: D. Reichel 1667.
HUBBELL, A. O.: Intravenous anesthesia in dentistry. Ann. Dent. 3, 84–93 (1944).
—, and R. C. ADAMS: Intravenous anesthesia for dental surgery ... J. Amer. Dent. Ass. 27, 1186–1191 (1940).
JARMAN, R.: History of intravenous anaesthesia with six years' experience in the use of pentothal sodium. Post-Grad. Med. J. 17, 70–80 (1941). SIGISMUND ELSHOLTZ injizierte ein Opiat intravenös zur Erzeugung von Gefühllosigkeit.
KIRSCHNER, M.: Eine psycheschonende und steuerbare Form der Allgemein-betäubung. Chirurg 1, 673–682 (1929). Intravenöse Anwendung von Avertin.
[LOWER, R.]: The method observed in transfusing the bloud out of one animal into another. Philos. Tranasct. Roy. Soc. 1, 353–358 (1666). ROBERT BOYLE trug mit diesem Beitrag zu LOWERS Experiment bei. Erste bekannt gewordene Bluttransfusion bei Tieren.
[—, and E. KING]: An account of the experiment of transfusion, practised upon man in London. Philos. Transact. Roy. Soc. 2, 557–559 (1667).

Lundy, J. S., E. B. Tuohy, R. C. Adams, and L. H. Mousel: Clinical use of local and intravenous anesthetic agents: general anesthesia from the standpoint of hepatic function. Proc. Staff. Meet. Mayo Clin. 16, 78–80 (1941). Gleichzeitige Anwendung von Sauerstoff oder Lachgas-Sauerstoff als einer Vorsichtsmaßnahme.

Mousel, L. H.: Modern trends in anesthesia. Kansas Med. Soc. J. 41, 279–287 (1940). Intravenöse Anaesthesie wird als eine Sicherheitsmaßnahme empfohlen in Zusammenhang mit Diathermie oder Elektrokauter.

Nakagawa, K.: Experimentelle Studien über die intravenöse Infusionsnarkose mittels Alkohol. Johoku J. Exper. Med. 2, 81–126 (1921).

Noel, H., and H. S. Souttar: The anaesthetic effects of the intravenous injection of paraldehyde. Ann. Surg. 57, 64–67 (1913).

[Oldenburg, H.]: An account of the rise and attempts, of a way to conveigh liquors immediately into the mass of blood. Philos. Transact. Roy. Soc. 1, 128–130 (1665). Sir Christopher Wrens Experimente werden darin geschildert.

Oré, P. C.: Etudes cliniques sur l'anesthésie chirurgicale par la méthode des injections de chloral dans les veines. 154 S. Paris: J. B. Bailliere et Fils, 1875. Erste Monographie über die intravenöse Anaesthesie.

— Des injections intra-veineuse de chloral. Bull. Soc. Chir. Paris 1, 400–412 (1872). Vorläufige Mitteilung.

Peck, C. H., and S. J. Meltzer: Anesthesia in human beings by intravenous injection of magnesium sulphate. J. Amer. Med. Ass. 67, 131–133 (1916).

Wycoff, B. S.: Intravenous anesthesia in oral surgery. Amer. J. Orthodont. 24, 875–877 (1938).

Barbiturate

Lundy, J. S.: Intravenous anesthesia: particular hypnotic, anesthesia and toxic effects of certain new derivates of barbituric acid. Anesth. and Analg., N. Y. 9, 210–217 (1930).

Barbiturate – Veronal

Fischer, E. u. J. Mering: Über eine neue Classe von Schlafmitteln. Therap. Gegenw. 5, 97–101 (1903). Veronal, von Emil Fischer 1902 synthetisch dargestellt.

Barbiturate – Dial

Bogendörfer, L.: Über lösliche Schlafmittel der Barbitursäurereihe (Dial löslich). Schweiz. med. Wschr. 54, 437–438 (1924), Dial (Diallylbarbitursäure).

Barbiturate – Eunarkon

Gandow, O.: Erfahrungen mit „Eunarcon". Zbl. Gynäk. 60, 1701–1719 (1936).

Barbiturate – Evipan

Jarman, R., and A. L. Abel: Evipan, an intravenous anaesthetic. Lancet 2, 18–20 (1933).

Weese, H.: Pharmakologie des intravenösen Kurznarkotikums Evipan-Natrium. Dtsch. med. Wschr. **1**, 47–48 (1933). Evipan.
— u. W. Scharpff: Evipan, ein neuartiges Einschlafmittel. Dtsch. med. Wschr. **2**, 1205–1207 (1932). Evipan.

Barbiturate – Nembutal

Fitch, R. H., R. M. Waters, and A. J. Tatum: The intravenous use of the barbituric acid hypnotics in surgery. Amer. J. Surg. **9**, 110–114 (1930). Nembutal wird vorgestellt.
Lundy, J. S.: Experinece with sodium ethyl(l-methylbutyl)barbiturate. (1931). Nembutal.

Barbiturate – Penthotal-Natrium

E. M. S. Memorandum: Local treatment of burns. Brit. M. J. **1**, 489 (1941). Lancet **1**, 425–426 (1941). Die Anwendung von Penthotal-Natrium und Inhalationsanaesthetika mit Sauerstoff vor der lokalen Behandlung schwerer Verbrennungen.
Fulton, J. R.: Anaesthesia in navel practice. S. Clin. North America. **21**, 1545–1558 (1941). Pentothal-Natrium wird zur Anwendung im Kriege empfohlen.
Lundy, J. S.: Intravenous anaesthesia: preliminary report of the use of two new thiobarbiturates. Proc. Staff. Meet., Mayo Clin. **10**, 536–543 (1935). Pentothal-Natrium wird gegenüber dem sekundären Butylthiobarbitursäure-Natriumallyl hervorgehoben.

Barbiturate – Natriumamytal

Lundy, J. S.: The barbiturates as anesthetics, hypnotics and antispasmodics: their use in more than 1000 surgical and non-surgical cases and in operations on animals. Anesth. and Analg., N. Y. **8**, 360–365 (1929). Natriumamytal.

Zerfas, L. G., and J. T. C. McCallum: The analgesic and anesthetic properties of sodium isoamylethyl barbiturate: preliminary report. Indiana Med. Ass. J. **22**, 47–50 (1929). Natriumamytal.
—, J. T. C. McCallum, H. A. Shonle, E. E. Swanson, J. P. Scott, and G. H. A. Clowes: Induction of anesthesia in man by intravenous injection of sodium iso-amyl-ethyl barbiturate. Proc. Soc. Exper. Biol. Med. **26**, 399–403 (1929). Natriumamytal.

Barbiturate – Natriumisoamyl

Cullen, S. C., and E. A. Rovenstine: Sodium thio-ethylamyl anesthesia: preliminary report of observations during its clinical use. Anesth. and Analg., N. Y. **17**, 201–205 (1938). Natriumisoamyläthylthiobarbiturat.

Barbiturate – Somnifen

Geyer, G.: Zur Geschichte der intravenösen Narkose. Med. Klin. **37**, 497–499 (1941). Somnifen als intramuskulär verabreichtes Anaestheticum.

Spinalanaesthesie

Babcock, W. W.: Spinal anesthesia, an experience of twentyfour years. Amer. J. Surg. 5, 571–576 (1928).
— Spinal anesthesia with especial reference to the use of stovaine. Therap. Gaz. 30, 239–244 (1906).
Bier, A.: Versuche über Cocainisierung des Rückenmarkes. Dtsch. Zschr. Chir. 51, 361–369 (1899). Erzeugung einer echten Spinalanaesthesie.
Bourne, W., M. D. Leigh, A. N. Inglis, and G. R. Howell: Spinal anesthesia for thoracic surgery. Anesthesiology 3, 272–281 (1942).
Corning, J. L.: A further contribution on local medication of the spinal cord, with cases. Med. Rec. 33, 291–293 (1888). Corning stellt darin seine Technik der regionären Betäubung dar.
— Spinal anaesthesia and local medication of the cord. N. Y. Med. J. 42, 483–485 (1885). Erste Experimente mit der Spinalanaesthesie. Corning benützte die Epiduralanaesthesie.
Etherington-Wilson, W.: Intrathecal nerve root block. Some contributions and a new technique. Proc. Roy. Soc. Med. Section of Anaesthetics 27, 1. Teil, 323–331 (1933).
Howard-Jones, W.: Spinal analgesia – a new method and a new drug – percaine. Brit. J. Surg. 7, 99–113, 146–156 (1930).
[Matas, R.]: Report of successful spinal anesthesia. J. Amer. Med. Ass. 33, 1659 (1899). Matas demonstrierte seine Methode erstmals an einem Negerpatienten am 10. Nov. 1899. Erste Mitteilung über die Anwendung der Spinalanaesthesie in den USA.
— Local and regional anesthesia with cocaine and other analgesic drugs, including the subarachnoid method, as applied in general surgical practice. Philad. Med. J. 6, 820–843 (1900).
Maxson, L. H.: Spinal anesthesia. XXII, 409 S. Philadelphia: J. B. Lippincott Co., 1938.
Newton, H. F.: Spinal anesthesia in thoracoplastic operations for pulmonary tuberculosis. J. Thorac. Surg. 4, 414–428 (1935).
Pitkin, G. P.: Controllable spinal anesthesia. Amer. J. Surg. 5, 537–553 (1928).
Quincke, H.: Die Lumbalpunction des Hydrocephalus. Berliner klin. Wschr. 28, 929–933, 965–968 (1891).
Sebrechts, J.: Note au sujet de la rachianesthésie. Bull. Acad. méd. Belgique 10, 543–638 (1930).
Shields, H. J.: Spinal anesthesie in thoracic surgery. Anesth. and Analg., N. Y. 14, 193–198 (1935).
Tait, D., and G. Caglieri: Experimental and clinical notes on the subarachnoid space. Transact. Med. Soc. California. Abstracted J. Amer. Med. Ass. 35, 6–10 (1900). Erstmals an einem Patienten durchgeführt am 26. Okt. 1899. Erste Anwendung der Spinalanaesthesie.
Tuffier, T.: Analgésie chirurgicale par l'injection sousarachnoidienne llombaire de cocaine. Compt. rend. Soc. biol. 51, 882–884 (1899). Unabhängig von Bier wird darin die Spinalanaesthesie geschildert.

Kontinuierliche Spinalanaesthesie

Lemmon, W. T.: A method for continuous spinal anesthesia: a preliminary report. Ann. Surg. 11, 141–144 (1940).

Kontinuierliche Kaudalanaesthesie

CATHELIN, M. F.: Une nouvelle voie d'injection rachidienne. Methodes des injections épidurales par le procédé du canal sacré. Applications à l'homme. Compt. rend. Soc. biol. 53, 452–453 (1901). Klassischer Bericht.

EDWARDS, W. B., and R. A. HINGSON: Continuous caudal anesthesia in obstetrics. Amer. J. Surg. 57, 459–464 (1942).

LULL, C. B., and R. A. HINGSSON: The control of pain in childbirth: anesthesia, analgesia, amnesia ... with an introduction by NORRIS W. VAUX. XII, 356 S. Philadelphia: J. B. Lippincott Co., 1944.

SICARD, M. A.: Les injections médicamenteuses extra-durales par voie sacro-coccygienne. Compt. rend. Soc. biol. 53, 396–398 (1901). Klassischer Bericht.

STEINBÜCHEL VON: Skopolamin und Morphium in der Geburtshilfe.

Rektalanaesthesie

BOURNE, W.: Avertin anaesthesia for crippled children. Canad. Med. Ass. J. 35, 278–281 (1936).

BUTZENGEIGER, O.: Klinische Erfahrungen mit Avertin (E 107). Dtsch. med. Wschr. 53, 712–713 (1927). Erste Verwendung des Avertins für klinische Zwecke.

CUNNINGHAM, J. H., and F. H. LAHEY: A method of producing ether narcosis by rectum, with the report of forty-one cases. Boston Med. Surg. J. 152, 450–457 (1905). Luft wird als Vehikel für den Transport von Ätherdampf in den Darm gebraucht.

DUPUY, M.: Note sur les effets de l'injection de l'éther dans le rectum. Union méd. 1, 34 (1847).

EICHHOLTZ, F.: Über rectale Narkose mit Avertin (E 107). Pharmakologischer Teil. Dtsch. med. Wschr. 53, 710–712 (1927). EICHHOLTZS experimentelle Studien.

GWATHMEY, J. T.: Obstetrical analgesia; a further study, based on more than twenty thousand cases. Surg. Gynec. Obstet. 51, 190–195 (1930). Erfolgreiche Anwendung eines Öl-Äther-Gemisches im Dickdarm für geburtshilfliche Narkosezwecke.

— Oil-ether anesthesia. Lancet 2, 1756–1758 (1913). Durch die Zugabe von Baumwollsamenöl verhinderte GWATHMEY eine Schleimhautreizung.

— The story of oil-ether colonic anesthesia. Anesthesiology 3, 171–175 (1942).

MADDOX, J. K.: An introduction to "avertin" rectal anesthesia. 2. T., VIII. 124 S. Sydney: Angus and Robertson 1931.

MOLLIÈRE, D.: Note sur l'éthérisation par la voie rectale. Lyon méd. 45, 419–423 (1884). Wiedereinführung der rectalen Äthernarkose.

PIROGOFF, N. I.: Récherches pratiques et physiologiques sur l'éthérisation. 109 S. ST. PETERSBOURG, F. BELLIZARD & Cie 1847. Erste Beschreibung der rectalen Anaesthesie.

PROSKAUER, C.: The simultaneous discovery of rectal anesthesia by MARC DUPUY and NIKOLAI IVANOVICH PIROGOFF. J. Hist. Med. 2, 379–384 (1947).

SHIPWAY, F.: The selection of cases for avertin anaesthesia. Brit. J. Anaesth. 7, 114–120 (1930).

SUTTON, W. S.: Anaesthesia by colonic absorption of ether. Ann. Surg. 51, 457–479 (1910). Verbesserung der Technik von Dr. JOHN H. CUNNINGHAM.

— Anesthesia by colonic absorption of ether and oil-ether colonic anesthesia. 1. T., Anesthesia by colonic absorption of ether. Aus: J. T. GWATHMEY: Anesthesia, S. 433–438. 2. Aufl. New York: Macmillan Co., 1924. Umfaßt auch einen historischen Überblick.

Wood, P. M., and R. S. Bickley: Observations on the use of tribromethanol (avertin). Amer. Surg. **34**, 598–605 (1936).

„Anoci-Association"

Crile, G. W.: Nitrous oxide anaesthesia and a note on anoci-association, a new principle in operative surgery. Surg., Gynec. Obstet. **13**, 170–173 (1911). Verwendung von Morphin und Skopolamin als unterstützende Maßnahmen bei der Äther- und Lachgasnarkose in über 3000 Operationen.
— Surgical aspects of Graves' disease with reference to the psychic factor. Ann. Surg. **47**, 864–869 (1908). Erstmalige Veröffentlichung der "Anociation".

Kälteanaesthesie

Allen, F. M., L. W. Crossman, V. Hurley, C. E. Warden, and W. Ruggiero: Refrigeration anesthesia. J. Internat. Coll. Surgeons **5**, 125–131 (1942). Klassischer Bericht über Narkose durch Unterkühlung bei Amputationen.
Blundell, W.: Painless tooth extraction without chloroform; with observations on local anaesthesia by congelation in general surgery. 64 S. London: Churchill 1854. Vgl. auch Quellennachweis im *Index Catalogue*, 1. Serie, 3. Bd. S. 258 unter *Cold as an anaesthetic*.
Larrey, D. J.: No pain in amputations at very low temperatures. 1807. Aus: Gwathmey, J. T.: Anesthesia . . . 466 S. 2. Aufl. New York: Macmillan Co., 1924.
Mock, H. E., and H. E. Mock jr.: Refrigeration anesthesia in amputations. J. Amer. Med. Ass. **123**, 13–17 (1943).
Nunn, T. W.: Application of cold as an anaesthetic agent in operations for removing warty excrescences. Lancet **2**, 262 (1850).
Perrin, M., and L. Lallemand: Traité d'anesthésie chirurgicale. 16 S. Paris: Chamerot 1863. Beinhaltet John Hunters Experimente, Larreys Amputationen bei tiefen Temperaturen und neuere Erkenntnisse Arnotts und Velpeaus.
Richardson, B. W.: Reports and lectures on orginal researches in scientific practical medicine. I., On a new mode of producing local anaesthesia. Med. Times Gaz. **1**, 115–117 (1866). Einführung des Äthersprudlers.
Rottenstein, J. B.: Traité d'anesthésie chirurgicale. S. 299. Paris: 1880. Narkose durch Vereisen mit Chloräthyl.
Severino, M. A.: Use of snow and ice for surgical anesthesia. S. 824. Aus: Garrison, zitiert aus dessen Werk, 1646.

Endotrachealanaesthesie

Barthélemy et Dufour: L'anesthésie dans la chirurgie de la face. Presse méd. **15**, 475–476 (1907). Befürwortet die künstliche Beatmung bei der Endotrachealnarkose.
Cotton, F. J., and W. M. Boothby: Anesthesia by intratracheal insufflation. Advances in technique; a practical tube-introducer; nitrous oxide-oxygen as the anaesthetic. Surg. Gynec. Obstet. **13**, 572–573 (1911). Befürwortet die endotracheale Beatmung mit einer Sauerstoff-Lachgas-Mischung.
Eisenmenger, V.: Zur Tamponade des Larynx nach Prof. Maydl. Wien. med. Wschr. **43**, 199–201 (1893). Eisenmengers Technik der Anwendung eines halbstarren Trachealtubus und aufblasbarer Manschette.

ELSBERG, C. A.: The value of continuous intratracheal insufflation of air (MELTZER) in thoracic surgery; with description of an apparatus. Med. Rec. **77**, 493–495 (1910). Klinische Erprobung.

GALE, J. W., and R. M. WATERS: Closed endobronchial anesthesia in thoracic surgery: preliminary report. Anesth. and Analg., **11**, 283–287 (1932).

GILLESPIE, N. A.: Endotracheal anesthesia. 187 S. Madison, (Wisconsin): University of Wisconsin Press, 1941. Historisches Einführungskapitel.

GUEDEL, A. E., and R. M. WATERS: A new intratracheal catheter. Anesth. Analg., **7**, 238–239 (1928). Aufblasbare Manschette.

[HOOK, R.]: An account of an experiment made by M. HOOK, of preserving animals alive by blowing through their lungs with bellows. Philos. Transact. Roy. Soc. **2**, 539–540 (1667).

KIRSTEIN, A.: Autoskopie des Larynx und der Trachea. Berliner klin. Wschr. **32**, 476–478 (1895). Einführung des intratrachealen Tubus unter direkter Sicht des Laryngoskopes.

KUHN, F.: Perorale Tubagen mit und ohne Druck. Dtsch. Zschr. Chirg. 1. Teil, **76**, 148–207 (1905). 2. Teil, **78**, 467–520 (1905). 3. Teil, **81**, 63–81 (1906). Vgl. auch KUHNS Buch: Die perorale Intubation. 162 S. Berlin: Karger 1911.

MACEWEN, W.: Clinical observations on the introduction of tracheal tubes by the mouth instead of performing tracheotomy or laryngotomy. Brit. Med. J. **2**, 122–124; 163–165 (1880). Erste klinische Erprobung der endotrachealen Intubation an Stelle der bisherigen Tracheotomie.

MAGILL, I. E.: Endotracheal anaesthesia. Proc. Roy. Soc. Med. (Sec. Anaesthetics) **22**, 1–6 (1928).

— Technique in endotracheal anesthesia. Anesth. Analg., **10**, 164–168 (1931).

MATAS, R.: Intralaryngeal insufflation for the relief of acute surgical pneumothorax. Its history and methods with a description of the latest devices for this purpose. J. Amer. Med. Ass. **34**, 1468–1473 (1900). MATAS baute den Fell-O'Dwyer-Apparat um zur Aufrechterhaltung der Narkose.

— On the management of acute traumatic pneumothorax. Ann. Surg. **29**, 409–434 (1899). Empfiehlt die Anwendung des Fell-O'Dwyer-Apparates in der Thoraxchirurgie.

MAYDL, K.: Über die Intubation des Larynx als Mittel gegen das Einfließen von Blut in die Respirationsorgane bei Operationen. Wien. med. Wschr. **43**, 57–59; 102–106 (1893). Maydls Apparat stellt eine Modifikation des Fell-O'Dwyer-Apparates dar.

MELTZEL, S. J., and J. AUER: Continuous respiration without respiratory movements. J. exp. Med. **11**, 622–625 (1909). Klassischer Bericht.

O'DWYER, J.: Fifty cases of croup in pravate practice treated by intubation of the larynx, with a description of the method and of the dangers incident thereto. Med. Rec. **32**, 557–562 (1887). O'Dwyers Originalapparat.

PARHAM, F. W.: Thoracic resection for tumors growing from the bony wall of the chest. Transact. South. Surg. Ass. **11**, 223–363 (1898). Erstmalige Verwendung des Fell-O'Dwyer-Apparates in der Thoraxchirurgie.

PECK, C. H.: Intratracheal insufflation anaesthesia (MELTZER-AUER). Observations on a series of 216 anaesthesias with the ELSBERG-apparatus. Ann. Surg. **56**, 192–200 (1912). Klin. Anwendung durch PECK.

ROWBOTHAM, E. S., and I. W. MAGILL: Anaesthetics in plastic surgery of the face and the jaws. Proc. Roy. Soc. Med. Section of Anaesthetics **14**, 17–27 (1921). Die Arbeit stützt sich auf nahezu 3000 Narkosen bei Kriegsverletzungen.

TRENDELENBURG, F.: Beiträge zu den Operationen an den Luftwegen. 2. Tamponade der Trachea. Arch. klin. Chirg. **12**, 121–133 (1871). Erste klinische Anwendung der Tracheotomie zur Durchführung der Narkose.

VESALIUS, A.: De humani corporis fabrica libri septem. S. 661–663 (irrtümlicher-weise mit 661, 658, 659 bezeichnet). Basel: Oporinus 1543. Bericht über die Experimente mit der künstlichen Beatmung.

TUFFIER, T., et HALLION: Opérations intrathoraciques avec respiration artificielle par insufflation. Compt. rend. Soc. biol. 48, 951–953 (1896). Experimentelle Studien.

WATERS, R. M., E. A. ROVENSTINE, and A. E. GUEDEL: Endotracheal anesthesia and its historical development. Anesth. Analg. 12, 196–203 (1933).

Acidose und Anaesthesie

BOURNE, W.: On an attempt to alleviate the acidosis of anesthesia. Proc. Roy. Soc. Med. Section of Anaesthetics 19, 49–51 (1926).

—, and R. L. STEHLE: The excretion of phosphoric acid during anesthesia. J. Amer. Med. Ass. 83, 117–118 (1924).

LEAKE, C. D.: Anaesthesia and blood reaction. Brit. J. Anaesth. 2, 56–71 (1924).

—, and A. B. HERTZMAN: Blood reaction in ethylene and nitrous oxide anesthesia. J. Amer. Med. Ass. 82, 1162–1165 (1924).

STEHLE, R. L., and W. BOURNE: Concerning the mechanism of acidosis in anaesthesia. J. Biol. Chem. 60, 17–29 (1924).

STEHLE, R. L., W. BOURNE, and H. G. BARBOUR: Effects of ether anaesthesia alone or preceded by morphine upon the alkali metabolism of the dog. J. Biol. Chem. 53, 341–348 (1922).

Sicherheitsvorkehrungen

JONES, G. W., R. E. KENNEDY, and G. J. THOMAS: Explosive properties of cyclo-propane: prevention of explosions by dilution with inert gases. U.S. Dep. of the Interior, Bureau of Mines. 17 S. Report of Investigations. R. I. 3511 (1940).

WOODBRIDGE, P. D., J. W. HORTON, and K. CONNELL: Prevention of ignition of anesthetic gases by static sparks. J. Amer. Med. Ass. 113, 740–744 (1939).

Kombinationsanaesthesie

LUNDY, J. S.: Balanced anesthesia. Minnesota Med. 9, 399–404 (1926).

Gasspannung

BOOTHBY, W. M.: The determination of the anaesthetic tension of ether vapor in man, with some theoretical deductions therefrom, as to the mode of action of the common volatile anaesthetics. J. Pharmacol. Exp. Therap. 5, 379–392 (1914).

— Ether anesthesia. Aus: W. W. KEEN: Surgery, its principles and practice by various authors. Bd. 8, S. 824–835. Philadelphia: W. B. Saunders Co., 1921. Klinische Studie.

CONNELL, K.: An apparatus – anaesthetometer – for measuring and mixing anaesthetic and other vapors and gases. Surg. Gynec. Obstet. 17, 245–255 (1913). Der Anaesthetometer – Connell-Gerät.

MANN, F. C.: Some bodily changes during anesthesia; an experimental study. J. Amer. Med. Ass. 67, 172–175 (1916). Experimentelle Studie.

— Vascular reflexes with various tensions of ether vapor. Amer. J. Surg. Anesth. Suppl. 31, 107–112 (1917). Experimentelle Studie.

Anaesthetika und Nierenfunktion

STEHLE, R. L., and W. BOURNE: The effects of morphine and ether on the function of the kidneys. Arch. Int. Med. **42**, 248–255 (1928).

Anaesthesie im Kriege

PENDER, J. W., and J. S. LUNDY: Anesthesia in war surgery. War Med. **2**, 193–212 (1942). Historischer Überblick, 169 Literaturhinweise.

Anaesthetika und Leberfunktion

BOURNE, W.: Anesthetic and liver function. Amer. Surg. **34**, 486–495 (1936).
—, M. BRUGER, and N. B. DREYER: The effects of sodium amytal on liver function; the rate of secretion and composition of the urine; the reaction, alkali reserve, and concentration of the blood; and the body temperature. Surg. Gynec. Obstet. **51**, 356–360 (1930).
—, and B. B. RAGINSKY: The effects of avertin upon the normal and impaired liver. Amer. J. Surg. **14**, 653–656 (1931).
BRUGER, M., W. BOURNE, and N. B. DREYER: The effects of avertin on liver function: the rate of secretion and composition of the urine, the reaction, alkali reserve and concentration of the blood and the body temperature. Amer. Surg. **9**, 82–87 (1930).
ROSENTHAL, S. M., and W. BOURNE: The effect of anesthetics on hepatic function. J. Amer. Med. Ass. **90**, 377–379 (1928).

Analeptika in der Anaesthesie

BOURNE, W., M. D. LEIGH, A. N. INGLIS, and G. R. HOWELL: Spinal anesthesia for thoracic surgery. Anesthesiology **3**, 272–281 (1942). Vgl. auch unter „Spinalanaesthesie".
RAGINSKY, B. B., and W. BOURNE: The action of ephedrine in avertin anesthesia. J. Pharmaeol. exp. Therap. **43**, 209–218 (1931).

Anaesthetika und Nervensystem

DWORKIN, S., W. BOURNE and B. B. RAGINSKY: Changes in conditioned responses brought about by anesthetics and sedatives. Canad. Med. Ass. J. **37**, 136–139 (1937).
—, B. B. RAGINSKY and W. BOURNE: Action of anesthetics and sedatives upon the inhibited nervous system. Anesth. and Analg., N. Y. **16**, 238–240 (1937).

Geräte

BEDDOES, T., and J. WATTS: Considerations on the medicinal use and on the production of factitious airs. Bristol, 1795.
BOOTHBY, W. M.: Nitrous oxide-oxygen anesthesia, with a description of a new apparatus. Med. Communic. Massachussetts Med. Soc. **22**, 126–138 (1911). Boston Med. Surg. J. **146**, 86–90 (1912).
CLOVER, T. J.: On an apparatus for administering nitrous oxide gas and ether, singly or in combined. Brit. Med. J. **2**, 74–75 (1876).

COTTON, F. J., and W. M. BOOTHBY: Nitrous oxide-oxygen ether-anaesthesia: notes on administration; a perfected apparatus. Surg. Gynec. Obstet. **15**, 281–289 (1912).

GATCH, W. D.: Nitrous oxid-oxygen anesthesia by the method of rebreathing with especial reference to the prevention of surgical shock. J. Amer. Med. Ass. **54**, 775–780 (1910).

GWATHMEY, J. T., and W. C. WOOLSEY: The GWATHMEY-WOOLSEY nitrous oxide-oxygen apparatus. N. Y. Med. J. **96**, 943–946 (1912). Darin finden sich auch Bemerkungen über die Geräte von HEWITT, TETER, COBURN, GATCH, Ohio monovalve, BOOTHBY-COTTON und GUEDEL.

HEWITT, F. W.: The administration of nitrous oxide and ether in combination or succession. Brit. Med. J. **2**, 452–454 (1887). Modifikation des Clover-Apparates, der mit einem Beutel für das Lachgas ausgestattet war.

— Anaesthetics and their administration. XX, 357 S. London: Charles Griffin and Co., 1893. Enthält eine Beschreibung und Abbildung des besser bekannten Gerätes. Vgl. auch: „Allgemeines Quellenverzeichnis".

JUNKER, F. E.: Description of a new apparatus for administering narcotic vapours. Med. Times Gaz. **2**, 590 (1867).

KAYE, G.: Scope and utility of the absorption and pressure techniques in gas anesthesia. Anesth. and Analg., N. Y. **18**, 5–9 (1939).

McKESSON, E. I.: Fractional rebreathing in anesthesia; its physiological basis, technic and conclusions. Amer. J. Surg. Anesth. Suppl. **29**, 51–57 (1915).

— Nitrous oxid oxygen anaesthesia. With a description of a new apparatus. Surg. Gynec. Obstet. **13**, 456–462 (1911). 1910 brachte McKESSON seinen verbesserten Apparat heraus, der erstmalig eine Vorrichtung für den intermittierenden Fluß von Lachgas und Sauerstoff aufwies.

MILLER, A. H.: Technical development of gas anesthesia. Anesthesiology **2**, 398–409 (1941).

Zeichen und Stadien der Narkose

GILLESPIE, N. A.: The signs of anaesthesia. Anesth. and Analg., N. Y. **22**, 275–282 (1943). Weist einen geschichtlichen Abriß auf.

GUEDEL, A. E.: Inhalation anesthesia: a fundamental guide. 172 S. New York: Macmillan Co., 1937. Enthält GUEDELs Einteilung der Narkosezeichen und 4 Stadien.

— Third stage ether anesthesia: a sub-classification regarding the significance of the position and movements of the eyeball. 4 S. Nat. Anesth. Res. Soc. Bull. No. (1920) GUEDELS erste Arbeit auf diesem Gebiet.

MILLER, A. H.: Ascending respiratory paralysis under general anesthesia. J. Amer. Med. Ass. **84**, 201–202 (1925). MILLER beschreibt die Lähmung der interkostalen Atemmuskulatur in Narkose. GUEDEL reihte dieses Phänomen in die dritte Phase seines dritten Stadiums ein.

SNOW, J.: On the inhalation of the vapour of ether in surgical operations. S. 1–4. London: Churchill 1847. SNOW definierte die „fünf Stadien der Narkose".

Curare

CULLEN, S. C.: The use of curare for improvement of abdominal muscle relaxation during inhalation anesthesia; report on 131 cases. Surg. **14**, 261–266 (1943).

DITTRICK, H.: From the jungle to the operating room. Anesth. and Analg., N. Y. **23**, 132 (1944).

GRIFFITH, H. R., and G. E. JOHNSON: The use of curare in general anesthesia. Anesthesiology 3, 418–420 (1942)
WELLS, T. S.: Three cases of tetanus in which "woorara" was used. Proc. Roy. Med. Chir. Soc. London 3, 142–157 (1859).

Protokolle und Stastiken

BEECHER, H. K.: The first anesthesia records (CODMAN, CUSHING). Surg. Gynec. Obstet. 71, 689–693 (1940).
BROWN, G.: Notes on 3000 cases of general anesthesia combined with narcotics. Lancet 1, 1005–1006 (1911).
LUNDY, J. S.: Keeping anesthetic records and what they show. Amer. J. Surg. (Quart. Supp. Anesth. Analg.) 38, 16–25 (1924).
MCKESSON, E. I.: Blood pressure in general anesthesia. Amer. J. Surg. Anesth. suppl. 30, 2–5 (1916).
NOSWORTHY, M. D.: A method of keeping anaesthetic records and assessing results. Brit. J. Anaesth. 18, 160–179 (1943).
— The value of anaesthetic records. St. Thomas' Hosp. Rep. 2, 54–66 (1937).
ROVENSTINE, E. A.: A method of combining anesthetic and surgical records for statistical purposes. Anesth. and Analg., N. Y. 13, 122–128 (1934).
SAKLAD, MEYER, N. GILLESPIE and E. A. ROVENSTINE: Inhalation therapy, a method for the collection and analysis of statistics. Anesthesiology 5, 359–369 (1944).
WANGEMAN, C. P.: An experiment in the recording of surgical and anesthetic data in military service. Anesthesiology 6, 66–80 (1945).

Musik als Hilfsmittel in der Anaesthesie

GATEWOOD, E. L.: The psychology of music in relation to anesthesia. Amer. J. Surg. Anesth. suppl. 35, 47–50 (1921).
KIRSCHNER, M.: Musik und Operation. Chirg. 8, 249–431 (1936).
MCGLINN, J. A.: Music in the operating room. Amer. J. Obst Gynec. 20, 678–683 (1930). Ebenso in: Transact. Amer. Gynec. Soc. 55, 126–131 (1930).
PODOLSKY, E.: Music as an anaesthetic. Etude 57, 707 (1939).
RUSCA: Rachianaesthesie mit Tutocain und Percain, psychische Beeinflussung der Patienten durch Musik während der Operation. Schweiz. med. Wschr. 65, 637–638 (1935).

IV. Ausgewählte Literaturangaben für die Geschichte der Anaesthesie nach Autoren

ABEL, A. L.: vgl. Nr. 145.

1. ADAMS, R. C.: Intravenous anesthesia. XIV, I. Teil, 663 S. New York: Paul B. Hoeber Inc., 1944.
2. —: Intravenous anesthesia: chemical, pharmacological and clinical consideration of the anesthetic agents including the barbiturates. Thesis, Universität Minnesota, Graduate School, 1940. ADAMS, R. C., vgl. auch Nr. 138 B, 183.
3. ALLEN, F. M., L. W. CROSSMAN, V. HURLEY, C. E. WARDEN, and W. RUGGIERO: Refrigeration anesthesia. J. int. Coll. Surg. 5, 125–131 (1942).
4. Anaesthetics Agents. Transact. Amer. Med. Ass. 1, 176–224 (1848).
5. Anaesthetics – Third interim report of the committee, consisting of Dr. A. D. WALLER (chairman), Sir FREDERIC HEWITT (secretary), Dr. BLUMFIELD, Mr. J. A. GARDNER, and Dr. G. A. BUCKMASTER, appointed to acquire further knowledge, clinical and experimental, concerning anaesthetics – especially chloroform, ether, and alcohol – with special reference to deaths by or during anaesthesia and their possible diminution. Rep. Brit. Ass. Advancement Sc. 80, 154–171 (1911). Verlegt bei John Murray, London.
6. ANDREWS, E.: Liquid nitrous oxide as an anesthetic. Med. Exam., Chicago 13, 34–36 (1872).
7. ANREP, V. VON: Über die physiologische Wirkung des Cocain. Arch. Physiol. 21, 38–77 (1880).
8. ARCHER, W. H.: Chronological history of HORACE WELLS, discoverer of anesthesia. Bull. Hist. Med. 7, 1140–1169 (1939).
9. —: The history of anesthesia. S. 33–363. Proc. Dent. Centenary Celebration (1940).
10. —: Life and letters of HORACE WELLS, discoverer of anesthesia. J. Amer. Coll. Dentists 11, 83–210 (1944).
10 a. ARONSON, S.: Geschichte der Lachgasnarkose. In: Kyklos, (Leipzig) 3, 183–257 (1930).

AUER, J.: vgl. Nr. 203.

11. BABCOCK, M. E.: Brief outline of the history of anesthesia. Grace Hosp. Bull. 10, 16–21 (1926).
12. BABCOCK, W. W.: Spinal anesthesia, an experience of twenty-four years. Amer. J. Surg. 5, 57–1576 (1928).
13. —: Spinal anesthesia with especial reference to the use of stovaine. Therap. Gaz. 30, 239–244 (1906).
14. BARTHÉLEMY et DUFOUR: L'anesthésie dans la chirurgie de la face. Presse méd. 15, 475–476 (1907).
15. BAUR, M.: Recherches sur l'histoire de l'anesthésie avant 1846. 31, 24–29; 63–90; 124–137; 170–182; 213–225; 264–270 (1927).
16. BEDDOES, H. K., and J. WATTS: Considerations on the medicinal use and on the production of factitious airs. Bristol, 1795.

17. BEECHER, H. K.: The first anesthesia records (CODMAN, CUSHING). Surg. Gynec. Obstet. **71**, 689–693 (1940).
18. —: The physiology of anesthesia. XIV, 388 S. New York: Oxford University Press 1938.
BELL, I. R.: vgl. Nr. 104.
19. BENNETT, A.: An experimental inquiry into the physiological actions of theïne, caffeine, guaranine, cocaine, and theobromine. Edinburgh Med. J. Pt. 1., **19**, 323–341 (1873).
19 a. BERT, P.: Barometric pressure: researches in experimental physiology. S. 921–924. Übersetzung von MARY A. HITCHCOCK und FRED A. HITCHCOCK. Columbus (Ohio): College Book Company 1943.
19 b. —: Sur la possibilite d'obtenir, à l'aide du protoxyde d'azote, une insensibilité de long durée, et sur l'innocuité de cet anesthésique. Compt. Rend. Acad. sc. **87**, 728–730 (1878).
19 c. BETCHER, A. M. und andere: The New York State story of anesthesiology. N. Y. State J. Med. **58**, 1556–1572 (1958).
BETTANY, G. T.: vgl. Nr. 297.
20. Bibliotheca Osleriana, a catalogue of books, illustrating the history of medicine and science collected, arranged and annotated by Sir WILLIAM OSLER. Anesthesia, S. 135–151. Oxford: Clarendon Press 1929.
BICKLEY, R. S.: vgl. Nr. 299.
21. BIER, A.: Versuche über Cocainisierung des Rückenmarkes. Dtsch. Zschr. Chir. **51**, 361–369 (1899).
22. BIGELOW, H. J.: Ether and chloroform: a compendium of their history, surgical use, dangers, and discovery. 18 S. Boston: David Clapp 1848.
23. —: A history of the discovery of modern anaesthesia. Amer. J. Med. Sc. **141**, 164–184 (1876).
24. —: Insensibility during surgical operations produced by inhalation. Boston Med. Surg. J. **35**, 309–317 (1846).
25. —: Surgical anaesthesia; addresses and other papers. VIII, 378 S. Boston: Little, Brown and Co., 1900.
26. BLACK, C., G. E. SHANNON, and J. C. KRANTZ, jr.: Studies with cyclopropyl methyl ether (cyprome ether) in man. Anesthesiology **1**, 274–279 (1940).
27. BLUNDELL, W.: Painless tooth extraction without chloroform; with observations on local anaesthesia by congelation in general surgery. 64 S. London: Churchill 1854.
28. BOGENDÖRFER, L.: Über lösliche Schlafmittel der Barbitursäurereihe (Dial löslich). Schweiz. med. Wschr. **54**, 437–438 (1924).
29. BOOTHBY, W. M.: The determination of the anaesthetic tension of ether vapor in man, with some theoretical deductions therefrom, as to the mode of action of the common volatile anaesthetics. J. Pharmacol. exp. Ther. **5**, 379–392 (1914).
30. —: Ether anesthesia. Aus: W. W. KEEN: Surgery, its principles and practice by various authors. Bd. 8, S. 824–835. Philadelphia: W. B. Saunders Co., 1921.
31. —: Ether percentages. J. Amer. Med. Ass. **61**, 830–834 (1913).
32. —: Nitrous oxide-oxygen anesthesia, with a description of a new apparatus. Med. Communic. Massachussetts Med. Soc. **22**, 126–138 (1911). Boston Med. Surg. J. **146**, 86–90 (1912).
BOOTHBY, W. M.: vgl. auch Nr. 63, 64.
33. BOURNE, W.: Anesthetics and liver function. Amer. J. Surg. **34**, 486–495 (1936).
34. —: Avertin anaesthesia for crippled children. Canad. Med. Ass. **35**, 278–281 (1936).

35. Bourne W.: *De officiis* in anaesthesia. J. Michigan Med. Soc. **41**, 129–134 (1942).

36. —: Divinyl oxide anaesthesia in obstetrics. Lancet **1**, 566–567 (1934).

37. —: On an attempt to alleviate the acidosis of anesthesia. Proc. Roy. Soc. Med. Sect. Anaesth. **19**, 49–51 (1926).

38. —: On the effects of acetaldehyde, ether peroxide, ethyl mercaptan, ethyl sulphide, and several ketones-dimethyl, and di-ethyl — when added to anaesthetic ether. J. Pharmacol. exp. Ther. **28**, 409–432 (1926).

39. —, M. Bruger, and N. B. Dreyer: The effects of sodium amytal on liver function; the rate of secretion and composition of the urine; the reaction, alkali reserve and concentration of the blood, and the body temperature. Surg. Gynec. Obstet. **51**, 356–360 (1930).

40. —, M. D. Leigh, A. N. Inglis, and G. R. Howell: Spinal anesthesia for thoracic surgery. Anesthesiology **3**, 272–281 (1942).

41. —, and B. B. Raginsky: The effects of avertin upon the normal and impaired liver. Amer. J. Surg. **14**, 653–656 (1931).

42. —, and R. L. Stehle: The excretion of phosphoric acid during anesthesia. J. Amer. Med. Ass. **83**, 117–118 (1924).
    Bourne, W.: vgl. auch Nr. 47, 81, 82, 238, 243, 264, 265, 266, 267.

43. Braun, H.: Über einige neue örtliche Anaesthetica. (Stovain, Alypin, Novocain.) Dtsch. med. Wschr. **31**, 1667–1671 (1905).

44. Bredenfeld, E.: Die intravenöse Narkose mit Arzneigemischen. Zschr. exper. Path. **18**, 80–90 (1916).

44a. Brown, G.: Notes on 300 cases of general anesthesia combined with narcotics. Lancet **1**, 1005–1006 (1911).

44b. —: The E. H. Embley Memorial lecture. The evolution of anaesthesia. Med. J. Australia **1**, 209–220 (1939).

45. Brown, W. E.: Preliminary report; experiments with ethylene as a general anaesthetic. Canad. Med. Ass. **13**, 210 (1923).

46. —: Studies with a newer anaesthetic: ethyl-n-propyl ether. Canad. Med. Ass. J. **42**, 370–371 (1940).

47. Bruger, M., W. Bourne, and N. B. Dreyer: The effects of avertin on liver function: the rate of secretion and composition of the urine, the reaction, alkali reserve and concentration of the blood and the body temperature. Amer. J. Surg. **9**, 82–87 (1930).
    Bruger, M.: vgl. auch Nr. 39.

47a. Bullard, O. K.: Intravenous anesthesia in office practice. . . . Anesth. and Analg., N. Y. **19**, 26–30 (1940).

48. Bullein, W.: Bulleins Bulkwarke of defe[n]ce againste all sickness, sornes, and woundes, that dooe daily assaulte mankinde . . . Doen by Williyam Bulleyn, and ended this Marche, anno salutis, 1562. London: Jhon Kyngston 1562. Foliant bestehend aus 251 Blättern mit verschiedenen Illustrationen.

49. Butzengeiger, O.: Klinische Erfahrungen mit Avertin (E 107). Dtsch. med. Wschr. **53**, 712–713 (1927).
    Caglieri, G.: vgl. auch Nr. 274.
    Carr, J. B.: vgl. auch Nr. 175.

50. Catheline, M. F.: Une nouvelle voie d'injection rachidienne. Méthodes des injections épidurales par le procédé du canal sacré. Applications à l'homme. Compt. rend. Soc. biol. **53**, 452–453 (1901).

51. Channing, W.: A treatise on etherization in childbirth. VIII, 400 S. Boston: W. D. Ticknor and Co., 1848.
    Chen, M. Y.: vgl. auch Nr. 163.

52. [CLARCK, T.]: A letter, written to the publisher by the learned and experienced Dr. TIMOTHY CLARCK, one of his majesties physicians in ordinary, concerning some anatomical inventions and observations, particularly the origin of the injections into veins, the transfusions of bloud, and the parts of generation. Philos. Transact. Roy. Soc. 3, 672–682 (1668).

53. CLARK, A. J.: Aspects of the history of anaesthetics. Brit. Med. J. 2, 1029 bis 1034 (1938).

54. CLAYE, A. M.: The evolution of obstetric analgesia. 103 S. New York: Oxford University Press 1939.

54a. CLENDENING, L.: Literature and material on anaesthesia in the library of medical history of the University of Kansas Medical Department, Kansas City, Bull. Med. Library A. 33, 124–138 (1945).

55. CLOVER, J. T.: On an apparatus for administering nitrous oxide gas and ether, singly or combined. Brit. Med. J. 2, 74–75 (1876).

56. —: Remarks on the production of sleep during surgical operations. Brit. Med. J. 1, 200–203 (1874)
CLOWES, G. H. A.: vgl. auch Nr. 303.

57. COLTON, G. Q.: Anesthesia. Who made and developed this great discovery? 15 S. New York: A. G. Sherwood and Co., 1886.

58. CONNELL, K.: An apparatus – anesthetometer – for measuring and mixing anaesthetic and other vapor and gases. Surg. Gynec. Obstet. 17, 245–255 (1913).
CONNELL, K.: vgl. auch Nr. 300.

59. CORNING, J. L.: A further contribution on local medication of the spinal cord, with cases. Med. Rec. 33, 291–293 (1888).

60. —: Local anesthesia in general medicine and surgery. . . . 103 S. New York: D. Appleton and Co., (c 1885).

61. —: On the prolongation of the anaesthetic effects of the cord. N. Y. Med. J. 42, 483–485 (1885).

63. COTTON, F. J., and W. M. BOOTHBY: Anaesthesia by intratracheal insufflation. Advances in technique; a practicable tube-introducer; nitrous oxide-oxygen as the anaesthetic. Surg. Gynec. Obstet. 3, 572–573 (1911).

64. —, and W. M. BOOTHBY: Nitrous oxide-oxygen-ether anaesthesia: notes on administration; a perfected apparatus. Surg. Gynec. Obstet. 15, 281–289 (1912).

65. COTTON, J. H.: Anaesthesia from commercial ether-administration and what it is due to. Canad. Med. Ass. J. 7, 769–777 (1917).

66. CRILE, G. W.: A new method of applying cocaine for producing surgical anesthesia, with the report of a case. Transact. Ohio Med. Soc. 52, 90–93 (1897).

67. —: Nitrous oxide anaesthesia and a note on anoci-association, a new principle in operative surgery. Surg. Gynec. Obstet. 13, 170–173 (1911).

68. —: Surgical aspects of GRAVES disease with reference to the psychic factor. Ann. Surg. 47, 864–869 (1908).
CROSSMAN, L. W.: vgl. auch Nr. 3.

70. CULLEN, S. C.: The use of curare for improvement of abdominal muscle relaxation during inhalation anesthesia; report on 131 cases. Surgery 14, 261–266 (1943).

71. —, and E. A. ROVENSTINE: Sodium thio-ethylamyl anesthesia: preliminary report of observations during its clinical use. Anesth. and Analg., N. Y. 17, 201–205 (1938).

72. CUNNINGHAM, J. H., and F. H. LAHEY: A method of producing ether narcosis by rectum, with the report of forty-one cases. Boston Med. Surg. J. 152, 450–457 (1905).

73. CUSHING, H. W.: Cocaine anaesthesia in the treatment of certain cases of hernia and in operations for thyroid tumors. Johns Hopkins Hosp. Bull. **9**, 192–193 (1898).

74. —: On the avoidance of shock in major amputations by cocainization of large nerve-trunks preliminary to their division. Army Surg. **36**, 321–345 (1902).

75. DAVY, H.: Researches, chemical and philosophical, chiefly concerning nitrous oxide, or dephlogisticated nitrous air and its respiration 580 S. London: J. Johnson 1800.

76. [DENIS, J. B.]: An extract of a letter written by J. DENIS, Doctor of Physick, and Professor of Philosophy and the Mathematicks at Paris, touching a late cure of an inveterate phrensy by the transfusion of bloud. Philos. Transact. Roy. Soc. **2**, 617–624 (1667/8) (i.e. 1668).

77. DENIS, J. B., and EMMEREZ: A letter concerning a new way of curing sundry diseases by transfusion of blood . . . Philos. Transact. Roy. Soc. **2**, 489–504 (1667).

78. DITTRICK, H.: From the jungle to the operating room. Anesth. and Analg., N. Y. **23**, 132 (1944).

79. DOGLIOTTI, A. M.: Eine neue Methode der regionären Anaesthesie: die peridurale segmentäre Anaesthesie. Zbl. Chirg. **58**, 3141–3145 (1931).
DREYER, N. B.: vgl. auch Nr. 39, 47.
DUFOUR,: vgl. auch Nr. 14.

80. DUMAS, J. B.: Recherches relatives à l'action du chlore sur l'alcool. L'institut. **2**, 106–108; 112–115 (1834). Vgl. auch Liebigs Annal. **16**, 164–171 (1835) und Poggendorfs Annal. **31**, 650–672 (1834).

80 a. DUNCUM, B. M.: An outline of the history of anaesthesia. 1846–1900. Brit. Med. Bull. **4**, 120–128 (1946).

80 b. DUPUY, M.: Note sur les effets de l'injection de l'éther dans le rectum. L'Union Méd. **1**, 34 (1847).

81. DWORKIN, S., W. BOURNE, and B. B. RAGINSKY: Changes in conditioned responses brought about by anesthetics and sedatives. Canad. Med. Ass. J. **37**, 136–139 (1937).

82. —, B. B. RAGINSKY, and W. BOURNE: Action of anesthetics and sedatives upon inhibited nervous system. Anesth. and Analg., N. Y. **16**, 238–240 (1937).

83. E. M. S. Memorandum: Local treatment of burns. Brit. Med. J. **1**, 489 (1941). Lancet **1**, 425–426 (1941).

84. EDWARDS, W. B., and R. A. HINGSON: Continuous caudal anesthesia in obstetrics. Amer. J. Surg. **57**, 459–464 (1942).

85. EICHHOLTZ, F.: Über rektale Narkose mit Avertin (E 107). Pharmakologischer Teil, Dtsch. med. Wschr. **53**, 710–712 (1927).

86. EISENMENGER, V.: Zur Tamponade des Larynx nach MAYDL. Wien. med. Wschr. **43**, 199–201 (1893).

87. ELSBERG, C. A.: The value of continuous intratracheal insufflation of air (MELTZER) in thoracic surgery: with description of an apparatus. Med. Rec. **77**, 493–495 (1910).

87 a. ESLHOLTZ, J. S.: Clysmatica nova. 15 S. Berlin: D. Reichel 1665.
EMMEREZ,: vgl. auch Nr. 77.

88. ETHERINGTON-WILSON, W.: Intrathecal nerve root block. Some contribution and a new technique. Proc. Roy. Soc. Med. Sec. Anaesth. **27**, I, 323–331 (1933).
EVANS, W. E. jr.: vgl. auch Nr. 155.

89. FARADAY, M.: Effects of inhaling the vapors of sulphuric ether. Aus: Quart. J. Sc. and the Arts. Miscellanea (Abschnitt XVI) **4**, 158–159 (1818).

90. FIGUIER: Exposition et histoire des principales découvertes scientifiques modernes. 3 Bd. 3. Aufl. Paris, 1854.

91. FISCHER, E. u. J. MERING: Über eine neue Classe von Schlafmitteln. Therap. Gegenw. **5**, 97–101 (1903).

92. FITCH, R. H., R. M. WATERS, and A. J. TATUM: The intravenous use of the barbituric acid hypnotics in surgery. Amer. J. Surg. **9**, 110–114 (1930).

93. FLOURENS, M. J. P.: Note touchant l'action de l'éther sur les centres nerveux. Compt. rend. Acad. sc., Paris **24**, 340–344 (1847).

94. FORD, W. W.: A prelude to ether anesthesia. New England J. Med. **231**, 219–223 (1944).
FORMAN, S. E.: vgl. auch Nr. 155.

95. FOURNEAU, E.: Sur quelques aminoalcools à fonction alsoolique tertiaire du type. Compt. rend. Acad. sc., Paris **138**, 766–768 (1904).

96. FREUND, A.: Über Trimethylen. Mhefte Chem. **3**, 625–635 (1882).

97. FÜLÖP-MILLER, R.: Triumph over pain. Übersetzt von EDEN und PAUL CEDAR. 438 S. New York: The Literary Guild of America Inc., 1938.

97a. FULTON, J. F., and M. E. STANTON: The centennial of surgical anesthesia, an annotated catalogue of books and pamphlets bearing on the early history of surgical anesthesia, exhibited at the Yale Medical Library, Okt. 1946. XV, 102 S. New York: Henry Schuman 1946.

98. FULTON, J. R.: Anesthesia in naval practice. S. Clin. North America **21**, 1545–1558 (1941).

99. GALE, J. W., and R. M. WATERS: Closed endobronchial anesthesia in thoracic surgery: preliminary report. Anesth. and Analg., N. Y. **11**, 283–287 (1932).

100. GANDOW, O.: Erfahrungen mit „Eunarcon", Zbl. Gynäk. **60**, 1701–1719 (1936).

101. GARRISON, F. H.: An introduction to the history of medicine. 4. Aufl., 966 S. Philadelphia: W. B. Saunders Co., 1929.

102. GATCH, W. D.: Nitrous oxid-oxygen anesthesia by the method of rebreathing with especial reference to the prevention of surgical shock. J. Amer. Med. Ass. **54**, 775–780 (1910).

103. GATEWOOD, E. L.: The psychology of music in relation to anesthesia. Amer. J. Surg. Anesth. Suppl. **35**, 47–50 (1921).

104. GELFAN, S., and I. R. BELL: The anesthetic action of divinyl oxide on humans. J. Pharmacol. exp. Ther. **47**, 1–3 (1933).

105. GEYER, G.; Zur Geschichte der intravenösen Narkose. Med. Klin. **37**, 497–499 (1941).

106. GIESEL, F.: Benzollpseudotropein (tropacocaine). Pharm. Ztg. **36**, 419 (1891).

107. GILLESPIE, N. A.: Endotracheal anaesthesia. 187 S. Madison (Wisconsin): University of Wisconsin Press 1941.

108. —: The signs of anaesthesia. Anesth. and Analg., N. Y. **22**, 275–282 (1943).
GILLESPIE, N. A.: vgl. auch Nr. 249, 288.
GOLDBLATT, S.: vgl. auch Nr. 270.

109. GORDON, H. L.: Sir JAMES YOUNG SIMPSON and chloroform. 233 S. London: T. Fisher Unwin 1897.

110. GRIFFITH, H. R., and G. E. JOHNSON: The use of curare in general anesthesia. Anesthesiology **3**, 418–420 (1942).

111. GUEDEL, A. E.: Inhalation anesthesia: a fundamental guide. 172 S. New York: Macmillan Co., 1937.

112. —: Nitrous oxide air anesthesia self administered in obstetrics; a preliminary report. Indianapolis Med. J. **14**, 476–479 (1911).

113. GUEDEL, A. E.: Third stage ether anesthesia: a subclassification regarding the significance of the position and movements of the eyeball. 4 S. Nat. Anesth. Res. Soc. Bull. No. 3 (1920).

114. —, and R. M. WATERS: A new intratrechaal catheter. Anesth. and Analg., N. Y. **7**, 238–239 (1928).
GUEDEL, A. E.: vgl. auch Nr. 165, 289.

115. GUTHRIE, S.: New mode of preparing a spirituous sulotion of chloric ether. Silliman J. **21**, 64–65. On pure chloric ether **22**, 105–106 (1832).

116. GWATHMEY, J. T.: Anesthesia, 1. Aufl. XXXII, 945 S. New York: D. Appleton Co., 1914.

117. —: Anesthesia … 2. Aufl. 799 S. New York: Macmillan Co., 1924.

118. —: Obstetrical analgesia; a further study, based on more than twenty thousand cases. Surg. Gyn. Obstetr. **5**. 190–195 (1930),

119. —: Oil-ether anesthesia. Lancet **2**, 1756–1758 (1913).

120. —: The story of oil-ether colonic anesthesia. Anesthesiology **3**, 171–175 (1942).

121. —, and W. C. WOOLSEY: The GWATHMEY-WOOLSEY nitrous oxide-oxygen apparatus. N. Y. Med. J. **96**, 943–946 (1912).

122. HAGGARD, H. W.: The absorption, distribution, and elimination of ethyl ether. J. biol. Chem. **59**, 737–802 (1924).

123. HALL, R. J.: Hydrochlorate of cocaine. N. Y. Med. J. **40**, 643–644 (1884).
HALLION,: vgl. auch Nr. 280.

124. HALSTED, W. S.: Practical comments on the use and abuse of cocaine … N. Y. Med. J. **42**, 294–295 (1885).

125. HARCOURT, A. V.: Report on experimental work done for the special chloroform committee of the British Medical Association. (1901, 1902). Brit. Med. J. **2**, 120–122 (1902).

126. HEIDBRINK, J. A.: in T. E. KEYS: The development of anesthesia. Anesthesiology **4**, 417 (1943).

127. —: The principles and practice of administering nitrous oxide-oxygen and ethylene oxygen. Dental Digest. **31**, 73–76; 156–158; 226–228,; 296–299; 382–384; 457–459; 545–547; 607–612; 674–677; 758–761 (1925).

128. HENDERSON, V. E.: and G. H. W. LUCAS: Cyclopropane: a new anesthetic. Anesth. and Analg., N. Y. **9**, 1–6 (1930).
HENDERSON, V. E.: vgl. auch Nr. 173.

129. HERB, I.: Ethylene: notes taken from the clinical records. Anesth. and Analg., N. Y. **2**, 230–232 (1923).

130. HERMANN, L.: Über die physiologischen Wirkungen des Stickstoffoxydulgases. Arch. Anat. Physiol. 521–536. (1846).
HERTZMAN, A. B.: vgl. Nr. 164.

131. HEWER, C. L.: Trichlorethylene as a general analgesic and anaesthetic. Proc. Roy. Soc. Med. Sect. Anaesth. **35**, 463–468 (1942).

132. —: Trichlorethylene as an inhalation anesthetic. Brit. Med. J. **1**, 924–927 (1941).

133. HEWITT, F. W.: The administration of nitrous oxide and ether in combination or succession. Brit. med. J. **2**, 452–454 (1887).

134. —: Anaesthetics and their administration. XX, 357 S. London: Charles Griffin and Co., 1893.

135. —: A new method of administering and economising nitrous oxide gas. Lancet **1**, 840–841 (1885).

136. HICKMAN, H. H.: A letter on suspended animation containing experiments showing that it may be safely employed on animals, with the view of ascertaining its probable utility in surgical operations on the human subject … Ironbridge: W. Smith 1824.
HINGSON, R. A.: vgl. auch Nr. 84, 176 a.

137. [HOOK, R.]: An account of an experiment made by M. HOOK, of preserving animals alive by blowing through their lungs with bellows. Philos. Transact. Roy. Soc. 2, 539–540 (1667).
HORTON, J. W.: vgl. auch Nr. 300.
138. HOWARD-JONES, W.: Spinal analgesia – a new method and a new drug-percaine. Brit. J. Surg. 7, 99–113; 146–156 (1930).
HOWELL, G. R.: vgl. auch Nr. 40.
138a. HUBELL, A.O.: Intravenous anesthesia in dentistry. Ann. Dent. 3, 84–93 (1944).
138b. —, and R. C. ADAMS: Intravenous anesthesia for dental surgery ... J. Amer. Dent. A. 27, 1186–1191 (1940).
HURLEY, V.: vgl. auch Nr. 3.
139. Hyderabad Commission: Report of the first Hyderabad chloroform commission. Lancet 1, 421–429 (1890).
140. —: Report of the second Hyderabad chloroform commission. Lancet 1, 149–159; 486–510; 1369–1393 (1890).
INGLIS, A. N.: vgl. Nr. 40.
141. [JACKSON, C. T.]: ... First practical use of ether in surgical operations. Boston Med. Surg. J. 64. 229–231 (1861).
142. —: A manuel of etherization: containing directions for the employment of ether, chloroform, and other anaesthetics by inhalation ... 134 S. Boston: J. B. Mansfield 1861.
143. JACKSON, D. E.: A new method for the production of general analgesia and anaesthesia with a description of the apparatus used. J. Laborat. Clin. Med. 1, 1–12 (1915).
JACKSON, D. E.: vgl. auch Nr. 270.
144. JARMAN, R.: History of intravenous anaesthesia with six years' experience in the use of pentothal sodium. Post.-Grad. Med. J. 17, 70–80 (1941).
145. —, and L. A. ABEL: Evipan: an intravenous anaesthetic. Lancet 2, 18–20 (1933).
JOHNSON, G. E.: vgl. auch Nr. 110.
146. JONES, G. W., R. E. KENNEDY, and G. J. THOMAS: Explosive properties of cyclopropane: Prevention of explosions by dilution with inert gases. U. S. Dept. of the Interior, Bureau of Mines, Report of Investigations. R. I. 17 S. 3511. 1940.
147. JUNKER, F. E.: Description of a new apparatus for administering narcotic vapours. Med. Times Gaz. 2, 590 (1867).
148. KAYE, G.: Scope and utility of the absorption and pressure techniques in gas anesthesia. Anesth. and Analg., N. Y. 18, 5–9 (1939).
KENNEDY, R. E.: vgl. auch Nr. 146.
149. KEYS, T. E.: A chronology of events relating to anesthesiology and allied subjects. Aus: J. S. LUNDY: Clinical anesthesia ... S. 705–717. Philadelphia: W. B. Saunders Co., 1942.
150. —: The development of anesthesia. Anesthesiology 2, 552–574 (1941); 3, 11–23, 282–294, 650–659 (1942); 4, 409–429 (1943).
KING, E.: vgl. auch Nr. 172.
151. KIRSCHNER, M.: Musik und Operation. Chirurg. 8, 429–431 (1936).
152. —: Eine psycheschonende und steuerbare Form der Allgemeinbetäubung. Chirurg. 1, 673–682 (1939).
152a. KIRSTEIN, A.: Autoskopie des Larynx und der Trachea. Berliner klin. Wschr. 32, 476–478 (1895).
153. KLEIMAN, M.: Histoire de l'anesthésie. Anesth. and Analg., N. Y. 5, 112–138 (1939).
KNIGHT. L. I.: vgl. auch Nr. 69.
KNOEFEL, P. K.: vgl. auch Nr. 165.

154. KOLLER, C.: Vorläufige Mitteilung über locale Anästhesierung am Auge. Bericht 16. Versammlung d. Ophthalmologischen Gesellsch., Heidelberg, 1884. Aus: Klin. Mbl. Augenhk. **22**, Beilageheft, S. 60–63 (1884).

155. KRANTZ, J. C. jr., C. J. CARR, S. E. FORMAN, and W. E. EVANS jr.: Anesthesia I. The anesthetic action of cyclopropyl methyl ether. J. Pharmacol. exp. Ther. **69**, 207–220 (1940).
KRANTZ, J. C. jr.: vgl. auch Nr. 26.

156. KUHN, F.: Perorale Tubagen mit und ohne Druck. Dtsch. Zschr. Chir. I. Teil **76**, 148–207 (1905); II. Teil **78**, 467–520 (1905); III. Teil **81**, 63–81 (1906). Vgl. auch KUHNS Buch: Die perorale Intubation. 162 S. Berlin: Karger 1911.

157. LAFARGUE, G. V.: Note sur les effets de quelques médicaments introduits sous l'épiderme. Compt. rend. Acad. sc. **3**, 397–398, 434 (1836).
LAHEY, F. H.: vgl. auch Nr. 72.
LALLEMAND, L.: vgl. auch Nr. 232.

157a. LARREY, D. J.: No pain in amputations at very low temperatures, 1807. Aus: J. T. GWATHMEY: Anesthesia ... S. 466. 2. Aufl. New York: Macmillan Co., 1924.

158. LEAKE, C. D.: Anaesthesia and blood reaction. Brit. J. Anaesth. **2**, 56–71 (1924).

159. —: The effect of ethylene-oxygen anesthesia on the acid-base balance of blood: a comparison with other anesthetics. J. Amer. Med. Ass. **83**, 2062 bis 2065 (1924).

160. —: The historical development of surgical anesthesia. Scient. Mthly. **20**, 304–328 (1925).

161. —: The rôle of pharmacology in the development of ideal anesthesia. J. Amer. Med. Ass. **102**, 1–4 (1934).

162. —: VALERIUS CORDUS and the discovery of ether. Isis **7**, 14–24 (1925).

163. —, and M. Y. CHEN: The anesthetic properties of certain unsaturated ethers. Proc. Soc. Exper. Biol. Med. **28**, 151–154 (1930).

164. —, and A. B. HERTZMAN: Blood reaction in ethaylene and nitrous oxid anesthesia. J. Amer. Med. Ass. **82**, 1162–1165 (1924).

165. —, P. K. KNOEFEL, and A. E. GUEDEL: The anesthetic action of divinyl oxide in animals. J. Pharmacol. exp. Ther. **47**, 5–16 (1933).

166. —, and R. M. WATERS: Anesthetic properties of carbon dioxid. Anesth. and Analg., N. Y. **8**, 17–19 (1929).
LEIGH, M. D.: vgl. auch Nr. 40.

167. LEMMON, W. T.: A method for continuous spinal anesthesia: preliminary report. Ann. Surg. **111**, 141–144 (1940).

168. LEVY, A. G.: Chloroform anaesthesia. VII, 159 S. London: John Bales, Sons and Danielson 1922.
LEWIS, D.: vgl. auch Nr. 176.

169. LIEBIG, J. VON: Über die Verbindung, welche durch die Einwirkung des Chlors auf Alcohol, Aether, ölbildendes Gas und Essiggeist entstehen. Liebigs's Annalen **1**, 182–230 (1832). Vgl. auch Ann. Chim. **49**, 146–204 (1832); Poggendorff's Annalen **24**, 245–295 (1832).

170. LONG, S. W.: An account of the first use of sulphuric ether by inhalation as an anaesthetic in surgical operations. South. Med. Surg. J. **5**, 705–713 (1849).

171. [LOWER, R.]: The method observed in transfusing the bloud out of one animal into another. Philos. Transact. Roy. Soc. **1**, 353–358 (1666).

172. [—, and E. KING]: An account of the experiment of transfusion, practised upon a man in London. Philos. Transact. Roy. Soc. **2**, 557–559 (1667).

173. LUCAS, G. H. W., and V. E. HENDERSON: A new anaesthetic gas: cyclopropane; preliminary report. Canad. Med. Ass. J. **21**, 173–175 (1929). LUCAS, G. H. W.: vgl. Nr. 128.

174. LUCKHARDT, A. B.: Ethylene anesthesia. Aus: J. T. GWATHMEY: Anesthesia. 2. Aufl. S. 711–731. New York: Macmillan Co., 1924.

175. —, and J. B. CARTER: Ethylen as a gas anesthetic; preliminary communication. J. Amer. Med. Ass. **80**, 1440–1442 (1923).

176. —, and D. LEWIS: Clinical experiences with ethylene-oxygen anesthesia. J. Amer. Med. Ass. **81**, 1851–1857 (1923).

176a. LULL, C. B., and R. A. HINGSON: The control of pain im childbirth: anesthesia, analgesia, amnesia – with an introduction by NORRIS W. VAUX. 356 S. Philadelphia: J. B. Lippincott Co., 1944.

177. LUNDY, J. S.: Balanced anesthesia. Minnesota Med. **9**, 399–404 (1926).

178. —: The barbitutares as anesthetics, hypnotics and antispasmodics use in more than 1000 surgical and non-surgical cases and in operations on animals. Anesth. and Analg., N. Y. **8**, 360–365 (1929).

179. —: Clinical anesthesia ... XXIX, 771 S. Philadelphia: W. B. Saunders Co., 1942.

180. —: Experience with sodium ethyl (l-methyl-butyl) barbiturate (nembutal) in more than 2300 cases. S. Clin. North America **11**, 909–915 (1931).

181. —: Intravenous anesthesia: particularly hypnotic anesthesia and toxic effects of certain new derivates of barbituric acid. Anesth. and Analg., N. Y. **9**, 210–217 (1930).

182. —: Intravenous anesthesia: preliminary report of the use of two new thiobarbiturates. Proc. Staff. Meet. Mayo Clin. **10**, 536–543 (1935).

182a. —: Keeping anesthetic records and what they show. Amer. J. Surg. (Quart. Supp. Anesth. and Analg.) **38**, 16–25 (1924).

183. —, E. B. TUOHY, R. C. ADAMS, and L. H. MOUSEL: Clinical use of local and intravenous anesthetic agents: general anesthesia from the standpoint of hepatic function. Proc. Staff. Meet. Mayo Clin. **16**, 78–80 (1941). LUNDY, J. S.: vgl. auch Nr. 231.

184. LÜSSEM, F.: Experimentelle Studien über die Vergiftung durch Kohlenoxyd, Methan und Aethylen. Zschr. klin. Med. **9**, 397–428 (1885).

185. LYMAN, H. M.: Artificial anaesthesia and anaesthetics. S. 6. New York: William Wood and Co., 1881. Vgl.: H. M. LYMAN: The discovery of anaesthesia. Virginia Med. Monthly **13**, 369–392 (1886). McCALLUM, J. T. C.: vgl. auch Nr. 302, 303.

186. MACEWEN, W.: Clinical observations on the introduction of tracheal tubes by the mouth instead of performing tracheotomy or laryngotomy. Brit. Med. J. **2**, 122–124; 163–165 (1880).

187. McGLINN, J. A.: Music in the operating room. Amer. J. Obstet. Gynec. **20**, 678–683 (1930). Ebenso in Transact. Amer. Gynec. Soc. **55**, 126–131 (1930).

188. McKESSON, E. I.: Blood pressure in general anesthesia. Amer. Surg. Anesth. Suppl. **30**, 2–5 (1916).

189. —: Fractional rebreathing in anesthesia; its physiological basis, technic, and conclusions. Amer. J. Surg. Anesth. Supp. **29**, 51–57 (1915).

190. —: Nitrous oxid-oxygen anaesthesia. With a description of a new apparatus. Surg. Gynec. Obstet. **13**, 456–462 (1911).

191. McMANUS, J.: Notes on the history of anesthesia; the WELLS memorial celebration at Hartford, 1894. Early records of dentists in Connecticut. 116 S. Hartford: Clark and Smith 1896.

192. MADDOX, J. K.: An introduction to "avertin" rectal anaesthesia. VIII.
2 Teile. 1. Teil 124 S. Sydney (Australien): Angus and Robertson 1931.
192a. MAGILL, I. W.: Endotracheal anesthesia. Anesth. and Analg., N. Y. **10**,
164–168 (1931).
192b. —: Technique in endotracheal anaesthesia. Anesth. Analg. N. Y. **10**,
164–168 (1931).
—, I. W.: vgl. auch Nr. 246.
MAJOR, R. T.: vgl. auch Nr. 247.
193. MANN, F. C.: Some bodily changes during anesthesia; an experimental
study. J. Amer. Med. Ass. **67**, 172–175 (1916).
194. —: Vascular reflexes with various tensions of ether vapor. Amer. J. Surg.
Anesth. Suppl. **31**, 107–112 (1917).
195. MATAS, R.: Intralaryngeal insufflation for the relief of acute surgical pneumothorax. Its history and methods with a description of the latest devices for
this purpose. J. Amer. Med. Ass. **34**, 1468–1473 (1900).
196. —: Local and regional anesthesia; a retrospective and prospect. J. Amer.
Surg. **25**, 189–196; 362–379 (1934).
197. —: Local and regional anesthesia with cocain and other analgesic drugs,
including the subarachnoid method, as applied in general surgical practice.
Philadelphia Med. J. **6**, 820–843 (1900).
198. —: On the management of acute traumatic pneumothorax. Ann. Surg **29**,
409–434 (1899).
199. [—]: Report of successful spinal anesthesia. J. Amer. Med. Ass. **33**, 1659
(1899).
200. MAXSON, L. H.: Spinal anesthesia. XXII, 409 S. Philadelphia: J. B. Lippincott Co., 1938.
201. MAYDL, K.: Über die Intubation des Larynx als Mittel gegen das Einfließen
von Blut in die Respirationsorgane bei Operationen. Wien. med. Wschr. **43**,
57–59; 102–106 (1893).
202. Medical Intelligence: Insensibility during surgical operations produced by
inhalation. Boston. Med. Surg. J. **35**, 413–414 (1846).
MEEK, W. J.: vgl. auch Nr. 252.
203. MELTZER, S. J., and J. AUER: Continuous respiration without respiratory
movements. J. Exper. Med. **11**, 622–625 (1909).
MELTZER, S. J.: vgl. auch Nr. 230.
MERING, J.: vgl. auch Nr. 91.
204. MILLER, A. H.: Ascending respiratory paralysis under general anesthesia.
J. Amer. Med. Ass. **84**, 201–202 (1925).
205. —: The origin of the word "anaesthesia". Boston Med. Surg. J. **197**,
1218–1222 (1927).
206. —: Technical development of gas anesthesia. Anesthesiology **2**, 398–409
(1941).
207. MOCK, H. E., and H. E. MOCK jr.: Refrigeration anesthesia in amputations.
J. Amer. Med. Ass. **123**, 13–17 (1943).
MOCK, H. E. jr.: vgl. auch Nr. 207.
208. MOLLIÈRE, D.: Note sur l'éthérisation par la voie rectale. Lyon méd. **45**,
419–423 (1884).
209. MOORE, J.: A method of preventing or diminishing pain in several operations of surgery. 50 S. London: T. Cadell, 1784.
210. MORTON, W. J.: The invention of anaesthetic inhalation; or "Discovery of
anaesthesia." 48 S. New York: D. Appleton and Co., 1880.
211. [MORTON, W. T. G.]: Circular. MORTONS Letheon. 14 S. Boston: Dutton
and Wentworth [1846].

211a. [MORTON, W. T. G.]: The first use of ether as an anesthetic. At the Battle of the Wilderness in the Civil War. J. Amer. Med. Ass. **42**, 1068–1073 (1904).

212. [—]: Letter from Dr. Wm. T .G. MORTON. Amer. J. Debt. Sc. **8**, 56–77 (1847).

212a. —: On the physiological effects of sulphuric ether and its superiority to chloroform. 24 S. Boston: D. Clapp 1850.

213. MORTON, W. T. G.: Remarks on the proper mode of administering sulphuric ether by inhalation. 44 S. Boston: Dutton and Wentworth 1847.

214. —: Statements, supported by evidence of W. T. G. MORTON, M. D. on his claim to the discovery of anaesthetic properties of ether ... 382 S. Washington 1853.

215. MOUSEL, L. H.: Modern trends in anesthesia. Kansas Med. Soc. J. **41**, 279–287 (1940).

216. NAKAGAWA, K.: Experimentelle Studien über die intravenöse Infusionsnarkose mittels Alkohol. Tohoku J. Exper. Med. **2**, 81–126 (1921).
NEFF, W. B.: vgl. auch Nr. 183.

216a. NEWTON, H. F.: Spinal anesthesia in thoracoplastic operations for pulmonary tuberculosis. J. Thorac. Surg. **4**, 414–428 (1935).

217. NIEMANN, A.: Sur l'alcaloide de coca. Tr. aus Archiv Pharmazie 102. J. Pharm. **37**, 474–475 (1860).

218. NOEL, H., and H. S. SOUTTAR: The anaesthetic effects of the intravenous injection of paraldehyde. Ann. Surg. **57**, 64–67 (1913).

218a. NOSWORTHY, M. D.: A method of keeping anesthetic records and assessing results. Brit. J. Anaesth. **18**, 60–179 (1943).

219. —: The value of anaesthetic records. St. Thomas's Hosp. Rep. **2**, 54–66 (1937).

220. NUNN, T. W.: Application of cold as an anaesthetic agent in operations for removing warty excrescences. Lancet **2**, 262 (1850).

221. ODOM, C. B.: Epidural anesthesia. Amer. J. Surg. **34**, 547–558 (1936).

222. O'DWYER, J.: Fifty cases of croup in private practice treated by intubation of the larynx, with a description of the method and of the dangers incident thereto. Med. Rec. **32**, 557–561 (1887).

223. [OLDENBURG, H.]: An account of the rise and attempts of a way to conveigh liquors immediatly into the mass of blood. Philos. Transact. Roy. Soc. **1**, 128–130 (1665).

224. ORÉ, P. C.: Des injections intra-veineuses de chloral. Paris Bull. Soc. Chir. **1**, 400–412 (1872).

225. —: Etudes cliniques sur l'anesthésie chirurgicale par la méthode des injections de chloral dans les veines. 154 S. Paris: J. B. Baillière et Fils 1875.
ORTH, O. S.: vgl. auch Nr. 288.

226. OSLER, W.: The first printed documents relating to modern surgical anaesthesia. Proc. Roy. Soc. Med. (Sect. Hist. Med.) **11**, 65–69 (1918). Abgedruckt in: Ann. Med. Hist. **1**, 329–332, „1917" (1918).

227. PAGÉS, F.: Anestesia metamérica. Rev. san. mil., Madrid **11**, 351–365; 385–396 (1921).

228. PARHAM, F. W.: Thoracic resection for tumors growing from the bony wall of the chest. Tr. South Surg. Ass. **11**, 223–363 (1898).

229. PECK, C. H.: Intratracheal insufflation anesthesia. (MELTZER-AUER). Observations on a series of 216 anaesthesias with the ELSBERG apparatus. Ann. Surg. **56**, 192–200 (1912).

230. —, and S. J. MELTZER: Anesthesia in human beings by intravenous injection of magnesium sulphate. J. Amer. Med. Ass. **67**, 1131–1133 (1916).

231. PENDER, J. W., and J. S. LUNDY: Anesthesia in war surgery. War Med. **2**, 193–212 (1942).

232. PERRIN, M., et L. LALLEMAND: Traité d'anesthésie chirurgicale. S. 16. Paris: Chamerot 1863.
233. PIROGOFF, N. I.: Recherches pratiques et physiologiques sur l'éthérisation. 109 S. St. Petersbourg: F. Bellizard & Cie, 1847.
234. PITKIN, G. P.: Controllable spinal anesthesia. Amer. J. Surg. 5, 537–553 (1928).
235. PODOLSKY, E.: Music as an anaesthetic. Etude 57, 707 (1939).
236. PRIESTLEY, J.: Experiments and observations on different kinds of air. 2. Aufl. London: J. Johnson 1775. Die erste Beschreibung findet sich in: "Observations of different kinds of air". Philos. Transact. Roy. Soc. 62, 147–264 (1772).
236a. PROSKAUER, C.: The simultaneous discovery of rectal anesthesia by MARC DUPUY, and NIKOLAI IVANOVICH PIROGOFF. J. Hist. Med. and Allied Sciences 2, 379–384 (1947).
237. QUINCKE, H.: Die Lumbalpunction des Hydrocephalus. Berliner klin. Wschr. 28, 929–933; 965–968 (1891).
238. RAGINSKY, B. B., and W. BOURNE: The action of ephedrine in avertin anesthesia. J. Pharmacol. Exp. Therap. 43, 209–218 (1931).
RAGINSKY, B. B.: vgl. auch Nr. 41, 81, 82.
239. RAPER, H. R.: A review of CRAWFORD W. LONG centennial anniversary celebrations. Bull. Hist. Med. 13, 340–356 (1943).
240. RICE, N. P.: Trials of a public benefactor, as illustrated in the discovery of etherization. XX, 460 S. New York: Pudney and Russell 1858.
241. RICHARDSON, B. W.: Reports and lectures on original researches in scientific practical medicine. I. On a new mode of producing local anaesthesia. Med. Times Gaz. 1, 115–117 (1866).
242. ROBINSON, V.: Pathfinders of medicine. 810 S. New York: Medical Life Press 1929.
243. ROSENTHAL, S. M., and W. BOURNE: The effect of anesthetics on hepatic function. J. Amer. Med. Ass. 90, 377–379 (1928).
244. ROTTENSTEIN, J. B.: Refrigeration anesthesia. Aus: Traité d'anesthésie chirurgicale. S. 299. Paris 1880.
245. ROVENSTINE, E. A.: A method of combining anesthetic and surgical records for statistical purposes. Anesth. and Analg., N. Y. 13, 122–128 (1934).
ROVENSTINE, E. A.: vgl. auch Nr. 71, 249, 252, 289.
246. ROWBOTHAM, E. S., and I. W. MAGILL: Anaesthetics in the plastic surgery of the face and jaws. Proc. Roy. Soc. Med. Sect. Anaesth. 14, 17–27 (1921).
RUGGIERO, W. vgl. auch Nr. 3.
247. RUIGH, W. L., and R. T. MAJOR: The preparation and properties of pure divinyl ether. J. Amer. Chem. Soc. 53, 2662–2671 (1931).
248. RUSCA: Rachianaesthesie mit Tutocain und Percain psychische Beeinflussung der Patienten durch Musik während der Operation. Schweiz. med. Wschr. 65, 637–638 (1935).
249. SAKLAD, M., N. GILLESPIE, and E. A. ROVENSTINE: Inhalation therapy, a method for the collection and analysis of statistics. Anesthesiology 5, 359–369 (1944).
SCHARPFF, W.: vgl. auch Nr. 292.
250. SCHLEICH, C. L.: Infiltrationsanästhesie (locale Anästhesie) und ihr Verhältnis zur allgemeinen Narcose (Inhalationsanästhesie). Verh. Dtsch. Ges. Chir. 21, 121–127 (4. Sitzungstag, 11. Juni 1892).
SCHMIDT, E. R.: vgl. auch Nr. 290.
SCOTT, J. P.: vgl. auch Nr. 303.
251. SEBRECHTS, J.: Note au sujet de la rachianesthésie. Bull. Acad. Roy. Med. Belgique 10, 543–638 (1930).

252. Seevers, M. H., W. J. Meek, E. A. Rovenstine, and J. A. Stiles: A study of cyclopropane anesthesia with especial reference to gas concentrations, respiratory and electrocardiographic changes. J. Pharmacol. Exp. Therap. **51**, 1–17 (1934).

253. Sertürner, F. W.: Über das Morphium, eine neue salzfähige Grundlage, und die Mekonsäure als Hauptbestandteil des Opiums. Gilbert's Ann. Physik **55**, 56–89 (1817).

253a. Severino, M. A.: Use of snow and ice for surgical anesthesia. Aus: Garrison, zitiert aus dessen Werk.
Shannon, G. E.: vgl. auch Nr. 26.

253b. Shileds, H. J.: Spinal anesthesia in thoracic surgery. Anesth. and Analg., N. Y. **14**, 193–198 (1935).

254. Shipway, F.: The selection of cases for avertin anaesthesia. Brit. J. Anaesth. **7**, 114–120 (1930).
Shonle, H. A.: vgl. auch Nr. 303.

255. Sicard, M. A.: Les injections médicamenteuses extradurales par voie sacro-coccigienne. Compt. redn. Soc. biol. **53**, 396–398 (1901).

256. Simpson, J. Y.: The obstetric memoirs and contributions of J. Y. Simpson. 2 Bände. 733 S. Herausgegeben von W. O. Priestley, and H. R. Storer. Philadelphia: J. B. Lippincott and Co., 1856.

257. — : On a new anaesthetic agent, more efficient than sulphuric ether. London Med. Gaz. **5**, 934–937 (1847). Ebenso Lancet **2**, 549–550 (1847).

258. Smith, T.: An inquiry into the origin of modern anaesthesia. 165 S. Hartford: Brown and Gross 1867.

259. Snow, J.: On chloroform and other anaesthetics; their action and administration. 443 S. Herausgegeben und mit einem Geleitwort des Autors versehen von B. W. Richardson. London: John Churchill 1858.

260. — : On narcoticsm by the inhalation of vapours. London Med. Gaz. **12**, 622–627 (1851).

261. — : On the inhalation of the vapour of ether in surgical operations: containing a description of the various stages of etherization, and a statement of the result of nearly eighty operations in which ether has been employed in St. George's and University College hospitals. 88 S. London: J. Churchill 1847.

262. Soubeiran, E.: Recherches sur quelques combinaisons du chlore. Ann. Chim. **48**, 113–157 (1831). Ebenso: J. Pharm. **17**, 657–672 (1831); **18**, 1–24 (1832).
Souttar, H. S.: vgl. auch Nr. 218.

263. Spessa, A.: Modo di rendere insensibile una parte nella quale devesi praticare qualche atto operatorio. Bull. sc. med., Bologna **11**, 224–226 (1871).
Stehle, R. L.: vgl. auch Nr. 42.

264. Stehle, R. L., and W. Bourne: The anesthetic properties of pure ether. J. Amer. Med. Ass. **79**, 375–376 (1922).

265. —, and W. Bourne: Concerning the mechanism of acidosis in anaesthesia. J. Biol. Chem. **60**, 17–29 (1924).

266. —, and W. Bourne: The effects of morphine and ether on the function of the kidney. Arch. Int. Med. **42**, 248–255 (1928).

267. —, W. Bourne, and H. G. Barbour: Effects of ether anaesthesia alone or preceded by morphine upon the alkali metabolism of the dog. J. Biol. Chem. **53**, 341–348 (1922).

268. von Steinbüchel (Graz): Die Scopolamin-Morphium-Halbnarkose in der Geburtshülfe. Rudolf Chrobak ... 60. Geburtstag. Beitr. Geburtsh. Gynäk. **1**, 294–326 (1903).
Stiles, J. A.: vgl. auch Nr. 252.

269. STILES, J. A., W. B. NEFF, E. A. ROVENSTINE, and R. M. WATERS: Cyclo-propane as an anesthetic agent: a preliminary clinical report. Anesth. and Analg., N. Y. **13**, 56–60 (1934).

270. STRIKER, C., S. GOLDBLATT, I. S. WARM, and D. E. JACKSON: Clinical experiences with the use of trichlorethylene in the production of over 300 analgesias and anesthesias. Anesth. and Analg., N. Y. **14**, 68–71 (1935).

271. SUTTON, W. S.: Anaesthesia by colonic absorption of ether. Ann. Surg. **51**, 457–479 (1910).

272. — : Anesthesia by colonic absorption of ether and oil-ether colonic anesthe-sia. 1. Teil. Anesthesia by colonic absorption of ether. Aus: J. T. GWATH-MEY: Anesthesia. S. 433–438. 2. Aufl. New York: Macmillan Co., 1924.
SWANSON, E. E.: vgl. auch Nr. 303

273. SWORD, B. C.: The closed circle method of administration of gas anesthesia. Anesth. and Analg., N. Y. **9**, 198–202 (1930).

274. TAIT, D., and G. CAGLIERI: Experimental and clinical notes on the sub-arachnoid space. Transact. med. Soc. California. Zusammenfassung in J. Amer. Med. Ass. **35**, 6–10 (1900).

275. TALLMAGDE, G. K.: The third part of the *De extractione* of VALERIUS CORRDUS. Isis. **7**, 394–411 (1925).
TATUM, A. J.: vgl. auch Nr. 92.

276. TAYLOR, F.: CRAWFORD W. LONG and the discovery of ether anesthesia. S. 81. New York: Paul B. Hoeber Inc., 1928.
THOMAS, G. J.: vgl. auch Nr. 146.

277. THOMS, H.: „Anesthésia à la Reine", a chapter in the history of anaesthesia. Amer. J. Obstet. Gynec. **40**, 340–346 (1940).

278. TRENDELENBURG, F.: Beiträge zu den Operationen an den Luftwegen. 2. Tamponade der Trachea. Arch. klin. Chir. **12**, 121–133 (1871).

279. TUFFIER T.: Analgésie chirurgicale par l'injection sous-arachnoidienne lom-baire de cocaïne. Compt. rend. Soc. biol. **51**, 882–884 (1899).

280. —, and HALLION: Opérations intrathoraciques avec respiration artificielle par insufflation. Compt. rend. Soc. biol. **48**, 951–953 (1896).
TUOHY, E. B., vgl. auch Nr. 183.

280a. TURNER, M.: An account of the extraordinary medicinal fluid, called ether . . . 16 S. London: J. Wilkie 1743.

281. VESALIUS, A.: *De humani corporis fabrica, libri septem.* Basel: Oporinus 1543.

282. WALLER, A. D.: The chloroform balance. A new form of apparatus for the measured delivery of chloroform vapour. Proc. Physiol. Soc., London 1908. Gedruckt in J. Physiol. **37**, S. VI–VIII (1908).

282a. WANGEMAN, C. P.: An experiment in the recording of surgical and anesthetic data in military service. Anesthesiology **2**, 179–185 (1941).

282b. —, and S. J. MARTIN: The recording of surgical and anesthetic data in two Army general hospitals. Anesthesiology **6**, 64–80 (1945).
WARDEN, C. E.: vgl. auch Nr. 3.
WARM, I. S.: vgl. auch Nr. 270.

283. WARREN, E.: Some account of the Letheon; or who was the discoverer. 2. Aufl. 79 S. Boston: Dutton and Wentworth 1847

284. WARREN, J. C.: Etherization with surgical remarks. V, 100 S. Boston: W. D. Ticknor and Co., 1848.

285. — : Inhalation of etheral vapor for the prevention of pain in surgical opera-tions. Boston Med. Surg. J. **35**, 375–379 (1846).

285a. WATERS, R. M.: Carbon dioxide absorption from anaesthetic atmospheres. Proc. Roy. Soc. Med. **30**, 11–22 (1936).

286. WATERS, R. M.: Clinical scope and utility of carbon dioxid filtration in inhalation anesthesia. Anesth. and Analg., N. Y. **3**, 20–22 (1924).
287. — : The evolution of anesthesia. I & II. Proc. Staff. Meet. Mayo Clin. **17**, 428–432 440–445 (1942).
287 a. — : Nitrous oxide centennial. Anesthesiloogy **5**, 551–565 (1944).
288. —, O. S. ORTH, and N. A. GILLESPIE: Trichlorethylene anesthesia and cardiac rhythm. Anesthesiology **4**, 1–5 (1943).
289. —, E. A. ROVENSTINE, and A. E. GUEDEL: Endotracheal anesthesia and its historical development. Anesth. and Analg., N. Y. **12**, 196–203 (1933).
290. —, and E. R. SCHMIDT: Cyclopropane anesthesia. J. Amer. Med. Ass. **103**, 975–983 (1934).
WATERS, R. M.: vgl. auch Nr. 92, 99, 114, 166, 269.
WATTS, J.: vgl. auch Nr. 16.
291. WEESE, H.: Pharmakologie des intravenösen Kurznarkotikums Evipan-Natrium. Dtsch. med. Wschr. **1**, 47–48 (1933).
292. — u. W. SCHARPFF: Evipan, ein neuartiges Einschlafmittel. Dtsch. med. Wschr. **2**, 1205–1207 (1932).
293. WELCH, W. H.: A consideration of the introduction of surgical anaesthesia. 24 S. Boston: [The Barta Press 1908 ?].
294. Wellcome Historical Medical Museum, London, Souvenir, HENRY HILL HICKMAN, Centenary Exhibition, 1830–1930, im Wellcome Historical Medical Museum. 85 S. London: Wellcome Foundation Ltd., 1930.
295. WELLS, H.: A history of the discovery of the application of nitrous oxide gas, ether and other vapors, to surgical operations. Hartford: J. G. Wells 1847.
296. WELLS, T. S.: Three cases of tetanus in which "woorara" was used. Proc. Roy. Med. Chir. Soc., London **3**, 142–157 (1859).
297. WILKS, S., and G. T. BETTANY: A biographical history of Guy's Hospital. S. 388–389. London: Ward, Lock, Bowden and Co., 1892.
298. WOOD, A.: On a new method of treating neuralgia by the direct application of opiates to the painful points. Edinburgh Med. Surg. J. **82**, 265–291 (1855).
299. WOOD, P. M., and R. S. BICKLEY: Observations on the use of tribromethanol (avertin). Amer. J. Surg. **34**, 598–605 (1936).
300. WOODBRIDGE, P. D., J. W. HORTON, and K. CORNNELL: Prevention of ignition of anesthetic gases by static spark. J. Amer. Med. Ass. **113**, 740–744 (1939).
WOOLSEY, W. C.: vgl. auch Nr. 121.
300 a. WYCOFF, B. S.: Intravenous anesthesia in oral surgery. Amer. J. Orthodont. **24**, 875–877 (1938).
301. YOUNG, H. H.: LONG, the discoverer of anesthesia. Bull. Johns Hopkins Hosp. **8**, 174–184 (1897).
302. ZERFAS, L. G., and J. T. C. McCALLUM: The analgesic and anesthetic properties of sodium isoamylethyl barbiturate: preliminary report. Indiana State Med. Ass. J. **22**, 47–50 (1929).
303. —, J. T. C. McCALLUM, H. A. SHONLE, E. E. SWANSON, J. P. SCOTT, and G. H. A. CLOWES: Induction of anesthesia in man by intravenous injection of sodium iso-amyl-ethyl barbiturate. Proc. Soc. Exp. Biol. Med. **26**, 399–403 (1929).

Die Zukunft der Anaesthesie

„Respice, aspice, prospice!" lautete eine alte Römerregel. Die vorhergehenden Kapitel dieses Buches befaßten sich mit den beiden ersten Forderungen. Jedem Versuch indessen, dem dritten Ratschlag nachzukommen, stellt sich die Überlegung entgegen, wie sehr gerade die Ereignisse der letzten fünf Jahre jegliche Prophezeiung ad absurdum geführt haben! Trotzdem gibt man sich nur zu gerne gewissen Spekulationen über die Folgen von Ereignissen aus der Vergangenheit hin. Im Verlaufe eines Jahrhunderts ist die Anaesthesie zu einem Begriff geworden, wobei die vergangenen dreißig Jahre mehr Neues gebracht haben als die ersten siebzig! Aus dieser allgemeinen Beobachtung lassen sich sehr wohl Schlüsse auf die Zukunft dieses Faches ziehen.

Die fundamentale Neuorientierung der Anaesthesie in diesem Jahrhundert geht weit über die Einführung neuer Medikamente und Techniken hinaus. Sie ist darin zu sehen, daß eine zunehmende Anzahl von Medizinern gelernt hat, ihre pharmakologischen, physiologischen, pathologischen und klinischen Erfahrungen in den Dienst der Sache zu stellen. Dies ist ja auch das Charakteristische an JOHN SNOWS Pionierleistung unter den klinischen Anaesthesisten. In der Zwischenzeit haben sich zu viele, denen es an Wissen, Fähigkeit und Unternehmungsgeist fehlte, auf diesem Gebiet versucht. Das Ergebnis ist eine allgemeine Unterbewertung des Ansehens des Anaesthesisten und seiner Leistung dem Patienten gegenüber, die als rein mechanisch betrachtet wird. Diese Ansicht ist in der Tat so weit verbreitet, daß man die Verabreichung der Narkose einem Personenkreis überlassen hat, der keinerlei ärztliche Ausbildung und nur ein minimales Wissen um die Funktionen des menschlichen Körpers oder des Krankheitsgeschehens und die damit vergesellschafteten vielfältigen Funktionsabläufe besaß.

In den vergangenen Jahren konnte die Anaesthesie einen Zustrom sorgfältig ausgebildeter Kräfte verzeichnen, die gewillt waren, sich ganz in den Dienst der Sache zu stellen. Sie widmeten sich der Erforschung bestimmter Veränderungen im menschlichen Körper, wie sie im Verlauf von Erkrankungen auftraten. Sie studierten den Einfluß von Medikamenten, die Bewußtlosigkeit hervorrufen, und den Einfluß chirurgischer Manipulationen. Sie vermochten zu zeigen, daß auch unter Narkosebedingungen beim Menschen Untersuchungen durchgeführt werden können, die an Exaktheit der an einem Versuchstier nicht nachstanden. Dabei verstärkte sich der Eindruck von der Bedeutung schriftlicher Aufzeichnungen über den präoperativen Zustand und das Auftreten postoperativer Komplikationen. Die Einführung von Vervielfältigungsmethoden erlaubte eine zeitsparende, rationelle Korrelation der Ergebnisse und statistische Vergleichsmöglichkeiten.

Die Chirurgen erkannten nach und nach, wie sehr ihre Arbeit dadurch erleichtert wurde und ihre Verantwortung sich verringerte, daß sie sich der Assistenz eines „ausgebildeten Anaesthesisten" versicherten, der sich in physiologischen Begriffen auskannte. Die in hohem Maße verbesserte Anaesthesie erlaubte, eine Operation unter weitaus günstigeren Bedingungen durchzuführen. Sie waren dadurch in der Lage, ihre Aufmerksamkeit uneingeschränkt dem Operationsgebiet zuzuwenden, in dem sicheren Bewußtsein, daß ein Fachmann seinerseits über den Allgemeinzustand des Patienten wachte. Sie wußten aus Erfahrung, daß er in jedem Falle, wenn es nötig sein würde, alles veranlassen und eine entsprechende Behandlung einleiten würde. Darüberhinaus wirkten sich seine Beobachtungen gelegentlich vorteilhaft auf die Arbeitsweise des Chirurgen aus.

In den verflossenen zehn Jahren haben die Fachärzte für Anaesthesie bewiesen, daß ihre Dienste auch außerhalb des Operationssaales von Wert sein können. Das Wissen um normale und davon abweichende Atemveränderungen setzen sie imstande, beim Auftreten mechanischer Behinderung oder einer zentral bedingten Atemdepression tätig zu werden, nicht zu reden von ihrer Erfahrung in der Diagnose und Therapie postoperativer Komplikationen. Der routinemäßige Umgang mit Inhalationsstoffen qualifiziert sie für die Durchführung der physikalischen Therapie auf diesem Gebiete. Die Blockade von Nerven verschiedener Körperabschnitte gehört für sie zur alltäglichen Angelegenheit und deren Anwendung auf therapeutischem und diagnostischem Gebiet gesellt sich nutzbringend neben die Anwendung bei Operationen. Tagtäglich sehen sie sich mit der unterschiedlichen Reaktion des Einzelnen auf eine bestimmte Menge eines Hypnotikums oder Analgeticums konfrontiert, wodurch sie häufig in der Lage sind, das für den Patienten und seine jeweiligen Erfordernisse am besten geeignete Mittel anzuordnen. Beurteilung und Behandlung von Unfällen auf einem der beiden vitalen Sektoren: der Atmung und dem Kreislauf, stellen für sie nichts außergewöhnliches dar und begegnen ihnen sowohl in der Ambulanz als auch auf Station und im Operationssaal.

Eine erfolgreiche Bewältigung dieser Aufgaben setzen nicht nur eine gesunde klinische Urteilskraft, sondern auch manuelle Geschicklichkeit beim behandelnden Arzt voraus. Ein Pfleger oder eine Schwester werden ungeachtet ihrer praktischen Fähigkeiten, nicht über die notwendigen physiologischen, pharmakologischen und klinischen Voraussetzungen verfügen, die für die Beurteilung dieser Funktionen nötig sind. Die vom Hilfspersonal verabreichte Narkose wird deshalb ein Bild sein, das in Zukunft langsam aber sicher aus dem Operationssaal verschwindet.

Eine der vordringlichsten Aufgaben besteht deshalb in der Ausbildung von genügend qualifizierten Anaesthesisten, um diesem Umstand Rechnung zu tragen. Die American Medical Association umfaßt etwa 6400 Krankenhäuser in den USA, die Mitgliederzahl der Amerikanischen Anaesthesiologenvereinigung beträgt etwas über 1500. Es muß unsere vornehmste Pflicht sein, wenigstens in jedem Landkrankenhaus einen fachlich qualifizierten Anaesthesisten zu haben. Um dies zu erreichen, bedarf es drastischer Reformen. Medizinische Fakultäten, die eine Abschlußprüfung ohne den Nachweis einer hinreichenden Ausbildung in Anaesthesie ermöglichen, sind keine Seltenheit und in weitaus den meisten kommt der „Unterricht" den Vorstellungen „vom Blinden, der den Blinden führt", nahe. Man geht nicht fehl in der Annahme, daß über kurz oder lang jede medizinische Ausbildungsstätte im Lande über eine Anaesthesieabteilung verfügen wird, die sich ausschließlich aus erfahrenen und berufenen Kräften zusammensetzt.

Diese Abteilungen werden über eine ausreichende Stellenzahl verfügen, wodurch sie sowohl wirksame Forschung als auch Lehre und die Facharztausbildung garantieren. In einer derartigen Abteilung wird sich eine weitergehende Spezialisierung vollziehen. So ist beispielsweise eine Unterabteilung „Inhalationstherapie", oder eine „diagnostische" und „therapeutische" Arbeitsgruppe denkbar.

Wie sich an besonderen Beispielen unschwer zeigen läßt, hat die Vergangenheit einem einzelnen Medikament oder seinem Anwendungsmodus viel zu große Bedeutung beigemessen. Bis auf den heutigen Tag ist die Literatur voll des Widerstreites sich gegenseitig befehdender Methoden und ihrer Verfechter. Im Grunde genommen gibt es jedoch kein schlechthin ideales Mittel und keine ideale Methode: keines, das für jeden Zweck und für jeden Patienten, in jeder Hand gleich gut geeignet ist. Von einem klugen Mann stammt der Ausspruch, daß ein Anaestheticum so gut und so schlecht ist, als derjenige, von dem es angewendet wird. Die wenigen, die sich angewöhnt haben, in physiologischen Begriffen zu denken, sind sich der Tatsache wohl bewußt, daß dem Mittel und seinem Anwendungsmodus nur untergeordnete Bedeutung zukommen. Worauf es ankommt, sind klinische Urteilskraft. Sie ermöglicht dem Anaesthesisten, das unter den gegebenen Umständen für den Patienten beste Mittel und die sicherste Methode zu wählen. Mit zunehmender Anzahl qualifizierter Kollegen darf indessen damit gerechnet werden, daß diese Fähigkeit zunimmt. Mehr als bisher muß darauf hingewiesen werden, daß es nicht so sehr der Mangel an neuen Mitteln und Wegen ist, als das Fehlen geeigneter Fachleute, die bereits bekannten Mittel und Methoden beherrschen, das so schwerwiegende Folgen hat!

Dem Einzelnen kommt in Zukunft eine größere Bedeutung zu als dem apparativen Aufwand. Die Anaesthesie verflossener Jahre hat gezeigt, wie weitgreifender die Anforderungen an das Individuum sind und in welch stärkerem Maße eine geistige Leistung Voraussetzung ist für das sonst bloße Ritual manueller Vorgänge. Es hat sich klar gezeigt, daß auch Persönlichkeiten von außergewöhnlicher geistiger Spannkraft und persönlicher Legitimation eine schöpferische Bestätigung in ihr zu finden vermögen. In dem Maße, wie sich diese Tatsache herumspricht, wird die Zahl derer zunehmen, die von sich aus die Voraussetzungen mitbringen, in der Anaesthesie tätig zu werden. Darin darf man heute noch die eigentliche mißliche Lage unseres Fachgebietes erblicken. Man muß jedoch kein Prophet sein, um zu erkennen, wie man derartigen Leuten die Sache schmackhaft machen kann: indem man ihnen sowohl eine angemessene finanzielle Unterstützung als auch die notwendige Förderung bei der Verfolgung ihrer Ziele gewährt! In der Vergangenheit bestand wenig oder keine Neigung dazu. die Ausbildung zum Anaesthesisten zu fördern. Der großzügig dotierte und von Lord Nuffields gestiftete Lehrstuhl an der Universität Oxford stellt dabei ein Novum dar. Jedoch bestehen – wenn nicht alles trügt – große Hoffnungen auf Gründungen ähnlicher Art in verschiedenen Ländern. Die Anaesthesie ist ein junges Fach und noch ist es dem Einzelnen möglich, die Mehrzahl der Fachkollegen anderer Nationen persönlich zu kennen. Doch sind einige wenige internationale Freundschaftbande und Zeichen des Verständnisses bedeutsamer als gemeinsame fachliche Interessen. Das gilt ganz besonders für die Ärzteschaft. Der Mensch ist auf der ganzen Welt von gleichen Leiden heimgesucht, deren Behandlung die gleiche ist und der Wunsch, der leidenden Menschheit zu helfen, macht vor den Ländergrenzen nicht halt. Wenn wir uns nicht in die Verstrickungen des Hasses verlieren wollen, muß zwischen den Völkern eine größere Verständnisbereitschaft herrschen. Im Sinne der Welt von morgen erscheint die Schaffung einer repräsentativen Internationalen Gesellschaft der Anaesthesisten höchst wünschenswert. Ich wage die Prophezeiung, daß dies über kurz oder lang der Fall sein wird.

HICKMAN starb jung, verlacht und enttäuscht, WELLS nahm sich, der vielen Anfeindungen überdrüssig, das Leben. In unserem Jahrhundert waren es HOWARD-JONES und IVOR LEWIS – beide haben entscheidenden Anteil an der Entwicklung der Anaesthesie – die ihrem Leben selbst ein Ende setzten. So belohnte die Medizin ihre Pioniere auf dem Gebiete der Anaesthesie. Wir hoffen, daß diese Ära nun vorüber ist. Auch in Zukunft werden sich tragische Einzelfälle infolge mangelnden Verständnisses der Umwelt finden, aber die meisten Ärzte sind dabei, den Anaesthesisten gegenüber eine positive Haltung einzunehmen. Die Zukunft wird der Generation gehören, die sich anschickt, aus den Trümmern des vergangenen Krieges ein neues Weltbild zu formen. Der Mittelmäßigkeit mag es nun

genug sein, für den Augenblick wird der Einsatz der Besten erforderlich –
derjenigen, die keinen Moment zögern „zu geben, koste es, was es wolle, zu
kämpfen, ohne die Wunden zu scheuen, zu arbeiten und nicht zu rasten, zu
forschen und nicht nach dem Erfolg zu fragen". Wenn auch nur einige der
jüngeren Generation mit diesen hochgestellten Zielen und Fähigkeiten die
dahinter verborgenen Möglichkeiten erkennen, und sich entschließen
können, ihr Leben und ihre Anstrengungen in den Dienst der Anaesthesie
zu stellen, erscheint die Zukunft fürwahr in hellem Glanze.

NOEL A. GILLESPIE

Anhang

Die Traktakte über den Äther ("Letheon")
von Morton und Warren

Von John F. Fulton

Der Entschluß William Mortons, für sein Anaestheticum Patentschutz
zu beantragen, stellte ihn vor die Notwendigkeit, gedruckte Richtlinien
über den neuartigen Stoff und seine Verwendung zu verfassen.

Sir William Osler lenkte die öffentliche Aufmerksamkeit darauf und
gab seiner Hoffnung Ausdruck, daß sie eines Tages zusammengestellt und
bibliographisch ausgewertet werden möchten (1). Im vergangenen Jahr
haben wir nun einen Versuch in dieser Richtung unternommen und das
gesammelte Material stellten wir Herrn Keys selbstverständlich gerne für
sein Buch zur Verfügung. Eine vollständige bibliographische Ausgabe der
Traktate kann man dem Katalog der Ausstellung über die historische Entwicklung der Anaesthesie, die im Dezember 1944 in der Medizinischen
Bibliothek der Yale Universität stattfand, entnehmen.

In der wenig bekannten Mortonschen Biographie von Benjamin P.
Poore aus dem Jahre 1865 (2) findet sich folgender Abschnitt:

„Der Weg, den Dr. Morton beschritt, um der Allgemeinheit seine
Versuchsergebnisse der Ätheranwendung mitzuteilen, bestand in einer
von ihm erscheinenden Flugschrift. Wie der Name besagt, war ihr
Inhalt ursprünglich rein belehrender Natur."

In dem Maße aber in dem sie, gemeinsam mit den Erfolgsmeldungen
über die Äthernarkose, zum Gegenstand von Zeitungsartikeln und Berichten in allen Teilen des Landes gemacht wurde, nahm sie an Umfang zu. Sie
erreichte schließlich die Größe einer engbedruckten vierseitigen Ausgabe.
Bald nahm die regelmäßig erscheinende Schrift den Charakter eines
Pamphletes an, von dem unter Mortons unmittelbarer Leitung 5 verschiedene Folgen erschienen. Ihr Inhalt stellte eine Auswahl authentischen
Nachrichtenmaterials über die Narkose der damaligen Zeit in Europa und
Amerika dar. Sie enthielt in der vorliegenden Form eine komplette Sammlung aller Argumente, die gegen die Gegner der Ätheranwendung ins
Treffen geführt werden konnten. Ihre Herausgabe durch Dr. Morton
geschah mit großer Sorgfalt und bereitete diesem manches Kopfzerbrechen,
da er für den Inhalt allein verantwortlich war.

Als die Meldung von der geglückten Aufnahme seiner Erfindung in Europa zurück über den Atlantik kam, änderte Dr. Morton die Bezeichnung seiner Mitteilungen. Er behielt den knappen Titel bei und fügte den Untertitel *"A Voice from Europe"* (Die Stimme Europas) hinzu. Die letzte Folge seiner nunmehr fast hundert Seiten umfassenden Schrift ist von größtem Interesse. Sie war geeignet, so manche Vorurteile aus der Welt zu schaffen, die entweder dadurch entstanden waren, daß über die authentische Darstellung der Erfindung nur unvollständige Quellen vorlagen oder es vielen überhaupt unmöglich war, eine eigene Meinung zu bilden.

Diese „*Stimme Europas*", wie die 5. Folge von Mortons Traktaten nunmehr genannt wurde ,wirkte wie Tau auf die Gemüter der Skeptiker in den medizinischen Vereinigungen Amerikas und ihr Erscheinen vermochte den größten Vorurteilen wirksam zu begegnen. Man mag es als verwunderlich ansehen, daß sich ausgerechnet die gleiche Beschreibung in einer anderen zeitgenössischen Biographie über Morton von Nathan P. Rice (3) aus dem Jahre 1858 wiederfindet. Rice erwähnt Poores Biographie mit keinem Wort, aber ein Vergleich beider Stellen läßt erkennen, daß sich Rice größtenteils der Darstellung Poores bedient hat, ohne jedoch dies anzugeben. Dabei findet auf der Titelseite von Poores Buch ein Hinweis, der besagt, daß: „. . . von dieser Ausgabe nur eine geringe Anzahl zur beliebigen Benützung, Abänderung oder zusätzlichen Anmerkung durch Mortons Freunde veröffentlicht worden ist . . . Die Vervielfältigung eines Teiles desselben oder des ganzen Inhaltes ist unter allen Umständen untersagt, gesetzt den Fall, daß ein Exemplar zufällig den Weg in die Öffentlichkeit, für die es nicht gedacht ist, fände."

Die erste gedruckte Mitteilung, die Morton zusammenstellte, besteht aus einem einfachen Faltblatt, das *"To Surgeons and Physicians"* betitelt war. Damit kam zum Ausdruck, daß der „Abonnent" in der Lage war, das Mittel völlig selbständig zu verabreichen. Das in der Bibliothek der *Massachussetts Historical Society* aufbewahrte Exemplar (Abb. 43A und Abb. 43B) trägt die Adresse Dr. J. Mason Warrens nebst einem Poststempel vom 20. November 1846. Am gleichen Tage findet sich auch eine Anzeige Mortons im *"Boston Evening Transcript"*. Das *"Boston Medical and Surgical Journal"* vom 2. Dezember brachte ebenfalls in seinem Anzeigenteil eine kurze Mitteilung unter der Überschrift *"General Circular – Public Caution"* (Allgemeine regelmäßige Mitteilung – Öffentlichkeit Achtung!). Wahrscheinlich erschien diese Anzeige auch in Einzelexemplaren und wir glauben, daß Morton sie als die erste Folge seiner regelmäßigen Schriftenreihe aufgefaßt hat. Bisher ließ sich kein derartiges Exemplar finden. Ebenso ist es uns nicht gelungen, die von Rice beschriebene, engbedruckte, vierseitige Ausgabe ausfindig zu machen.

Wir geben daher im folgenden die Traktate und Anzeigen Mortons wieder:

Gesammelte Schriften von W. T. G. Morton
Richtlinien für 'Chirurgen und Ärzte'

1. Das einseitige Faltblatt mit der Überschrift „Für Chirurgen und Ärzte" muß bereits vor dem 20. November 1846 in Druck erschienen sein. Da es die erste öffentliche Mitteilung MORTONS an die Allgemeinheit darstellt, führen wir es als erstes an. Es ist in der Mitte gefaltet und konnte ohne

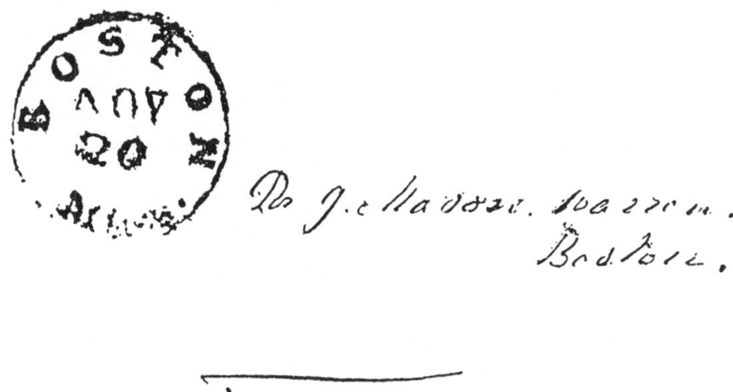

Abb. 46a. Außenseite des gefalteten Briefes von Mortons Bekanntmachung mit Poststempel und der Adresse von Dr. J. MASON WARREN, Boston.

Briefumschlag versandt werden (vgl. Abb. 46a und b). Zwei derartige Exemplare sind wiederaufgefunden worden, eines in Besitz der *Massachussetts Historical Society*, adressiert an Dr. J. MASON WARREN, das andere im *Essex Institute* in Salem, Massachussetts. Es war an Herrn Dr. HENRY WITHERLAND, Salem (Massachussetts) gerichtet und trug den Poststempel: Boston, 23. November.

Veröffentlichungen in Zeitungen

2. Der *"Boston Evening Transcript"* brachte in seiner Ausgabe vom 20. November 1846 unter der Überschrift „Für die Öffentlichkeit" eine Notiz, die besagte, daß MORTON um einen Patentschutz nachgesucht hatte.

3. Im *"Boston Medical and Surgical Journal"* vom 25. November 1846 findet sich unter der Überschrift: „*An Chirurgen und Ärzte*" auf der Rückseite eines Anzeigenblattes eine Bekanntmachung. Es handelt sich um denselben Text wie unter 1., doch fügte MORTON noch ein Postskriptum hinzu: „*Diejenigen Chirurgen und Ärzte, welche sich mit der Wirkung dieses neuen*

Mittels vertraut machen wollen, lade ich hiermit höflichst ein, sich bei mir einzufinden. In der nächsten Ausgabe dieser Zeitschrift wird man dieses Verfahren dann näher bezeichnet finden".

Auf derselben Seite kann man eine weitere Anzeige Mortons lesen, in welcher er sich erbietet, Unterweisungen in der Zahnheilkunde zu erteilen.

TO SURGEONS AND PHYSICIANS.

The subscriber is prepared to furnish a person fully competent to administer his compound to patients who are to have surgical operations performed, and when it is desired by the Operator that the patient should be rendered insensible to pain. Personal or written application may be made to

W. T. G. MORTON,

Dentist,

No. 19, Tremont Row, Boston.

Abb. 46 b. Mortons erste gedruckte Bekanntmachung zur chirurgischen Anaesthesie, ein gefaltetes Blatt, das zur Abb. 43a gehört.

4. Im *"Boston Medical and Surgical Journal"* vom 2. Dezember 1846 liest man unter der bekannten Überschrift: *"General Circular – Public Caution"* wieder eine Anzeige. Sie kehrt in der Ausgabe des Journals vom 9., 16., 23., 30. Dezember 1846 und vom 13. Januar 1847 wieder.

Mitteilungen über Mortons „Letheon"

5. Erste Ausgabe, eine Seite umfassend,   Boston, 26. November 1846. Es handelt sich hierbei wahrscheinlich um eine der geschilderten Zeitungsanzeigen, deren Text identisch ist mit dem unter 3. abgedruckten und von der wir kein Exemplar besitzen.

6. Zweite Ausgabe, vier Seiten umfassend,   Boston, Dezember 1846.
Bei ihr handelt es sich vermutlich um das von POORE und RICE in ihren
Biographien benutzte Exemplar, das bisher nicht wiederaufgefunden
werden konnte.

7. Dritte Ausgabe, 14 Seiten umfassend,   Boston, ?. Dezember 1846.
Diese Schrift hat durch den Abdruck von Briefen und Auszügen aus Zeitschriften an Seitenzahl gewonnen und erschien etwa Mitte Dezember.
Exemplare davon befinden sich sowohl in der "*Army Medical Library*" als
auch in der "*Treadwell Library*" des *Massachusetts General Hospitals.*

8. Vierte Ausgabe, 42 Seiten umfassend,   Boston, Januar 1847.
Diese nunmehr auf 42 Seiten angewachsene Folge enthält unter dem
Datum des jeweiligen Tages Auszüge bis zum 30. Dezember 1846. Ein
Exemplar befindet sich in der Ärztlichen Bibliothek in Philadelphia.

9. Fünfte Ausgabe, 88 Seiten umfassend,   Boston, Mai 1847.
Es stellt die letzte der regelmäßigen Mitteilungen dar, die unter der Überschrift „Stimme Europas" erschienen sind und ihre Auflagenziffer muß
hoch gewesen sein, da uns viele Exemplare erhalten sind. Sie befanden sich
in drei verschiedenfarbenen Umschlägen: gelb, grün und blau.

Mortons weitere Mitteilungen über den Äther

10. "Remarks on the proper mode of administering sulphuric ether by
inhalation". (Bemerkungen über die richtige Anwendungsweise des
Schwefeläthers zur Inhalation.) Gedruckt bei Button and Wentworth in
Boston, 1847, 44 Seiten, hellgrauer Pappkartoneinband mit Goldrand und
„petit point"-Muster.

11. *Mémoire sur la découverte du nouvel emploi de l'éther sulfurique suivi des
pièces justivicatives*". (Anmerkungen über den Gebrauch des Schwefeläthers
und einem Anhang mit Schriftstücken zur Rechtfertigung seines Ge-
brauchs.) Druckerei: Boutrache, Paris, 1847, 60 Seiten. Ein Exemplar in
Bostoner Athenaeum.

12. "*On the loss of teeth, and the modern way of restoring them, as practised by
W. T. G. Morton and Francis Whitman*". (Über den Zahnverlust und
moderne Wege der Wiederherstellung nach der Methode von W. T. G.
MORTON und FRANCIS WHITMAN.) Gedruckt bei Damrell & Moore,
Boston, 1847, 33 Seiten, 2 Abbildungen, ein Anhang "*Great Discovery*"
(Großartige Entdeckung) auf den Seiten 18–23, nebst Briefen und Aus-
schnitten. Erste Ausgabe vom 16. August 1847, Paris.

13. *Rapport des administrateurs de l'Hôpital Général des Massachussetts,
suivi de l'histoire de la découverte de l'èther et du mémoire addressé par la Docteur
Morton á L'Académie Francaise*". (Bericht über die sich mit der Ätheranwendung befassenden Ärzte am Massachusetts General Hospital, sowie

von der Geschichte der Entdeckung des Äthers und Richtlinien über seinen
Gebrauch von Dr. Morton für die Französische Akademie der Wissen-
schaften.) Herausgegeben von R. H. Dana jr., Cambridge, gedruckt bei
Metcalf & Co., 1848, 144 Seiten, 2 Abbildungen.

14. *"On the loss of teeth, and the modern way of restoring them, as practised by
W. G. T. Morton."* (Über den Zahnausfall und moderne Wege der Wiederherstellung nach der Methode von W. G. T. Morton.) Zweite Auflage
10000 Exemplare, gedruckt bei William A. Hall, 1848, Boston, 32 Seiten,
2 Abbildungen. Obgleich angeblich 10000 Exemplare in Umlauf gesetzt
wurden, gelang es nur, 2 aufzufinden, eines im *"Essex Institute"* in Salem
(Massachusetts), und eines in der *"Army Medical Library"*. Unter der Überschrift "Pressestimmen" erscheint auf den Seiten 17–31 ein Anhang mit
einer Fülle von Zitaten. Der Mitautor der ersten Ausgabe, Dr. Whitman,
war Anfang des Jahres 1848 verstorben.

15. *"On the physiological effects of sulphuric ether, and its superiority to
chloroform."* (Über die physiologischen Wirkungen des Schwefeläthers und
sein Vorteil gegenüber dem Chloroform.) Gedruckt bei David Clapp, Büro
für medizinische und chirurgische Schriften. Boston, 1850, 24 Seiten,
kremefarbener Pappeinband.

16. *Comparative value of sulphuric ether and chloroform".* (Ein Vergleich
über die Brauchbarkeit von Äther und Chloroform.) Boston Medical
Surgical Journal 43, 109–119, 11. September 1850 (unterzeichnet: 19 Tremont Row, Boston, den 3. September 1850).

17. *"Remarks on the comparative value of ether and chloroform, with hints upon
natural and artificial teeth".* (Bemerkungen über den vergleichbaren Wert von
Äther und Chloroform mit Hinweisen auf natürliche und künstliche Zähne.)
Gedruckt bei William A. Hall in Boston, 1850, 48 Seiten, 2 Abbildungen.
Die ersten zwei Blätter zeigten eine Abbildung mit dem Titel *"Mortons
Tooth Manufactory"* (Mortons Zahnherstellungsbetrieb) und darunter in der
Mitte „Morton". Auf den Seiten 37–48 sind die Anerkennungsschreiben
abgedruckt, in denen die Vorzüge Mortons künstlicher Zähne gepriesen
werden. Die ersten Textseiten sind mit denen unter 16. im *Boston Medical
and Surgical Journal* erschienenen identisch.

18. *"The use of ether as an anesthetic at the battle of wilderness in the Civil
War".* (Die Verwendung von Äther als Anaestheticum im amerikanischen
Unabhängigkeitskrieg während des *"Battle of Wilderness"*.) Journal of the
American Medical Association 42, 1068–1073. 23. April 1904. Nachdruck in
grauem Einband, 15 Seiten umfassend.

Edward Warren über "Letheon".

Morton hatte sich einen gewissen Edward Warren aus Palmyra im
amerikanischen Bundesstaat Maine, als Rechtsbeistand verpflichtet. Dieser
sollte ihm bei den Verhandlungen über den Patentschutz zur Seite stehen.

Da WARREN weder Medizin noch Zahnheilkunde studiert hatte, bewahrte er alle möglichen Briefe und diesbezüglichen Ausschnitte aus Zeitschriften auf, die geeignet waren, dem Patentanspruch Nachdruck zu verleihen. In einem Pamphlet mit dem Titel "*Some Account an Letheon*" (Berichte über Letheon) pflegte er sie sodann regelmäßig zu veröffentlichen. Die Methode, Anerkennungsschreiben zu benützen, deren sich MORTON bedient hatte, wurde auch von WARREN angewandt und seine "*Letheon Pamphlete*" enthalten darüberhinaus eine Fülle von Quellenmaterial, dem im Streit um die Ätheranwendung eine bedeutende Rolle zukommt. Der berühmte Brief OLIVER WENDELL HOLMES an MORTON erscheint in der 2. Ausgabe der 2. Auflage von WARRENS Traktaten. Sie wurden deshalb zu einem begehrten Sammlerobjekt, sowohl für jene, die sich mit der Geschichte der Anaesthesie als auch für jene, die sich mit dem Erwerb von Erstausgaben befassen. Ähnlich wie MORTONS regelmäßige Mitteilungen, erschienen auch von EDWARD WARRENS Traktaten fünf Ausgaben, aber im eigentlichen Sinne handelt es sich nur um drei Ausgaben[1].

Literatur

1. OSLER, W.: The first printed documents relating to modern surgical anesthesia. Proc. Roy. Soc. Med. (Section Hist. Med.) *11*, 65–69 (1918).
2. POORE, B. P.: Historical materials for the biography of W. T. G. MORTON, discoverer of etherization with an account of anesthesia. Washington 1865.
3. RICE, N. P.: Trials of a public benefactor, as illustrated in the discovery of etherization. New York 1858.

---

[1] Der hier folgende Abschnitt "Some Account on Letheon" wurde weggelassen (Anmerkung des Übersetzers).

Namen- und Sachverzeichnis

Clover, J.T. 114, 115, 130, 133, 140, 141
Coburn 117
Coca, s. unter Koka 1, 61, 62
Codman, E.A. 117, 118, 143
Coga, A. 82
Colish, A. XVII
Collins, K.H. 114, 133
Colt, S. 39
Colton, G.Q. 43, 44, 45, 115, 140
Connell, K.A. 111, 116, 121, 134, 145, 146, 150
Cooley, S. 43, 44
Cooper, A. 34, 138
Cornell Universität 101
Corning, J.L. 63, 64, 65, 66, 69, 125, 142, 143
Cotton, F.J. 96, 111, 130, 133, 145
Cotton, J.H. 76, 126
Cotton-Boothby-Apparat 111
Coupart 63
Crile, G.W. 5, 68, 69, 74, 113, 118, 126, 133, 144
Crocker, W. 75
Crocus metallorum 80
Crombil, A. 141
Cullen 50
Cullen, S.C. 89, 120, 129, 134
Cunningham, J.H. 117
Curare 119, 190
Current Researches in Anesthesia and Analgesia 120, 147
Cushing, H. 68, 118, 125, 133
Cushing Laboratorium 69
Cuvier, Baron 50
Cyclopropan, s. auch unter Zyclopropan 74, 78, 79, 106, 119, 121, 178
Cypromäther, s. auch unter Zypromäther 79, 178

Dämmerschlaf 73–74
Dale, Sir Henry 112
Dana, F. jr. 50, 124
Danis 146
David, N. 15
Davy, H. 2, 32, 33, 34, 35, 36, 38, 75, 114
DeBory 30
Decamerone 24
De Castello 83
Delirium 1, 61
Dementia praecox 15
Denis, J.-B. 82, 127, 137

Deslon, C. 30
Dial, s. Barbitursäurederivate
Di-allyl-barbitursäure, s. Barbitursäurederivate
Diathermie 89
Dillon, T.G. 148
Dinitrophenylmorphium 14
Dioscurides 22, 26, 51, 135
Dittrick, H. 8, 119, 120, 134
Divinyläther, s. Divinyloxyd
Divinyloxyd 6, 12, 13, 15, 74, 78, 106, 179
Dogliotti, A.M. 69, 125
Dresser, H. 85, 143
Du Bartas, Guillaume de Saluste 57
DuBois, R. 5
Ducros 100
Dufour 96, 130, 144
Dumas, J.-B. 54, 138
Duncan 55
Duncum, B. 114, 133
Dupuy, M. 70, 126
Dworkin, S. 133

Eckman, J. XVII
Edinburgher Medico-Chirurgische Gesellschaft 55
Edward III. 21
Edwards, W.B. 120, 121, 134
Ehrenfried, A. 111
Eichholz 73
Einhorn, A. 66, 144
Eis 70
Eisenhart, C. 119, 134
Eisenmenger, V. 92, 130
Elliotson, J. 31, 50, 123, 138
Elsberg, C.A. 96, 130, 145
Elsholtz, S. 61, 81, 137
Embley, E.H. 105, 131
Emerson, G. 14, 15, 16
Emmerez 82
Endotrachealnarkose 86, 90–97, 186–188
Enzymkettenreaktion 5
Ephedrin 113
Epiduralanästhesie 61, 68, 69, 180
Epinephrin 66, 143
Erlanger, J. 4
Erythroxylin 62
Esdaile, J. 31, 123
Eunarkon, s. Barbitursäurederivate
Evans, H. 12

Erschienene Bände:

---

1 **Resuscitation Controversial Aspecta.** Chairman and Editor: Peter Safar. VI, 64 pages, 1963. DM 10,—

2 **Hypnosis in Anaesthesiology.** Chairman and Editor: Jean Lassner. VIII, 51 pages, 1964. DM 8,50

3 **Schock und Plasmaexpander.** Herausgegeben von K. Horatz und R. Frey. 60 Abb., VIII, 154 Seiten, 1964. DM 18,—

4 **Die intravenöse Kurznarkose mit dem neuen Phenoxyessigsäurederivat Propanidid** (Epontol®). Herausgegeben von K. Horatz, R. Frey und M. Zindler. 163 Abb., XII, 318 Seiten, 1965. DM 21,—

5 **Infusionsprobleme in der Chirurgie.** Unter dem Vorsitz von M. Allgöwer. Leiter und Herausgeber: U. F. Gruber. 14 Abb., IX, 108 Seiten, 1965. DM 7,20

6 **Parenterale Ernährung.** Herausgegeben von K. Lang, R. Frey und M. Halmágyi. 47 Abb., X, 156 Seiten, 1966. DM 19,60

7 **Grundlagen und Ergebnisse der Venendruckmessung zur Prüfung des zirkulierenden Blutvolumens.** Von V. Feurstein. 21 Abb. und 2 Tab., VIII, 37 Seiten, 1965. DM 9,60

8 **Third World Congress of Anaesthesiology.** 46 Fig. and 10 Tables, XI, 173 pages, 1966. DM 24,—

9 **Die Neuroleptanalgesie.** Herausgegeben von W. F. Henschel. 80 Abb., XII, 207 Seiten, 1966. DM 36,—

10 **Auswirkungen der Atemmechanik auf den Kreislauf.** Von R. Schorer. 17 Abb., VIII, 58 Seiten, 1965. DM 14,—

11 **Der Elektrolytstoffwechsel von Hirngewebe und seine Beeinflussung durch Narkosemittel.** Von W. Klaus. 26 Abb., VIII, 97 Seiten, 1967. DM 20,—

12 **Sauerstoffversorgung und Säure-Basenhaushalt in tiefer Hypothermie.** Von P. Lundsgaard-Hansen. 15 Abb., VIII, 91 Seiten, 1966. DM 18,—

13 **Infusionstherapie.** Herausgegeben von K. Lang, R. Frey und M. Halmágyi. 115 Abb., VIII, 246 Seiten, 1966. DM 39,60

14 **Die Technik der Lokalanaesthesie.** Von H. Nolte. 29 Abb., VIII, 53 Seiten, 1966. DM 6,—

15 **Anaesthesie und Notfallmedizin.** Herausgegeben von K. Hutschenreuter. 94 Abb., XII, 286 Seiten, 1966. DM 48,—

16 **Anaesthesiologische Probleme der HNO-Heilkunde und Kieferchirurgie.** Herausgegeben von K. Horatz und H. Kreuscher. 3 Abb., VIII, 39 Seiten, 1966. DM 9,60

17 **Probleme der Intensivbehandlung.** Herausgegeben von K. Horatz und R. Frey. 50 Abb., XII, 119 Seiten, 1966. DM 19,80

18 **Fortschritte der Neuroleptanalgesie.** Herausgegeben von M. Gemperle. 60 Abb., und 27 Tab. X, 148 Seiten, 1966. DM 19,80

19 **Örtliche Betäubung. Plexus brachialis:** Sir Robert R. Macintosh und W. W. Mushin. 32 Abb., VIII, 32 Seiten, 1967. DM 12,—